基金项目：2018 年度河南省重点研发与推广专项（编号：182102311218）

心电散点图
解析策略及图谱精选

XINDIAN SANDIANTU
JIEXI CELÜE JI TUPU JINGXUAN

景永明　李世锋　编著

世界图书出版公司

西安　北京　广州　上海

图书在版编目（ＣＩＰ）数据

心电散点图解析策略及图谱精选／景永明，李世锋编著. —西安：
世界图书出版西安有限公司,2021.2
ISBN 978 - 7 - 5192 - 8155 - 7

Ⅰ. ①心… Ⅱ. ①景… ②李… Ⅲ. ①心电图 Ⅳ. ①R540.4

中国版本图书馆 CIP 数据核字(2021)第 035641 号

书　　名	心电散点图解析策略及图谱精选	
	XINDIAN SANDIANTU JIEXI CELUE JI TUPU JINGXUAN	
编　　著	景永明　李世锋	
责任编辑	蔡晶芬	
装帧设计	郭萌萌	
出版发行	世界图书出版西安有限公司	
地　　址	西安市高新区锦业路都市之门Ｃ座	
邮　　编	710065	
电　　话	029-87214941　　029-87233647(市场营销部)	
	029-87234767(总编室)	
网　　址	http://www. wpcxa. com	
邮　　箱	xast@ wpcxa. com	
经　　销	新华书店	
印　　刷	洛阳和众印刷有限公司	
开　　本	787mm×1092mm　　1/16	
印　　张	21.5	
字　　数	621 千字	
版　　次	2021 年 2 月第 1 版	
印　　次	2021 年 2 月第 1 次印刷	
国际书号	ISBN 978-7-5192-8155-7	
定　　价	158.00 元	

编委会

序

我是一名编辑,也是一名心血管医师,因此对该学科的一些新技术和学术理论有一定的职业敏感性。心电散点图是与时代的节拍相随发生的学问,也是我与景永明医师的相识之缘。2011年6月24日至26日,"山西省心电图学术年会(2011)"在山西运城召开,我有幸被邀作"心电散点图:从数字原理到临床应用"的报告,景永明医师负责接待工作,由此,我们相识。景永明医师非常热衷于心电图事业,既具备扎实的心电基础知识,又熟悉"几何画板"的妙用,这使得他能将心电散点图的原理和现象通过解析几何知识阐述清楚,这是机缘。此后,他的一系列研究便像雨后春笋般涌现,他的许多文章发表在我刊《中国心脏起搏与心电生理杂志》,我既是他文章的最初读者,又是一名判定者,文章中许多观察和分析的数理思维也深深地启发着我,使我忍不住思考散点的奥秘,并研究一些有关散点图的问题。此外,我俩也合作研究了一些问题,在研究过程中产生了许多共鸣,由此结下了深厚的友谊。这次景永明医师将自己与李世锋医师编著的《心电散点图解析策略及图谱精选》书稿快递于我,希望我为之作序。该书稿中的一些问题我们曾经探讨过,其中"专题笔谈"部分的文稿也在我刊《中国心脏起搏与心电生理杂志》上发表过,因此,我对该书稿的内容还是比较熟悉的。

全书分为三章:理论基础、图谱精解、专题笔谈。第一章理论基础是第二章图谱精解的铺垫。第三章专题笔谈中,《心电瀑布图的原理及应用》是心电散点图缺陷的补助方法,扩大了动态心电分析方法的视野;《心电散点图在竞争性心律失常分析中的应用》《1:2房室传导的心电散点图特征及其鉴别诊断》是对复杂心电散点图的深入分析和逻辑推理,有助于心电图医师分析动态心电图中的复杂心律失常;《三维Lorenz散点图的解析策略》则是从另外一个维度上来观察散点图的表现形式,运用时能否有新的探索和发现,这令人期待。

第二章图谱精解是全书的主要内容,且较为精彩,其中包含了三类有代表性的心电散点图:时间散点图、Lorenz散点图及差值散点图。散点图从简单到复杂,反映了心律的简约性和互相作用的复杂性;充分运用解析几何的原理和推论,将每一个病例解析得非常透彻。这部分内容对于初学者深入了解心电散点图的现象和本质以及形成一些概念和观点是很有帮助的;对于比较熟悉心电散点图的读者,则可以很好地训练逻辑思维。心电散点图是从一个高维度来看"心电",其"观点或概念"的形成非常重要,这决定于工作者的"方法论","方法论"解决了,行事就会既准又顺。希望这本书能提高读者的"方法论",使心电散点图技术更好地服务于"心电大数据"的解读。

　　本书"图谱精解"部分的图例共107例,用解析几何的方法解读图形,读起来可能有些费功、费时,但只要耐心解读并理清其中一例,其他的图例解读起来就会容易得多,每一图例又自成体系,读者可根据自己的特点和喜爱,选其图例而读之。

　　此书是作者继《心电散点图原理及应用》(2016年出版)之后的又一新著,丰富了心电散点图学的知识。

向晋涛

2021年2月写于武汉

前　言

心电散点图是快速分析动态心电图的高效工具，也是表达心脏节律的简洁语言。要灵活使用这个工具，就须了解其成图原理；要熟练掌握这门语言，就须勤学苦练并反复实践。

心电散点图的数学模型可以揭示心电散点图的成图原理，但数学模型的建立，需要学习动态几何软件，还需要具备一定的数学素养，这是全面掌握心电散点图技术的瓶颈之一。心电散点图的多样性反映的是心脏电生理机制的复杂性，对心脏电生理机制的深刻理解，是正确解读心电散点图的又一瓶颈。要突破这两大瓶颈，适当的训练必不可少，基于此目的，笔者精选了日常工作中部分典型、复杂、特殊、少见的动态心电图病例107份，并加以详细讲解，供广大同行参考。

心电散点图的应用实践，帮助临床医师树立了心律失常的整体观。基于心律失常的整体观，许多抽象的心电生理现象有了具体的"形态"，从此临床医师的思维方式便与心电散点图紧密相连。片段体表心电图，只是"冰山一角"或"林中一木"，当看到了"冰山"或"森林"的整体，对局部的判断便能减少失误；如果只见树木不见森林，只能是盲人摸象，错漏百出。

心电散点图能够帮助我们快速分析多数心律失常，但并不是所有的病例散点图都非常好用，也不是"万无一失"。充分发挥散点图技术的优势，既要了解散点图技术的优势，也要明白其短板。由于心电散点图提取的是动态心电图的RR间期，主要反映心电图的时间信息和节律信息，忽略了形态信息，故散点图最大的优势是对节律有变化的心律失常高度敏感，对节律变化不明显的心律失常其特征不明显。例如，对交界性自主心律伴干扰性房室脱节、窦性心律＋竞争性房性自主心律等，散点图的分析优势不明显；对间歇性束支阻滞、间歇性预激、间歇性房室双径路、变异性心绞痛等，单看心电散点图非常容易漏诊。另外，查看散点图不能判断房室关系。这些涉及心电图形态信息变化的心电现象往往需要联合模板分析、叠加图分析或瀑布图分析，这三种处理心电图形态信息的常用工具各有所长，也有内在联系。其中，叠加图的分类就是模板，叠加图沿时间轴的展开就是瀑布图。瀑布图是包含心电图的形态信息与时间信息的带状信息，同时还包含部分节律信息，如果与散点图联合运用，可以快速处理绝大多数动态心电图病例。

本书共三章：第一章为理论基础，介绍时间散点图、Lorenz散点图、差值散点图、三维Lorenz散点图的概念、原理及散点命名原则，以及散点图之间的内在联系等。第二章为图谱精解，这是本书的主体，包含107份病例，选自数万份病例，这些"百里挑一"的病例，是散点图的宝贵资料，更是心电图的宝贵资料。本书对经典图谱尽量详细介绍其成图原理、图谱特征及分析技巧；对特殊、少见、疑难、复杂病例集思广益，尽量给出合理的解析。第三章为专题笔谈，围绕某一专题，重点介绍用散点图分析此类病例的方法、技巧,以及散点图表现出的电生理意义等。

本书能够顺利问世,首先,要感谢我的散点图启蒙老师李方洁老师(中国中医科学院望京医院心内科主任医师,中国心电学会心电散点图专业委员会主任委员)与向晋涛老师(武汉大学人民医院心内科主任医师,《中国心脏起搏与心电生理杂志》编辑部主任),是他们带领我认识散点图、热爱散点图并研究散点图。其次,要特别感谢李中健老师、李世锋主任对我的鼓励与帮助,这本《心电散点图解析策略及图谱精选》,由李中健老师做总体策划,并审阅了全部文稿,他鼓励我在散点图的研究中不断前进;李世锋主任更是在工作中全力支持我的研究,总能第一时间与我交流许多复杂病例。最后,要感谢我所在的心电图团队,全科同志齐心协力,充分展现了河南省医学重点学科(心电诊断专业)的技术实力。数万份病例的初选,几乎动用了全科的力量,我们团队翻阅了多遍近年的典型动态心电图病例,从数万例筛选到一千多例,又从一千多例压缩到数百例,最后定稿为107例。这项繁琐艰苦的工作,考验了我们的团队,也考验了我。实践表明,我们的团队是爱岗敬业、团结奋进的团队。

由于水平有限,时间仓促,若有错误之处,望不吝指正。

景永明

2020 年 6 月写于郑州

目　　录

第一章

理论基础

随着 24 小时动态心电图的推广和普及,医院"带盒子排长队"的现象日益严重。如何快速准确地分析如此海量的动态心电图数据,是心电图医师面临的巨大挑战。近年来,心电散点图技术日趋成熟,国内多数动态心电图厂家纷纷推出了时间散点图、Lorenz 散点图、差值散点图的逆向分析界面。此举大幅度提高了心电图医师分析动态心电图的效率,许多病例甚至可以一眼出结果,然而,并不是所有心电医师都能熟练运用这个工具。

为了推广这项技术,编者整理近几年工作中遇到的典型、特殊、复杂、少见的心电散点图病例一百多例,配以详细的讲解,希望对大家有所帮助。

一、心电散点图的基本概念与作图原理

心电散点图是以点的位置表达心动周期(RR 间期)的规律性。常用的心电散点图有时间散点图(t – RR散点图)、Lorenz 散点图(也称 Poincare 散点图)、差值散点图(也称修正散点图)。近期,迪姆公司率先推出了三维 Lorenz 散点图,它整合了二维 Lorenz 散点图与二维差值散点图的所有优势,是散点图技术的高级版本。

时间散点图是以点的高低来表达心动周期的规律性。作图原理(图 1 – 1):以 QRS 波群(简称为 R 波,第 n 个 R 波出现的时刻记为 t_n)出现的先后顺序为横坐标(x 轴),以 R 波与前一心搏的时间间距($t_n - t_{n-1}$)为纵坐标(y 轴),在平面直角坐标系中描绘动态心电图的 t – RR 间期散点集(t_n, $t_n - t_{n-1}$)。实际记录的心电散点图的时间轴(x 轴)是高度压缩的(图 1 – 2),心律失常时可见分层现象。由于一个时间散点牵涉 R_{n-1}、R_n 两个相邻的心搏,故本书以两个心搏名称的组合定义时间散点图的层名称,如 NN 层代表窦性心律层,NV 层代表室性早搏联律间期层,NS 代表房性早搏联律间期层等(N 代表窦性心搏,V 代表室性心搏,S 代表房性心搏)。不同类型的心律失常,其时间散点图有不同的分层规律。

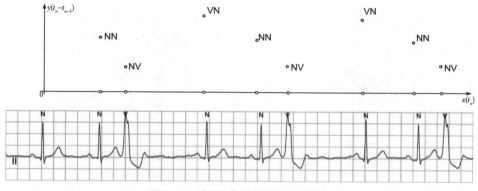

图 1 – 1 时间散点图(频发室性早搏)

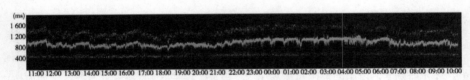

图 1 - 2　电脑绘制的 24 h t - RR 散点图(频发室性早搏)

　　Lorenz 散点图是以点的位置表达相邻 RR 间期的规律性。作图原理(图 1 - 3):以相邻的 RR 间期为横(x 轴)、纵(y 轴)坐标,在平面直角坐标系中描绘动态心电图的 RR 间期散点集($t_n - t_{n-1}$,$t_{n+1} - t_n$)。由于一个 Lorenz 散点表达两个相邻 RR 间期的规律性,牵涉 R_{n-1}、R_n、R_{n+1} 三个相邻的心搏,所以 Lorenz 散点是三搏两期点。本书以三个心搏的组合名称来命名 Lorenz 散点集落,如 NNN 为窦性心律点,NNV 为室性早搏前点,NVN 为室性早搏点,VNN 为室性早搏后点等(N 代表窦性心搏、V 代表室性心搏、S 代表房性心搏),VSN、SNV 等复杂散点集落直接称其心搏排列名称,不另外命名。心律失常时,Lorenz 散点图有分形现象(图 1 - 4)。不同类型的心律失常,其 Lorenz 散点图有不同的分形规律。

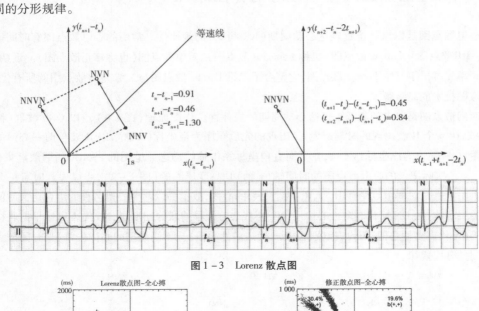

图 1 - 3　Lorenz 散点图

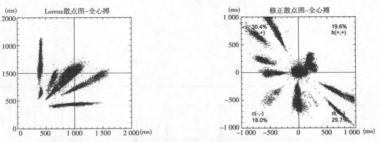

图 1 - 4　电脑绘制的 24 h Lorenz 散点图与差值散点图(修正散点图)

频发室性早搏,有时呈二联律、三联律,部分室性早搏呈插入性

　　差值散点图(又称修正散点图)是以点的位置表达相邻 RR 间期差值的规律性。作图原理:以相

邻的 RR 间期的差值为横、纵坐标,在平面直角坐标系中描绘动态心电图的 RR 间期散点集($\triangle RR_n$,$\triangle RR_{n+1}$),或表示为($t_{n-1} + t_{n+1} - 2t_n$,$t_n + t_{n+2} - 2t_{n+1}$)。由于一个差值散点表达三个相邻 RR 间期的规律性,牵涉 R_{n-1}、R_n、R_{n+1}、R_{n+2} 四个相邻的心搏,所以差值散点是四搏三期点。本书以四个心搏的排列名称来命名差值散点集落,如 NNNN 为窦性心律点,NNNV 为室性早搏起点,NNVN 为室性早搏始点,NVNN 为室性早搏终点,VNNN 为室性早搏止点等(SVNV、NSSV 等复杂散点集落直接称其心搏排列名称)。心律失常时,实际记录的差值散点图有分形现象(图1-4)。不同类型的心律失常,其差值散点图有不同的分形规律。

三维 Lorenz 散点图是以空间点的位置表达相邻 RR 周期的规律性。作图原理:以相邻的 RR 间期为横(x 轴)、纵(y 轴)、竖(z 轴)坐标,在空间直角坐标系中描绘动态心电图的 RR 间期散点集($t_n - t_{n-1}$,$t_{n+1} - t_n$,$t_{n+2} - t_{n+1}$)。由于一个三维 Lorenz 散点表达三个相邻 RR 间期的规律性,牵涉 R_{n-1}、R_n、R_{n+1}、R_{n+2} 四个相邻的心搏,所以三维 Lorenz 散点图也是四搏三期点,散点集落的命名与二维差值散点图类似。三维 Lorenz 散点图是立体的(图1-5),其 xOy 观察面与 yOz 观察面反映相邻 RR 间期的规律性,等同于二维 Lorenz 散点图;xyz 观察面(从空间等速线 $x = y = z$ 方向观察)类似二维差值散点图;xOz 观察面反映相隔 RR 间期的规律性。从理论上讲,三维 Lorenz 散点图包含二维 Lorenz 散点图与二维差值散点图的所有优势,还提供了全新的 xOz 观察面,是二维心电散点图无法实现的。从这个意义上讲,三维 Lorenz 散点图是更高级的心电散点图,可以替代二维 Lorenz 散点图与二维差值散点图。实际上,从电脑屏幕上看到的"三维 Lorenz 散点图"只是理论上的三维 Lorenz 散点图的二维投影,真实的三维 Lorenz 散点图并不容易实现。我们只能通过四个标准观察面(xOy 观察面、yOz 观察面、xOz 观察面、xyz 观察面)及众多非标准观察面想象真实的立体形态,加之三维 Lorenz 散点图的技术要求高、运算量大、逆向速度慢,因此,三维 Lorenz 散点图远未普及。其实,并不是所有的病例都需要三维 Lorenz 散点图分析,可能有少数特殊病例的三维 Lorenz 散点图的规律性更强。从实用角度讲,我们可以联合运用构图原理相对简单、技术要求低的二维 Lorenz 散点图与二维差值散点图分析日常动态心电图,而不是运用相对复杂的三维 Lorenz 散点图来替代二维心电散点图。

三维 Lorenz 散点图的理论优势是值得肯定的。随着技术的进步,三维 Lorenz 散点图代替二维心电散点图也不是不可能。有鉴于此,本书将介绍少量三维 Lorenz 散点图图谱,重点介绍四个标准观察面的散点图特征。

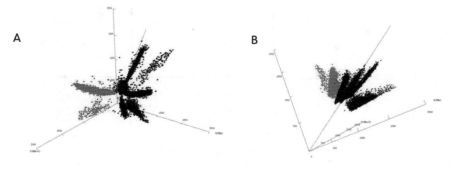

A　　　　　　　　　　　　　B

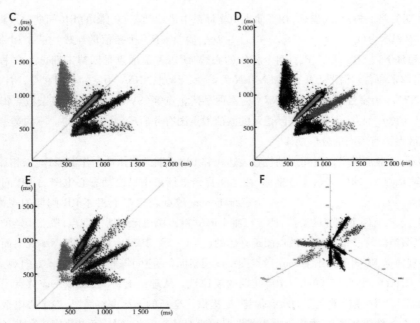

图 1-5　电脑绘制的 24 h 三维 Lorenz 散点图，频发室性早搏，有时呈二联律、三联律

A、B：非标准观察面；C：xOy 观察面；D：yOz 观察面；E：xOz 观察面；F：xyz 观察面（等速线 $x=y=z$ 观察面）

二、三种心电散点图的内在联系及优势互补关系

时间散点图的纵坐标与 Lorenz 散点图的纵坐标都是 RR 间期。从图 1-6 中可以看到，时间散点图中的 NV 点与 Lorenz 散点图中的 NNV 点在同一高度，VN 点与 NVN 点在同一高度。实际上时间散点图按顺序折叠就是 Lorenz 散点图，而 Lorenz 散点图按时间轴展开就是时间散点图，这是二者之间的内在联系。将时间散点图折叠成 Lorenz 散点图，RR 间期规律性更清晰，但却丢失了时间信息，无法了解心律失常发生的时刻及持续的时间；将 Lorenz 散点图展开为时间散点图，能了解心律失常发生的时刻及持续的时间，但分展开的散点稀疏，不容易直接判断心律失常的性质。只有把二者有机结合，才能充分发挥各自的优势。

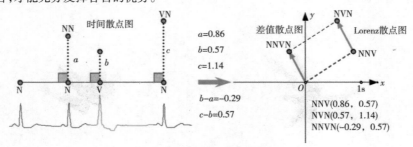

图 1-6　三种散点图之间的内在联系

6

相邻的 Lorenz 散点图按序联结(如图 1-6 中的 NNV→NVN),平移到差值散点图中就是相应的差值散点(即 NNVN = NVN - NNV),这表明差值散点图进一步刻画了 Lorenz 散点图内部的向量关系,使重叠难辨的 Lorenz 散点在差值散点图中相互分离而清晰表达,所以,差值散点图是对 Lorenz 散点图的重要补充,有利于复杂心律失常的快速分析。然而,由于差值散点图是四搏三期点,按照排列组合的规律,两种心搏的动态心电图中将会产生 $2^4 = 16$ 种散点集落,而三搏两期点的 Lorenz 散点图却只有 $2^3 = 8$ 种,相比而言,其复杂程度倍增,学习难度加大。另外,差值散点图不能发现不同频率的连续等周期,而 Lorenz 散点图却可以清楚地表达。二者只有相互结合,相互对照,才能又快又准。

总之,时间散点图、Lorenz 散点图、差值散点图优势互补,全方位、多角度地表达了动态心电图的时间信息和节律信息,为临床快速地分析动态心电图提供了捷径。

三、心电散点图是表达心律失常的简洁语言

遇到复杂心律失常,寻找 P 波是关键,然而,所有的动态心电图分析软件都不能有效地检测 P 波,只能检测到波幅高大的 QRS 波群。心电散点图是以点的位置表达心动周期(RR 间期)的规律性,以 RR 间期的规律性间接判断心律失常的类型。

不同类型的心律失常都有特征性的心电散点图,心电散点图成为表达心律失常的简洁语言,特别适合于表达海量的动态心电图数据。如果数据量小,散点稀疏,规律不容易发现;如果数据量过大,例如 24 h、48 h,甚至测量更长时程,简单心律失常可能一眼出结果,但若多种心律失常重叠交织在一起,往往一眼看不透,须分时段查看,多选 30 min、60 min 或任意时段查看,结合时间散点图灵活选取 Lorenz 散点图与差值散点图,便于查到散点图的规律性并有效避开干扰时段。

常见的心律失常(表 1-1)多数有 RR 间期的变化,心电散点图对 RR 间期的变化高度敏感,不论是快速性心律失常,还是缓慢性心律失常,或是主动性心律失常,或被动性心律失常,心电散点图的特征性都很强。由于心电散点图不确定 P 波,对于冲动传导异常的心律失常虽然能够快速查到,但不能直接定位诊断,不能确定机制,例如,二度阻滞的心电散点图的特征性强,并不能确定是窦房传导阻滞或房室传导阻滞,心动过速的散点图特征明显,但不能确定是房性心动过速还是室性心动过速,更不能细分 AVRT 或 AVNRT 等。尽管如此,心电散点图还是可以辅助临床快速识别此类心律失常的动态心电图,通过逆向技术准确诊断。少数心律失常的 RR 间期变化不明显,如干扰性房室脱节、一度房室传导阻滞、双径路传导等,心电散点图并不敏感,需要借助其他手段(如心电瀑布图)快速查看;对于心肌梗死、ST-T 改变(变异性心绞痛等)、间歇性束支阻滞、间歇性预激等,心电散点图都无法提供诊断,需要借助其他手段查看。

表 1-1　常见心律失常的分类

心律失常分类	冲动起源异常	冲动传导异常
快速性心律失常	窦性心动过速 加速性异位自主心律 并行心律性早搏 并性心律性心动过速 多源性早搏、心动过速 （主动性心律失常）	折返性早搏 AVRT（旁路参与） AVNRT（双径路参与） 房内折返性心动过速（IART） 室内折返性心动过速 心房扑动、心房颤动 心室扑动、心室颤动
缓慢性心律失常	窦性心动过缓 窦性停搏	窦房传导阻滞（房内阻滞） 房室传导阻滞（室内阻滞）
	逸搏、逸搏心律（房性、交界性、室性），起搏心律（被动性心律失常）	

四、心电散点图是分析动态心电图的高效工具

动态心电图包含大量的体表心电图信息，分析动态心电图离不开分析体表心电图的基本功，但如果以分析体表心电图的方法分析动态心电图，是不实际的。心率以 70 bpm 计算，24 h 动态心电图中包含有 100 800 次心搏，相当于 2160 m 的常规心电图（走纸速度为 25 mm/s），约合 1 万份常规心电图，一份看 1 s，分析一例动态心电图至少要花 2.7 h，这样每日（工作 8 h）最多分析 3 例，这样的分析速度远不能满足临床需要。实际工作中，没有人逐段分析动态心电图，多借助于动态心电图中的自动分析软件，用电脑预分析，通过人机对话的方式，修正诊断结果。常用的分析软件主要见表 1-2。

表 1-2　常用的分析软件

软件	本质	分类信息	适用范围	应用技巧
直方图分析	RR 间期的分类统计图	节律信息	各种早搏及快、慢性心律失常	分别查看 NN、NV、VV、VN、NS、SS、SV 等直方图，可快速查看编辑房性及室性心律失常
趋势图分析	RR 间期随时间变化的规律性	时间信息 节律信息	心率总体变异性分析	可用于快速选时分析
	ST 段随时间变化的规律性	形态信息 时间信息	心肌缺血及变异性心绞痛	快速查看心肌缺血的发生时刻及持续时间

（续表）

软件	本质	分类信息	适用范围	应用技巧
散点图分析	时间散点图：RR 间期随时间变化的规律	时间信息 节律信息	各种主动性或被动性心律失常，快速性或缓慢性心律失常	三种散点图相互参照，全程散点图与分时段散点图灵活转换，模版分析进一步修正，可以快速准确地分析大部分动态心电图，再加上瀑布图补充分析，几乎可以快速分析所有动态心电图
	Lorenz 散点图：相邻 RR 间期的分类规律	节律信息	各种节律有变化的心律失常，心率总体变异性分析	
	差值散点图：相邻 RR 间期的差别规律	节律信息	各种节律有变化的心律失常，心率瞬间变异性分析	
瀑布图分析	形态信息的宏观趋势图（随时间变化的规律）	形态信息 时间信息 节律信息	P 波相关的心律失常，ST－T 异常，间歇性预激、束支阻滞，干扰性房室脱节	可以看到 P 波与 ST－T 段，是对心电散点图重要补充

第二章

图谱精解

【病例1】张某,男,18 岁,身体健康。正常窦性心律。

时间散点图特征(图2-1-1A):呈上下起伏的窄条带。条带的长度代表记录的时长;条带的高低起伏代表心率的慢快交替,表明了主导心律的总体变异性;条带的宽度(或毛刺宽度)代表心率的瞬间变化情况,表明了主导心律的瞬间变异性。

Lorenz 散点图特征(图2-1-1B):呈尖端指向坐标原点的棒球拍形,纵向对称分布于等速线($y=x$ 线,即第Ⅰ象限角分线)。其中心可见彩色的高密度影(散点密度的高低变化由色彩的红→蓝渐变表示)。最低点的纵坐标 $a=0.40$ s,代表最快心率 =150 bpm;最高点的纵坐标 $c=1.33$ s,代表最慢心率 =45 bpm;平均心率的心动周期大致为 $b=0.83$ s,平均心率 =72 bpm。棒球拍在等速线上的分布范围代表心律的总体变性,本例心率总体变异性为 $c-a=0.93$ s。棒球拍在心率均等线(垂直于等速线的直线称心率均等线,由于此线上的点的平均心率处处相等,垂足点的坐标就是平均心率的心动周期)上的分布范围代表心率的瞬时变异性,从图2-1-1B 可以看出,心率越快,瞬时变异性越小,心率越慢,瞬间变异性越大,反映了神经体液因素对心律的总体调控情况。

差值散点图特征(图2-1-1C):分布于坐标原点,呈类圆形。差值散点图上离开坐标原点的最大横(或纵)坐标值,代表最大瞬时变异性,测得最大瞬时变异性为 $d=0.30$ s。其中第Ⅰ象限的点表达心率的减速过程,第Ⅲ象限的点表达心率的加速过程,第Ⅱ象限的点表达长—短—长周期的交替,第Ⅳ象限的点表达短—长—短周期的交替情况。

动态心电图诊断(图2-1-3):基础心律为窦性心律(平均心率为 72 bpm,最慢心率为 45 bpm,最快心率为 150 bpm,心搏总数为 100 671 个),心率变异性正常(SDNN 为 153,SDANN 为 131,SDNN Index 为 79,$r-$MSSD 为 50,三角指数为 42.7),ST-T 未见异常。

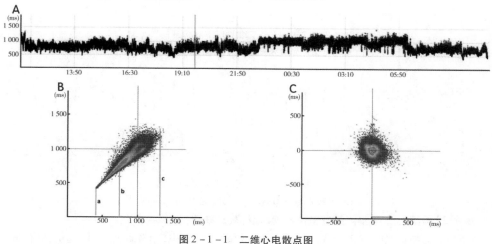

图 2-1-1　二维心电散点图
A:全程时间散点图;B:全程 Lorenz 散点图;C:全程差值散点图

点评:二维 Lorenz 散点图可以表述正常窦性心律的整体变异性与瞬时变异性,还可以了解最大、最小心率,以及平均心率。二维差值散点图只能了解窦性心律的瞬时变异性,无法判断平均心率及最值。三维 Lorenz 散点图的 xOy 面、yOz 面相当于二维 Lorenz 散点图(图 2-1-2A、图 2-1-2B),其等速线($x=y=z$)观察面相当于二维差值散点图(图 2-1-2D),zOx 面

(图2-1-2C)反映相隔 RR 间期的规律性。从图中可以看出,xOy 面、yOz 面的窦性心律散点图完全一样,zOx 面明显变"胖",提示相隔 RR 间期的变异性大于相邻 RR 间期的变异性。而三维 Lorenz 散点图从侧面证明了二维 Lorenz 散点图与二维差值散点图的优势互补关系。如果没有立体几何的基础,三维 Lorenz 散点图的解读是有难度的,但只要能灵活运用二维 Lorenz 散点图与二维差值散点图,基本可以满足临床需要。

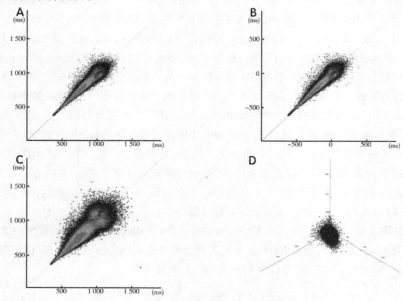

图2-1-2　二维 Lorenz 散点图

A:xOy 面;B:yOz 面;C:zOx 面;D:xyz 面

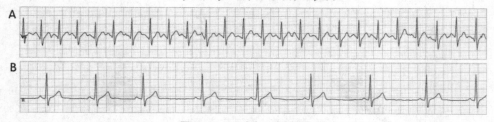

图2-1-3　动态心电图片段

A:最快心律(150 bpm);B:最慢心律(45 bpm)

【病例2】冯某,女,59 岁。频发室性早搏二联律、三联律。

时间散点图特征(图2-2-1A):几乎全程分层,NN 层居中,相对致密,高低起伏;联律间期层(NV)居低位,红色显示,基本无起伏;代偿间期层(VN)居高位,随 NN 层显著起伏。总体来看,三层等间距,提示早搏代偿间歇完全,符合室性早搏特点。

Lorenz 散点图特征(图2-2-1B):窦性心律点集(NNN)呈短小的棒球拍状,纵向分布于等速线;短长周期区的早搏点集(NVN)基本垂直分布,红色显示;长短周期区的早搏前点集(NNV)位置最低,基本水平分布,远端重叠有二联律点集(VNV);早搏后点集(VNN)位置较高,斜率约为 0.5。

差值散点图特征(图2-2-1C):窦性心律点集(NNNN)居原点。早搏起点集(NNNV)分布于y轴负侧;早搏始点集(NNVN)分布于第Ⅱ象限,主轴斜率约为-2,红色显示;早搏终点集(NVNN)分布于第Ⅳ象限,主轴斜率约为-0.5;早搏止点集(VNNN)分布于x轴负侧;单发室性早搏的起、始、终、止点集总体上对称于y=x线。第Ⅱ、Ⅳ象限角分线是二联律点集(VNVN、NVNV),第Ⅲ象限角分线是三联律点集(VNNV)。

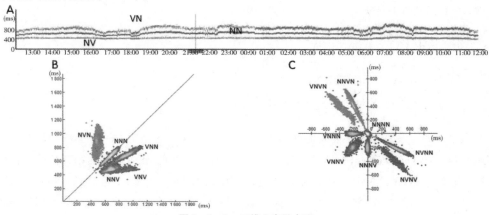

图2-2-1 二维心电散点图
A:全程时间散点图;B:全程Lorenz散点图;C:全程差值散点图

动态心电图诊断(图2-2-2):基础心律为窦性心律(平均心率为88 bpm,最慢心率为75 bpm,最快心率为114 bpm,心搏总数为126 067个);频发室性早搏(14 257个),有6次成对室性早搏,1阵室性心动过速、804阵二联律,6899阵三联律。心率变异性显著降低(SDNN为49,SDNN Index为17,r-MSSD为25,三角指数为6);ST-T未见异常。

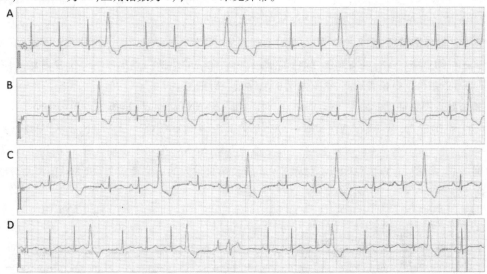

图2-2-2 动态心电图片段
A:频发室性早搏,成对室性早搏;B:室性早搏二联律;C:室性早搏三联律;D:频发室性早搏,室性早搏连发

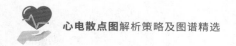

点评:室性早搏的代偿间歇完全,意味着夹有早搏的 NN 周期等于基础 NN 周期的两倍,即NV + VN = 2NN,移项为 VN − NN = NN − NV,即高、中层间距等于中、底层间距,这就是室性早搏的时间散点图特征;NV 层几乎无起伏(联律间期相对固定)是折返性早搏的特点。Lorenz 散点图中,VNN 点集包含 VN 周期,其主轴斜率理论值为0.5。室性早搏的差值散点图规律性极强,总体上对称于 $y = x$ 线,始、终点集的主轴斜率理论值分别为 − 2、− 0.5。

$$k_{VNN} = \frac{dy}{dx} = \frac{d(NN)}{d(VN)} = \frac{d(NN)}{d(2NN-NV)} = 0.5$$

$$k_{NNVN} = \frac{dy}{dx} = \frac{d(VN-NV)}{d(NV-NN)} = \frac{d(2NN-2NV)}{d(NV-NN)} = -2$$

$$k_{NVNN} = \frac{dy}{dx} = \frac{d(NN-VN)}{d(VN-NV)} = \frac{d(2NV-NN)}{d(2NN-2NV)} = -0.5$$

博英公司的散点编色原则:正常心搏居中的 Lorenz 散点(NNN、NNV、VNN、VNV)标志为蓝色,室性心搏居中的 Lorenz 散点(NVN、NVV、VVN、VVV)标志为红色;正常心搏居第三位的差值散点(NNNN、NNNV、NVNV、VNNV 等)标志为蓝色,室性心搏居第三位的差值散点(NNVN、VNVN、NNVV、NVVN 等)标志为红色。红、蓝两色的散点集落可分别显示,便于分析编辑。不同厂家的散点编色原则不同,可通过逆向技术了解,利于快速识别。

【病例3】李某,女,65 岁。频发房性早搏。

时间散点图特征(图 2 − 3 − 1A):NN 层相对致密,贯穿全程;多数时段分为三层,低位的联律间期层起伏不明显,高位的代偿间期 SN 层随 NN 层同步起伏。杭州百慧分析软件中的时间散点图三层同色,无法从颜色上区分房性早搏、室性早搏,但中、高层间距小于中、低层间距,提示早搏代偿间歇不完全,符合房性早搏特点,即高层为 SN 层,低层为 NS 层。

Lorenz 散点图特征(图 2 − 3 − 1B):窦性心律点集(NNN)呈棒球拍状,纵向分布于等速线;短长周期区的早搏点集(NSN)略有倾斜,绿色显示;长短周期区的早搏前点集(NNS)位置最低,斜率较小;早搏后点集(SNN)位置较高,斜率大于0.5,贴近"棒球拍"。

差值散点图特征(图 2 − 3 − 1C):窦性心律点集(NNNN)居原点;早搏起点集(NNNS)分布于 y 轴负侧,范围较大;早搏始点集(NNSN)分布于第 Ⅱ 象限(斜率小于 − 2),绿色显示;早搏终点集(NSNN)分布于第 Ⅳ 象限(斜率大于 − 0.5);早搏止点集(SNNN)分布于 x 轴负侧,范围较小;单发房性早搏的起、始、终、止点集总体上不对称于 $y = x$ 线;第 Ⅲ 象限的三联律点集(SNNS)偏离角分线偏向 y 轴负侧。

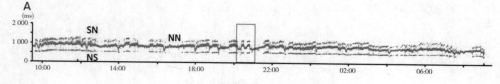

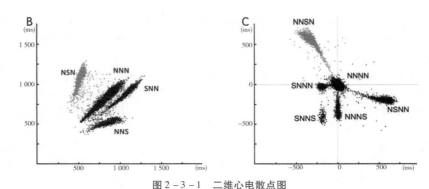

图 2 - 3 - 1 二维心电散点图

A:全程时间散点图;B:全程 Lorenz 散点图;C:全程差值散点图

动态心电图诊断(图 2 - 3 - 2):基础心律为窦性心律(平均心率为 76 bpm,最慢心率为 55 bpm,最快心率为 118 bpm,心搏总数为 107 233 个);频发房性早搏(1839 个),有成对房性早搏(7 次),房性心动过速(1 阵)、三联律(44 阵)。心率变异性降低(SDNN 为 78,SDANN 为 70,SDNN Index 为 28,r – MSSD 为 14,三角指数为 20.87);ST – T 未见异常。

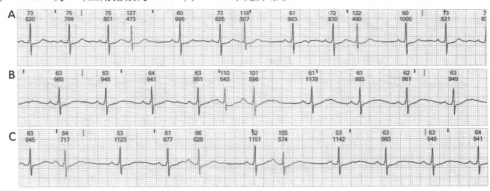

图 2 - 3 - 2 动态心电图片段

A:房性早搏三联律;B:成对房性早搏;C:房性早搏二联律

点评:房性早搏的代偿间歇不完全,意味着夹有早搏的 NN 周期小于基础 NN 周期的两倍,即 NS + SN < 2NN,移项为 SN – NN < NN – NS,即房性早搏的时间散点图特征为高、中层间距小于中、低层间距。Lorenz 散点图中的 SNN 主轴斜率大于 0.5;房性早搏明显不同于室性早搏,总体上不对称于 $y = x$ 线,是房性早搏的代偿间歇不完全的标志。

【病例 4】张某,女,46 岁。频发室性早搏,室性早搏成对,插入性室性早搏。

时间散点图特征(图 2 - 4 - 1A):NN 层相对致密,贯穿全程。低位的联律间期层(NV)基本水平走向,部分时段分裂出更低的 VV 层;高位的代偿间期层(VN)随 NN 层同步起伏,与 NN 层的间距较小,提示多数时段室性早搏代偿间歇不完全。部分时段的 VN 层断裂下移至 NN 层与 NV 层之间,记为 VN'层,红色箭头标示,其放大图(下条图)显示 NN 层也分裂出稍低的 N'N 层(黑色箭头指示),提示主导心律较慢时,有少量插入性室性早搏。

Lorenz 散点图特征(图 2-4-1B):窦性心律点集(NNN)呈棒球拍状,纵向分布于等速线;短长周期区有密集的室性早搏点集(NVN)垂直分布,红色显示,其左侧有与之并排分布的红色 VVN 点集;NVN 正下方是较局限的红色 NVN'点集(插入性室性早搏),再下是红色的 NVV 点集;NVV 稍左可见稀疏的 VVV 散点;长—短周期区的早搏前点集(NNV)水平分布于低位;早搏后点集(VNN)倾斜分布于高位,主轴斜率大于 0.5,提示代偿间歇不完全。

差值散点图特征(图 2-4-1C):窦性心律点集(NNNN)居原点;单发室性早搏起点集(NNVN)、始点集(NNVN)、终点集(NVNN)、止点集(VNNN)总体上不对称于 $y=x$ 线,提示早搏代偿间歇不完全;第Ⅲ象限的三联律点集(VNNV)远端偏离角分线,偏向 y 轴负侧。插入性室性早搏与成对室性早搏的特征点集伴行,但位置、走向各不相同:NNVV 分布于 x 轴负侧稍下,水平走向,NNVN'分布于 x 轴负侧稍上,左上延伸;NVVN 分布 y 轴正侧偏左,垂直分布,红色显示;NVN'N 分布于 y 轴正侧稍偏右,右下伸展;VVNN 分布于 x 轴正侧左上延伸,VN'NN 分布于 x 轴正侧显著左上移,体现了插入性早搏所致的干扰性 PR 间期延长的量(图 2-4-2E)。另外,蓝色箭头所指的成势点集,代表插入性室性早搏三联律(VN'NV 来源于 VN'N→N'NV,N'NNV 来源于 N'NN→NNV),红色箭头所指点集是成对室性早搏 VVNN 点集,由于成对室性早搏的代偿间期 V'N(为了区别单室性早搏 VN 周期,V 加撇)或大于 NN 周期(图 2-4-2A,图 2-4-2E)或约等于 NN 周期(图 2-4-2B,图 2-4-2G),故 VVNN 点集(四搏三期点能看到成对室性早搏,撇省略)有高、低两部分。从向量来源看,Lorenz 散点图中的窦性心律点集(NNN)中重叠有 V'NN,早搏后点集(VNN)中重叠有长 V'N 周期的 V'NN 点集。

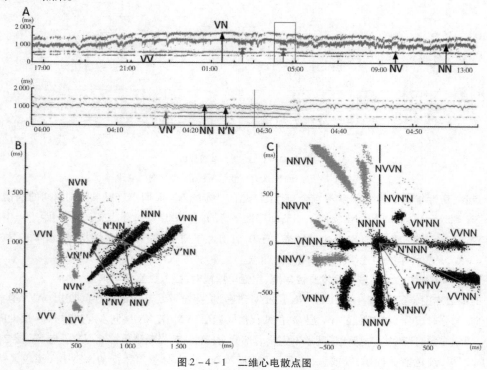

图 2-4-1 二维心电散点图

A:全程时间散点图;B:全程 Lorenz 散点图;C:全程差值散点图

动态心电图诊断（图 2 - 4 - 2）：基础心律为窦性心律（平均心率为 66 bpm，最慢心率为 50 bpm，最快心率为 97 bpm，心搏总数为 82 793 个）；偶发房性早搏（2 个）；频发室性早搏（8787 个），部分呈插入性，有成对室性早搏（1015 次），三联律（510 阵）。心率变异性正常（SDNN 为 129，SDANN 为 119，SDNN Index 为 42，r - MSSD 为 20，三角指数为 35.35）；ST - T 未见异常。

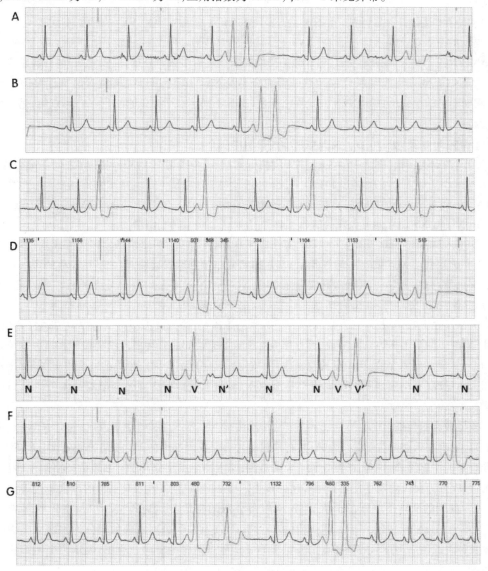

图 2 - 4 - 2　动态心电图片段

A：单发室性早搏代偿不完全，成对室性早搏（VN > NN）；B：成对室性早搏（VN ≈ NN）；C：室性早搏三联律；
D：单发室性早搏，短暂室性心动过速；E：插入性室性早搏（NN - N′N = △PR），成对室性早搏；
F：插入性室性早搏三联律；G：成对室性早搏（NV < VV，NV > VV）

点评:多数情况下,室性早搏的代偿间歇完全。在主导心律较慢时,室性早搏的代偿间歇可以不完全,表现出类似房性早搏的特点,此时单看散点图区分房性早搏、室性早搏是不可靠的。室性早搏代偿间歇不完全,最常见的机制是室房逆传并不同程度地重整窦性节律。本例单发室性早搏、成对室性早搏都代偿不完全,可能伴有室房逆传并重整窦性节律。本例成对室性早搏与插入性室性早搏并存,散点图各具特征,互不掩盖,便于快速识别。由于 NV、VV 周期相对固定,包含 NV、VV 周期的散点集落规律性较强,如 NVV 较局限,NVN、VVN、NVVN 垂直分布,NNVV 水平分布;由于 NN、VN、V′N、VN′周期是变量,包含此类周期的散点集落多倾斜分布,也较复杂,多有鉴别诊断价值,如 VNN 的走向可以判断代偿间歇是否完全,VN′NN 的高度可以了解插入性室性早搏干扰性 PR 间期延长的量,红色的 NNVN′点集左上倾斜,明显不同于水平分布的红色 NNVV 点集,是二者的鉴别要点。

【病例5】李某,男,36 岁。文氏型房室传导阻滞。

时间散点图特征(图 2 – 5 – 1A):NN 层高低起伏,贯穿全程,21:30—06:00 之间明显分层,高(.N.N、N.N)、低(NN)层同步起伏,.N.N 表示连续2:1 阻滞(点表示 P 波脱落所致长周期),.N.N =2PP,N.N 表示文氏型长周期,N.N <2PP,因此,.N.N >N.N 层与 NN 层之间无倍数关系,.N.N 层与 NN 层之间有大致的倍数关系,符合文氏型房室传导阻滞。

Lorenz 散点图特征(图 2 – 5 – 1B):窦性心律点集(NNN)呈棒球拍状分布于等速线近端,连续 2:1 下传之窦性心律点集(.N.N 点集)呈短棒状分布于等速线远端,与之平行左移的短棒状散点集为文氏型点集(N.N.N 点集),其横坐标缩短(N.N <.N.N),表示文氏周期后续 2:1 阻滞。阻滞前点集(NN.N)分布于短长周期区($y = 2x$ 线之下),阻滞后点集(N.NN)分布于长短周期区($y = 0.5x$ 线之上),阻滞前、后点集总体上不对称于等速线,符合文氏型房室传导阻滞的特点(长周期前、后的短周期不相等),阻滞前、后点集中对称于等速线的成分代表连续文氏型 3:2 房室传导阻滞(短长短周期反复交替,类似早搏二联律)。按先后顺序连结长周期相关的特征点集,得首尾相连的闭合向量环(有向连通图),各向量平移至原点后,指向文氏型房室传导阻滞的差值散点图特征点集。

差值散点图特征(图 2 – 5 – 1C):连续等周期(NNNN、N.N.N)中居原点,部分 N.N.N 点集右移,代表文氏周期后续 2:1 阻滞,其右移程度代表文氏周期中的 PR 间期的变异性。NNN.N 点集分布于 y 轴正侧;N.NNN 点集分布于 x 轴负侧;N.N.NN 点集分布于 y 轴负侧(连续 2:1 阻滞终止,右移成分为文氏周期终止);NN.N.N 分布于 x 轴正侧并左上延伸,其上移的程度也代表文氏周期中 PR 间期的变异性。分布于第 Ⅱ、Ⅳ 象限角分线的密集散点为连续 3:2 房室传导阻滞点集(N.NN.N、NN.NN),类似早搏二联律,其中 N.NN.N 向其左下分离出来的成分为普通文氏周期的反复交替。红色箭头指示的特征点集来源于 Lorenz 散点图中的有向连通图,表示两个相邻的三搏两期点可以合成一个四搏三期点(如 N.NN→NN.N 合成 N.NN.N)。

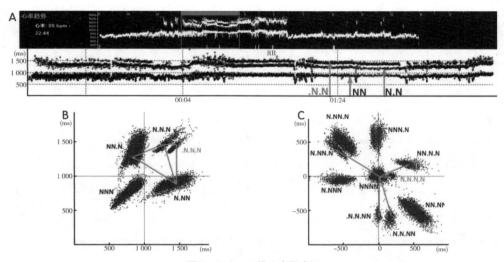

图 2 - 5 - 1　二维心电散点图

A:全程时间散点图(上)及 1 h 时间散点图(下);B:全程 Lorenz 散点图;C:全程差值散点图

动态心电图诊断(图 2 - 5 - 2):基础心律为窦性心律合并文氏型房室传导阻滞及 2∶1 房室传导阻滞(平均心率为 73 bpm,最慢心率为 40 bpm,最快心率为 115 bpm,心搏总数为 95 551 次),心率变异性正常(SDNN 为 148,SDANN 为 255,SDNN Index 为 59,r – MSSD 为 17),ST – T 未见异常。

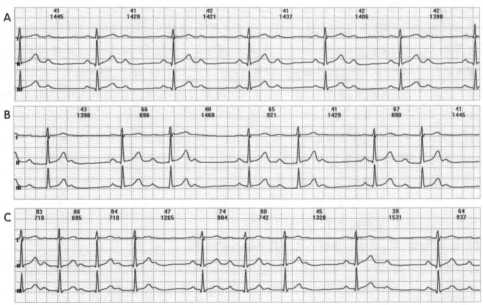

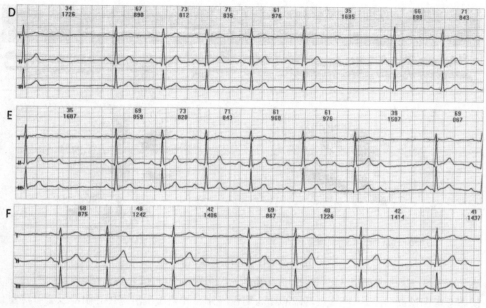

图 2 - 5 - 2　动态心电图片段

A:连续 2∶1 房室传导阻滞(.N.N =2PP);B:连续 3∶2 房室传导阻滞;C:文氏型房室传导与连续 2∶1 房室传导交替
(N.N <2PP);D:文氏型 6∶5 房室传导阻滞,PP 间期渐长,PR 间期逐搏延长,RR 间期短长变异后骤长;E:文氏型
7∶6 房室传导阻滞,PP 间期渐长,PR 间期逐搏延长,RR 间期渐长后骤长;F:文氏周期与 2∶1 房室传导阻滞交替

　　点评:2∶1 以下的房室传导阻滞(如 3∶2、5∶4 等)通常会发生文氏现象,即 P 波落前伴随着 PR 间期的逐搏延长,一般情况下(PP 间期瞬时变异性较小),文氏周期的 RR 间期有渐短骤长的规律,特殊情况下此规律无法观察,如连续 2∶1 房室传导,RR 间期表现为连续相等的长周期,类似显著的窦性心动过缓(RR =2PP);文氏型 3∶2 房室传导时,RR 间期表现为长短周期的反复交替,类似早搏二联律,这两种情况的散点图特征规律性较强(同类似心律失常);如果 PP 间期的变异较大,RR 间期的规律也会失去渐短骤长的规律(图 2 - 5 - 2D、图 2 - 5 - 2E),此时散点图只表现"骤长"规律,看不到"渐短"的特征,为不典型文氏现象。

　　本例为青年男性,文氏型阻滞发生在夜间,且总出现在 PP 间期延长的过程中,提示可能为迷走神经兴奋性过高所致(负向频率作用与负向传导作用)。

　　【病例 6】张某,男,60 岁。窦性心律 + 阵发性心房颤动。

　　时间散点图特征(图 2 - 6 - 1A):前半部分(21∶35 之前)呈宽条带状,下边界清晰,上边界不清,提示心房颤动;后半部分(21∶35 之后)呈相对集中的窄条带状,提示恢复窦性心律。由图可以看到,宽、窄条带均有起伏,提示窦房结的自律性与房室结的传导性都受神经体液因素的调节。

　　Lorenz 散点图特征(图 2 - 6 - 1B、图 2 - 6 - 1D、图 2 - 6 - 1F):全程 Lorenz 散点图(图 2 - 6 - 1B)为扇形图与棒球拍图的重叠图,提示主导心律为窦性心律 + 阵发性心房颤动,分别显示不同时段的

Lorenz 散点图,可显示完整窦性心律的棒球拍图(图 2-6-1D)和心房颤动的扇形图(图 2-6-1F)。其中图 2-6-1D 中的短长周期区可见散在的粉色点集(NSN),提示少量房性早搏(长短周期区有相应的 NNS 及 SNN 点集)。

差值散点图特征(图 2-6-1C、图 2-6-1E、图 2-6-1G):全程差值散点图(图 2-6-1C)为外边界不清的右下等腰三角形,坐标原点处可见椭圆形高密度影(DMS 公司的分析软件有密度显示,多数软件没有密度显示),提示长时程心房颤动,可能有窦性心律存在(单看差值散点图不可靠)。图中分别显示不同时段的差值散点图,窦性心律时段的差值散点图(图 2-6-1E)呈椭圆形分布于坐标原点(NNNN 点集),第 Ⅱ 象限的散在粉色点集(NNSN)提示少量房性早搏(y 轴负侧有相应的 NNNS 点集,第 Ⅳ 象限有相应的 NSNN 点集,SNNN 点集基本重叠于 NNNN 点集中)。心房颤动时段的差值散点图与全心搏的差值散点图基本一样,只有坐标原点处高密度影形态不同,如果没有密度影显示,则无法区别。

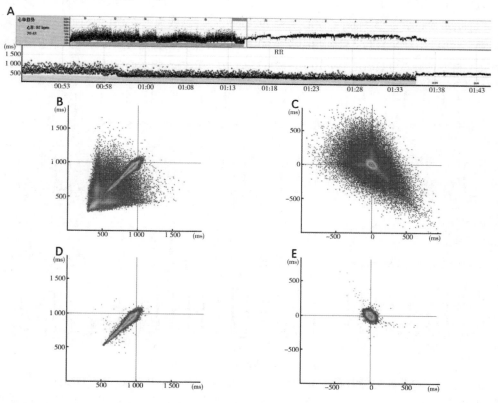

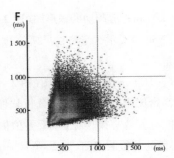
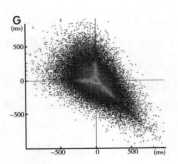

图 2-6-1　二维心电散点图

A:全程时间散点图(上)及 1 h 时间散点图(下);B:全程 Lorenz 散点图;C:全程差值散点图;

D:窦性心律时段 Lorenz 散点图;E:窦性心律时段差值散点图;F:心房颤动时段 Lorenz 散点图;

G:心房颤动时段差值散点图

动态心电图诊断(图 2-6-2):基础心律为窦性心律 + 阵发性心房颤动(分析 23.7 h,平均心率为 88 bpm,最慢心率为 55 bpm,最快心率为 192 bpm,心搏总数为 127 370 个);心率变异性增大(SDNN 为 204,SDANN 为 173,SDNN Index 为 90,r - MSSD 为 158,三角指数为 53.0);偶发房性早搏(20 个);阵发性心心房颤动发生于 10:01—21:35 时;ST - T 改变,提示心肌缺血。

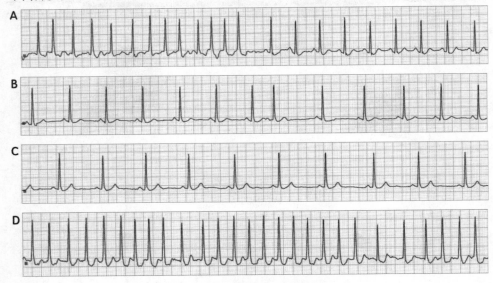

图 2-6-2　相关动态心电图片段

A:心房颤动转复窦性心律;B:房性早搏;C:最慢心率为 55 bpm;D:最快心率为 192 bpm

点评:本例的主导心律为窦性心律 + 阵发性心房颤动,基本各占一半时程。时间散点图可以明确看到二者交替过程;Lorenz 散点图也能看到两种节律的重叠对比情况,差值散点图只能明确有心房颤动存在,窦性心律的情况掩盖于心房颤动扇图中不易分辨。如果能分时段显示(可以利用时间散点图分时段选取 Lorenz 散点图与差值散点图),则各自的特征均能清楚显示,如本例窦性心律时段的偶发房性早搏,在分时段图中可以清晰显示。如果频发短时程心房颤动,分时段显示亦很繁琐,在全程心电散点图中隐藏心房颤动散点,仅剩窦性心律点集的散点图,则有利于编辑窦性心律背景下的房性早搏、室性早搏、传导阻滞等心搏。DMS 公司的全心搏 Lorenz 散点图与差值散点图都可以隐藏心房颤动点集或只显示心房颤动点集,有效地排除了心房颤动点集对窦性心律点集的影响。

【病例7】李某,男,50 岁。频发房性早搏呈并行心律,房性早搏连发,短暂房性心动过速,偶发室性早搏。

时间散点图特征(图 2 - 7 - 1A):24 h 时间散点图可见粉色的房性早搏联律间期层(NS 层)全程分布于最下层,有时明显分散,与其上的白色层(NN 层及 SN 层)分界不清;有时相对集中,与其上的白色层(SN)相分离,提示长时段的房性早搏二联律。2 h 时间散点图(图 2 - 7 - 1A 下)显示最上的代偿间期与中间的窦性心律层基本重叠,提示本例动态心电图的频发房性早搏联律间期不固定,代偿间歇不完全,基本呈等周期代偿,提示房性并行心律伴不同程度的节律重整,并有大量并行心律性二联律。

Lorenz 散点图特征(图 2 - 7 - 1B):窦性心律点集(NNN)纵向分布于等速线。短长周期区的早搏点集(NSN,粉色显示)基本呈三角形,与等速线上的窦性心律点集连为一片;长短周期区的早搏前点集(NNS)、早搏后点集(SNN)无明显界限,亦与窦性心律点集连成一片,总体上呈扇形,类似心房颤动,表明本例房性早搏联律间期不固定,代偿间期(VN)与窦性心律间期(NN)接近,符合房性并行心律合并节律重整的 Lorenz 散点图特征;等速线近端可见少量稀疏的粉色散点,提示少量短暂房性心动过速心搏(SSS 点集),其正右侧少量稀疏的粉色散点为 NSS 点集,正上方为稀疏的 SSN 点集沿垂直方向分散分布。

差值散点图特征(图 2 - 7 - 1C):连续等周期(NNNN,SSSS)分布于坐标原点,四周散点代表两种节律的反复交替。其中单发房性早搏的四分布散点集分别位于 y 轴负侧(房性早搏起点集 NNNS)、第Ⅱ象限角分线右上(房性早搏始点集 NNSN)、第Ⅳ象限 x 轴之下(房性早搏终点集 NSNN)、x 轴负侧(房性早搏止点集 SNNN),与窦性心律点集基本重叠,不能单独显示;单发房性早搏的差值散点图特征:早搏始点集的主轴斜率大于 -2,早搏终点集的主轴斜率小于 -0.5,早搏止点集与早搏起点集不对称(关于 $y=x$ 线),贴近坐标原点的窦性心律点集或融为一体。反映 SN 周期接近 NN 周期,基本呈等周期代偿(节律重整)。

图中向第Ⅱ、Ⅳ象限角分线延伸的点是二联律点集(NSNS,SNSN),向第Ⅲ象限近延伸的是三联律点集(SNNS),图中显示 SNNS 偏离第Ⅲ象限角分线,偏向 y 轴负侧,这是房性早搏代偿不完全的特征。其他稀疏散点代表房性早搏连发的相关散点。按照向量平移法,可以了解其散点性质:SNS→NSS→SNSS(第Ⅲ象限角分线附近)、NSS→SSS→NSSS(x 轴负侧)、SSS→SSN→SSSN(y 轴正侧)。由于散点稀疏,容易忽略,实际上占据了房性早搏连发及反复发作的特征点位置。

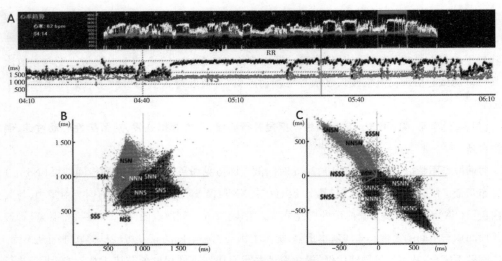

图 2 - 7 - 1 二维心电散点图

A:24 h 时间散点图(上)及 2 h 时间散点图(下);B:24 h Lorenz 散点图;C:24 h 差值散点图

动态心电图诊断(图 2 - 7 - 2):基础心律为窦性心律,最小心率、平均心率、心率变异性均正常;频发房性早搏(27 356 个),成对房性早搏(110 次),短暂房性心动过速(24 阵),有时呈二联律(1240 阵)、三联律(594 阵);ST - T可见异常动态变化,提示心肌缺血。

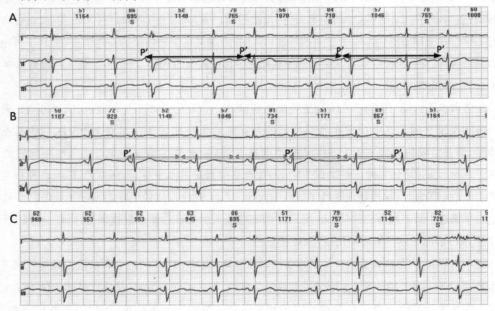

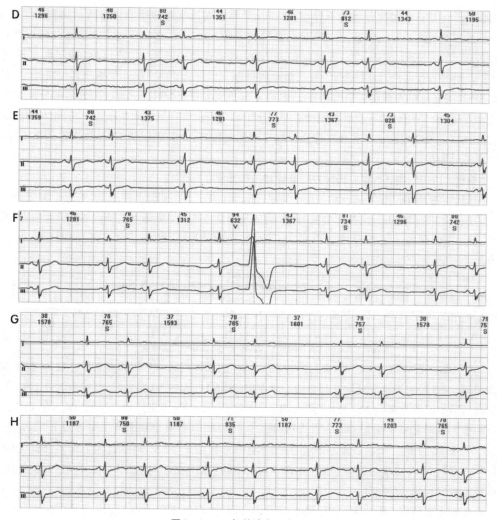

图 2 - 7 - 2　相关动态心电图片段

A:频发房性早搏,P′波形态与窦性 P 波形态接近(提示异位起搏点位于右房上部窦房结周围),

联律间期不固定,早搏之间有倍数关系,符合并行心律;B:频发房性早搏,联律间期不固定,早搏之间有

最大公约数,符合并行心律;C:房并性二联律(联律间期不固定);D:窦性心动过缓背景下的房并性三联律,

基本呈等周期代偿间期;E:窦性心动过缓背景下的房并三联律伴节律重整(SN = NN);F:窦性心动过缓背

景下的房并二联律伴室性早搏;G:窦性心动过缓背景下的房并二联律伴节律重整,极似 3∶2 窦房传导阻滞;

H:房性并行心律二联律联律间期一过性相对固定

　　点评:时间散点图可以发现房性早搏的发生时刻及持续时间,NS 层分散为并行心律的特征,
SN 层与 NN 层几乎重叠,表明房性早搏代偿不完全伴不同程度的节律重整,提示房并起源点位于右
房上部接近窦房结,动态心电图片断也发现房性 P′波与窦性 P 波非常近似;还可以发现二联律的持

续时间,对 SS 层、NS 层的分辨并不容易,对房性早搏连发及短暂房性心动过速的识别也不容易。Lorenz 散点图失去了时间信息,但对节律信息的表达具有特征性,不仅可以发现房性并行心律的特征性表现(NNS、NSN、SNN 均向等线延伸与 NNN 点集连成一片),而且可以发现房性早搏连发(NSS)及短暂房性心动过速(SSS)。差值散点图则进一步显示了单发房性早搏及其二联律、三联律的多少对比,还可以发现房性早搏连发(SSSN)及其反复发作(SNSS)的频次,但却不能发现短暂房性心动过速(SSSS)的多少(重叠在窦性心律点集中)。因此,三种散点图是相互补充、相互印证的关系,全方位、多角度地表达了房性并行心律的心动周期特点,即联律间期不固定,代偿间歇不完全,基本呈等周期代偿。

【病例 8】孔某,男,68 岁。房性并行心律伴节律重整。

时间散点图特征(图 2-8-1):主导节律(NN 层,黑色)起伏不明显,提示主导心律变异性较小;部分时段 NN 层之下分出相对分散的 NS 层,NN 层之上的 SN 层基本重叠在 NN 层当中,无明显分离,提示本例频发的房性早搏联律间期不固定,代偿间歇不完全,基本呈等周期代偿(伴节律重整)。

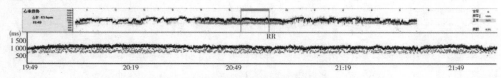

图 2-8-1 24 h 时间散点图(上)及 2 h 时间散点图(下)

Lorenz 散点图特征(图 2-8-2A、图 2-8-2C):短长周期区的早搏前点集粉色显示,提示频发房性早搏(NSN),向等速线延伸并与窦性心律点集(NNN)连成一片,提示联律间期(NS)不固定;长短周期区的早搏前点集(NNS)与早搏后点集(SNN)也均与 NNN 点集连成一片,总体上看,散点图有轴(等速线)对称趋势。全程 Lorenz 散点图(图 2-8-2A)早搏点集基本呈三角形,2 h Lorenz 散点图(图 2-8-2C)显示 NSN 点集基本水平向右延伸,早搏前点集(NNS)垂直向上延伸,而早搏后点集(SNN)紧贴 NNN 点集的右下。全图是由不同高度的子图拼成,子图显示了短时程房并的特征,全图则显示长时程房并的特征。

差值散点图特征(图 2-8-2B、图 2-8-2D):早搏起点集(NNNS)、始点集(NNSN)、终点集(NSNN)总体上像右下方向的“Y”形结构,止点集(SNNN)基本重叠在窦性心律点集(NNN)中。第Ⅳ象限有少量的二联律点集(NSNS),第Ⅲ象限有少量三联律点集(SNNS)贴近 y 轴负侧。

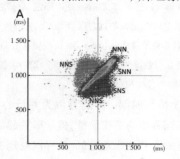

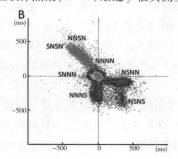

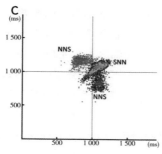
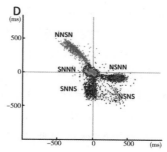

图2-8-2 二维心电散点图

A:24 h Lorenz 散点图;B:24 h 差值散点图;C:2 h(19:49—21:49)Lorenz 散点图;D:2 h(19:49—21:49)差值散点图

动态心电图诊断(图2-8-3):基础心律为窦性心律,频发房性早搏呈并行心律,有时呈二联律、三联律,少量成对房性早搏。

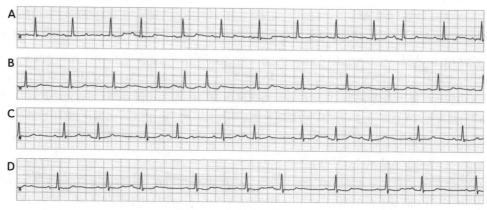

图2-8-3 动态心电图片段

A:频发房性早搏;B:成对房性早搏;C:房性并行心律呈二联律;D:房性并行心律呈三联律

点评:本例心电散点图为典型房性并行心律,由于代偿间期(SN)基本等于 NN 间期,所以时间散点图中 SN 层重叠在 NN 层中不易发现,同理,Lorenz 散点图中 SNN 点集重叠在 NNN 点集中,差值散点图中的 SNNN 点集重叠在 NNNN 点集中,从而表现出不同于常见房性并行心律的特征性:时间散点图"少"了一层,似乎只分两层;Lorenz 散点图的早搏点集(NSN)与早搏前点集(NNS)有对称趋势,从而使 SNS 点集的判断困难;差值散点图基本呈"Y"形,三联律点集(SNNS)判断困难,但能清楚显示二联律点集(NSNS)。三种散点图联合运用,能了解心律失常更详细的信息。

【病例9】邢某,女,81 岁。**高度房室传导阻滞,交界性逸搏心律。**

时间散点图特征(图2-9-1A):24 h 时间散点分高、低两层,高层(1.5 s 附近波动)、低层(750 ms 附近波动)两层之间大致有倍数关系,提示存在二度 Ⅱ 型房室传导阻滞;2 h(04:09—06:09)时间散点图发现上层(N.N 层)有相对固定的上边界,提示有逸搏及逸搏节律(JJ 层、NJ 层),下层(NN 层)断断续续,断裂处仅留上层的连续 2:1 房室传导阻滞层(N.N)和逸搏夺获二联律时段(NJ 层、JJ 层 + JN 层)。

Lorenz 散点图特征（图 2 - 9 - 1B、图 2 - 9 - 1D）：等速线近端的稀疏散点代表窦性心律连续 1∶1 下传心室（NNN 点集），远端散点密集，代表连续 2∶1 房室传导阻滞（N.N.N 点集），逆向技术发现其中重叠有大量交界性逸搏心律（JJJ、NJJ 点集）。短长周期区的主轴斜率约为 2 的密集散点集为阻滞前点集（NN.N），长短周期区的主轴斜率约为 0.5 的密集散点集为阻滞后点集（N.NN），二者基本对称分布于等速线的两边，提示以二度Ⅱ型房室传导阻滞为主。阻滞前、后点集向等速线方延伸的成分提示有文氏型房室传导阻滞，阻滞前、后点集的密集程度表达 1∶1 房室传导与 2∶1 房室传导反复交替的频次。从 N.N.N 点集中延伸出横折竖"曲尺"状结构，表明二度Ⅱ型房室传导阻滞中有相对固定的长周期（本例为交界性逸搏周期：NJ、JJ 周期），提示有大量逸搏夺获节律；横部为 JNJ、NNJ 点集，竖部为 NJN、JJN 点集（2 h Lorenz 散点图特征更明显，图 2 - 9 - 1D）。图中标出了各点集的先后次序，各向量平移后就是相应的差值散点图特征点集。

差值散点图特征（图 2 - 9 - 1C、图 2 - 9 - 1E）：分布于坐标原点的连续等周期主要有 NNNN、N.N.N.N、JJJJ 点集，从坐标原点伸向左上、右、下三个方向的散点集落是与逸搏（JJ、NJ）夺获（JN）周期相关的散点集落，其中伸向第Ⅱ象限角分线的是 NJNJ、JJNJ 点集，伸向 x 轴正侧的是 JNJJ、NNJJ 点集，伸向 y 轴负侧的是 NJJN、JJJN 点集，此右下方向斜倒的"Y"形差值散点图结构是由 Lorenz 散点图中的曲尺状结构（粉色三角形闭合向量环，图 2 - 9 - 1D）平移而来，均是逸搏夺获节律的特征性散点图表现。体现逸搏节律的电生理特征为逸搏周期相对固定，逸搏节律随时重整。此倒"Y"形结构远端的致密散点集落是全程 RR 周期中长短周期差别最大的散点集，由 Lorenz 散点图（图 2 - 9 - 1D）中的蓝色闭合向量环平移而来，其中 NN.N→N.N.N 水平向右，对应的 NN.N.N 点集分布于 x 轴正侧，N.N.N→N.NN 垂直向下，对应的 N.N.NN 点集分布于 y 轴负侧，N.NN→NN.N 指向左上，对应的点集分布于第Ⅱ象限角分线。另外，本例第Ⅳ象限角分线有密集的散点，此短长短周期由 NN.N→N.NN 向量平移而来，此向量与 NNN 点集形成另一蓝色闭合向量环（图 2 - 9 - 1B），平移至差值散点图中即为 x 轴负侧的 N.NNN 点集（N.NN→NNN）和 y 轴正侧的 NNN.N 点集（NNN→NN.N）。

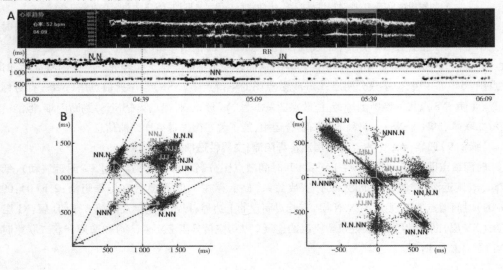

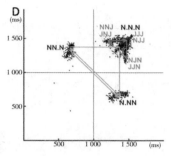 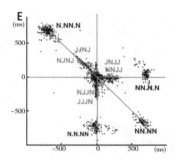

图 2 - 9 - 1　二维心电散点图

A:24 h 时间散点图(上)及 2 h(04:09—06:09)时间散点图(下);B:24 h Lorenz 散点图;

C:24 h 差值散点图;D:2 h Lorenz 散点图;E:2 h 差值散点图(04:09—06:09)

动态心电图诊断(图 2 - 9 - 2):基础心律为窦性心律合并一度、二度、高度房室传导阻滞,交界性逸搏心律,最小心率、平均心率、心搏总数均降低。偶发房性早搏(1 个),ST - T 可见异常动态变化,提示心肌缺血。心率变异性降低,大于 1.5 s 的长 RR 间期有 304 次(最长 1.59 s),为二度房室传导阻滞、交界性逸搏周期所致;可见少量 1:1 房室传导,大量连续 2:1 房室传导阻滞及与连续 2:1 房室传导阻滞心室率接近的逸搏心律伴完全性房室分离(提示合并干扰房室脱节,一过性伪三度房室传导阻滞);可见大量文氏型房室传导阻滞(部分时段为文氏型 3:2 房室传导阻滞)和持续性完全性右束支阻滞。

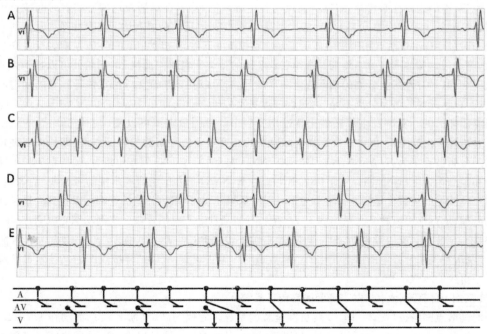

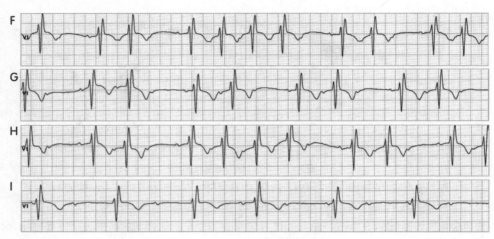

图 2 - 9 - 2 相关心电图片段

A:窦性心律,连发 2:1 房室传导阻滞;B:窦性心律伴高度房室传导阻滞,交界性逸搏心律一过性房室分离;
C:窦性心律伴一度房室传导阻滞;D:连续 2:1 房室传导阻滞,偶见连续下传,偶发房性早搏未下传;E:交界性
逸搏心律一过性房室分离单次窦性 P 波夺获后转为连续 2:1 房室传导阻滞;F:二度房室传导阻滞(5:4)、
(3:2)等不同比例下传;G:文氏型 3:2 房室传导阻滞;H:文氏型房室传导阻滞,传导比例不固定;
I:高度房室传导阻滞,交界性逸搏心律,偶见心室夺获

点评:本例为窦性心律合并二度、高度房室传导阻滞、交界性逸搏及逸搏心律。时间散点图的分层特征显示了 1:1 传导与 2:1 传导的比例及时序,相对固定的高层表达了交界性逸搏及逸搏心律的分布时段。Lorenz 散点图则集中显示了窦性心律 1:1 下传与连续 2:1 下传,以及两者反复交替的频次,等速线远端的曲尺状结构则是逸搏夺获节律的特征性表现;"曲尺"的拐角处可以找到大量连续逸搏心律、一过性房室分离的动态心电图片段,同时可以找到连续 2:1 房室传导阻滞的动态心电图片段,提示此时的房室分离不是"一过性三度房室传导阻滞",而是交界性逸搏心律与连续 2:1 房室传导阻滞后的心室率发生等频性干扰性房室脱节。差值散点图可以发现近坐标原点的斜倒的"Y"形逸搏夺获节律,还可以发现远离坐标原点的二度房室传导阻滞的特征点集,即长周期夹短周期的三分布散点集为右(NN. N. N)、下(N. N. NN)、左上(N. NN. N)三方位组合,短周期夹长周期的三分布散点集为上(NNN. N)、右下(NN. NN)、左(N. NNN)三方位组合。本例前者密集、后者稀疏,提示房室传导的主旋律是以 2:1 阻滞为主,另外,从第 Ⅱ、Ⅳ 象限角分线的近端可以找到大量逸搏夺获二联律,从远端可以找到大量连续 3:2 房室传导阻滞动态心电图片段。本例动态心电图片段中有持续性完全性右束支传导阻滞、ST - T 改变、连续下传之 PR 间期延长,提示合并一度房室传导阻滞等,涉及房室关系及心电图形态变化的信息散点图均无法观察,所以结合散点图逆向技术最终确认是必不可少的步骤。

【病例 10】赵某,女,69 岁。高度房室传导阻滞。

时间散点图特征(图 2 - 10 - 1):贯穿全程的是显著起伏的高层(N. N 层),波动在 1.2 ~ 1.9 s 之间。波动在 0.8 s 左右的低层(NN 层)断断续续,多有缺失。测量发现,高、低层之间有倍数关系(N. N = 2NN),NN 层之间有散在的 NS 层(紫色)。

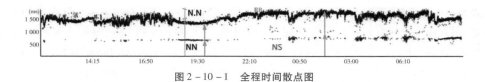

图 2 - 10 - 1　全程时间散点图

Lorenz 散点图特征（图 2 - 10 - 2A、图 2 - 10 - 2C）：调整刻度范围为 0 ~ 3000 ms。正常频率的窦性心律点集（NNN）几乎"逃逸"殆尽（圈中仅剩 2 个点），向上漂移至 $y = 2x$ 线为 NN. N（阻滞前点集），向右漂移至 $y = 0.5x$ 线为 N. NN（阻滞后点集），沿等速线上移为 N. N. N 点集（连续 2∶1 阻滞），高度约增一倍，分布范围也放大一倍。NN. N、N. NN 点集的主轴斜率分别为 2、0.5，对称于等速线分布，提示长、短周期之间有倍数关系，是二度Ⅱ型房室传导阻滞的典型表现，只是本例的 NNN 点集基本缺如，相对少见，提示 2∶1 阻滞点基本超过正常频率周期范围。本例以 2∶1 房室传导阻滞为主，少量 3∶2 房室传导阻滞。另外，等速线近端可见少量的房性早搏点集（NSN），早搏前点集右移为 N. NS，与 N. NN 点集有重叠；早搏后点集上移为 SN. N 点集（图 2 - 10 - 2C 中虚线箭头指示）。等速线远端 N. N. N 周围有节律重整的"早搏点集"（逸搏夺获节律），提示连续 N. N. N 点集中重叠有逸搏心律（JJJ）。

差值散点图特征（图 2 - 10 - 2B、图 2 - 10 - 2D）：Lorenz 散点图（图 2 - 10 - 2A）中的实线临界连通图，对应差值散点图（图 2 - 10 - 2B）中四个特征点集，分别是第Ⅱ、Ⅳ象限角分线的 N. NN. N、NN. NN 点集，x 轴正侧的 NN. N. N，y 轴负侧的 N. N. NN 点集，是二度Ⅱ型房室传导阻滞的特征性表现。Lorenz 散点图（图 2 - 10 - 2C）中的虚线临界连通图，对应差值散点图（图 2 - 10 - 2D）中四个特征点集，分别是第Ⅱ象限中的 N. NSN，第Ⅰ象限中的 NSN. N 点集，x 轴正侧的 SN. N. N（重叠在 NN. N. N 中），y 轴负侧的 N. N. NS 点集（重叠在 N. N. NN 中），是早搏点集在高度房室传导阻滞的特殊背景下的特殊表现。逸搏夺获节律的差值散点图类似早搏伴节律重整，表现为分布于近原点的 03∶00、06∶00、10∶30 方向的倒"Y"形结构。

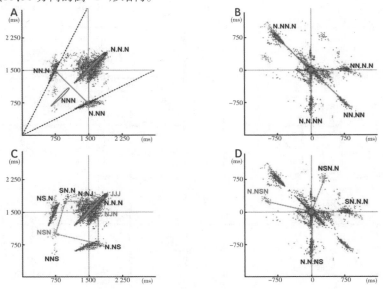

图 2 - 10 - 2　二维心电散点图

A、C：全程 Lorenz 散点图；B、D：全程差值散点图

　　动态心电图诊断(图 2 - 10 - 3):基础心律为窦性心律合并二度Ⅱ型房室传导阻滞、高度房室传导阻滞,房室传导比例为 2∶1、3∶2 阻滞,偶见 5∶4 阻滞(平均心率为 38 bpm,最慢心率为 31 bpm,心搏总数为 50 568 个);心率变异性正常(SDNN 为 165,SDANN 为 99,SDNN Index 为 121,r - MSSD 为 205,三角指数为 20.0);偶发房性早搏(53 个);偶发室性早搏(3 个),1 次成对室性早搏;大于 1.5 s 的长 RR 间期有 29 977 次(最长 1.945 s),由二度房室传导阻滞所致;长间歇后可见交界性逸搏及逸搏心律;QT 间期延长;ST - T 改变。

　　点评:本病例的主导心律就是 2∶1 房室传导阻滞,少数传导比例为 3∶2,房室 1∶1 下传只形成两个点(图 2 - 10 - 3C),连续 3∶2 房室传导阻滞类似房性早搏二联律,在差值散点图上表现第Ⅱ、Ⅳ象限角分线上的特征点;交界性逸搏心律的频率范围与 2∶1 房室传导阻滞的心室率接近,两种节律在低频率段形成竞争,会造成一过性房室分离,这种房室分离是混合性房室分离,不宜诊断为一过性三度房室传导阻滞,诊断为高度房室传导阻滞较合适。结合本例为二度Ⅱ型房室传导阻滞,该病例也是植入起搏器的指证。窦性心律 1∶1 传导时,房性早搏的散点图特征很典型,在高度阻滞的背景下,早搏的各特征点集通常会移位,结合"散点漂移法"+"向量平移法",仍然可以轻松破解散点图各部分的含义。

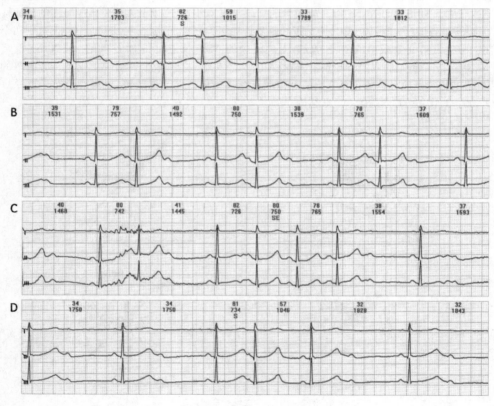

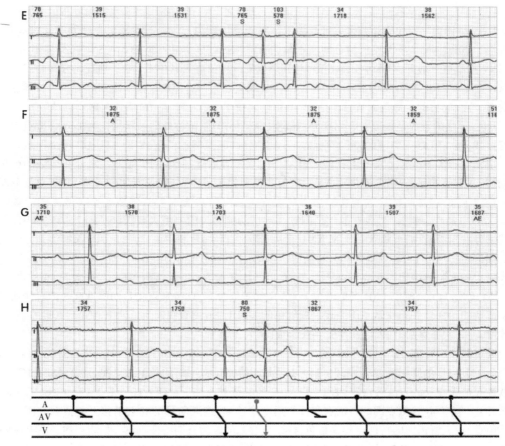

图2-10-3 动态心电图片段

A:2:1房室传导阻滞,偶发房性早搏;B:连续3:2房室传导阻滞;C:二度Ⅱ型房室传导阻滞(5:4传导);

D:二度房室传导阻滞,偶发房性早搏;E:二度房室传导阻滞,房性早搏下传;F:交界性逸搏心律,一过性

房室分离;G:高度房室传导阻滞,交界性逸搏心律;H:2:1房室传导阻滞,偶发房性早搏下传心室(NS.N)

【病例11】高某,女,窦性心律＋VVI起搏心律,间歇性起搏功能不良(临时起搏器)。

时间散点图特征(图2-11-1A、图2-11-1A₁、图2-11-1A₂):黑色的NN层呈窄条带状,上下起伏体现了窦性心律的总体变异性,其下有同步起伏的紫色条带,提示大量房性早搏(NS层、SS层),部分时段底层有起伏不明显的绿色条带,提示少量室性早搏(NV层);其上有水平的1.1 s起搏线(粉红色显示,NP层、SP层、VP层,P代表心室起搏),部分时段(图2-11-1A、图2-11-1A₂)起搏线之上可见不连续的黑色层,逆向技术显示为房性早搏未下传伴起搏失夺获(N.N层)、室性早搏代偿间期伴起搏失夺获(VN层)、房性早搏代偿间期伴起搏失夺获(SN层)。

Lorenz散点图特征(图2-11-1B、图2-11-1B₁、图2-11-1B₂):全程Lorenz散点图(图2-11-1B)上窦性心律点集(NNN,黑色显示)呈棒球拍状分布于等速线上,上有成片的紫色早搏点集(NSN),左上重叠有少量绿色点集(NVN、NVP),频发房性早搏搏联律间期不固定,提示并行心律可能;少量室性早搏(NVP 沿 1.1 s 水平线分布,部分 NVN 跳出 1.1 s 线之上)。其中沿 1.1 s 水平线分布的早搏点集(NSP、NVP)代表早搏代偿间期未超过起搏器下限频率周期(1.1 s),起搏器正常感知并起搏成功。窦性心律点集(NNN)下有黑色的早搏前点集(NNV、NNS)、早搏后点集(VNN、SNN),分界不清(其中 NNV 点集位置最低,有水平分布趋势,与其余点集分界较清),其中沿 1.1 s 垂直线分布的点集为 NPN、PPN、VPN、SPN 点集,分界不清;横、纵 1.1 s 线交点为 PPP、NPP 点集(由于起搏频率变异性几乎为零,连续起搏的心搏数无法目测估计,可用逆向技术查看 PPP 点数,估计起搏器的依赖程度),横、纵 1.1 s 线的形成是低限频率周期分别做横、纵坐标形成,故称此曲尺状结构为 Lorenz 散点图中的起搏线,是 VVI 起搏节律的特征性标志。理论上讲,起搏器的低限频率周期应该是全程最长的 RR 间期,全程 Lorenz 散点图中起搏线之外就不应该再有散点,但本例中起搏线之外有成势的长短周期(N.NN,点表示长周期,本例为 NN 之间有房性早搏未下传)与短长周期(NN.N)几乎对称分布于等速线远端,这是间歇性起搏功能障碍的表现。起搏器功能正常的典型 Lorenz 散点图应该是图 2 - 11 - 1B$_1$(起搏线之外没有散点),间歇性起搏功能障碍的典型表现应该是图 2 - 11 - 1B$_2$(起搏线之外有阻滞前、后点集 NN.N、N.NN),此外,图 2 - 11 - 1B、图 2 - 11 - 1B$_2$ 中,起搏线之外的长短周期区还有沿 1.1 s 心率均等线分布的特征点集,逆向技术显示为 PNP 点集(图 2 - 11 - 2D),为连续三次心室起搏中间一次失夺获。由于前、后两次起搏夺获的心搏中间夹有正常的 QRS 波,即 PN + NP = 2 × 1.1 s,所以 PNP 点集沿 1.1 s 心率均等线分布,此特征点集是间歇性起搏障碍伴连续心室起搏的特征性 Lorenz 散点图表现。粉红色的起搏 1.1 s 垂直线向上延伸至 NN.N 点集的高度,是连续 2~3 次心室起搏、末次起搏失夺获所致(NPN、PPN)。

差值散点图特征(图 2 - 11 - 1C、图 2 - 11 - 1C$_1$、图 2 - 11 - 1C$_2$):由于图 2 - 11 - 1C$_1$、图 2 - 11 - 1C$_2$ 是图 2 - 11 - 1C 的真子图,其中图 2 - 11 - 1C$_1$ 是起搏器正常工作的差值散点图,图 2 - 11 - 1C$_2$ 是间歇性起搏失夺获的差值散点图,图 2 - 11 - 1C 的特征就是图 2 - 11 - 1C$_1$、图 2 - 11 - 1C$_2$ 各自特征的总合。将 Lorenz 散点图的特征点集按先后顺序连通,连通向量的起点平移至差值散点图中的坐标原点,止点所指向的特征点集就是包含起、止心搏的四搏三期特征点集。如闭合连通图 PNN→NNP→NPP→PPN→PNN 中有四个向量,对应差值散点图中的四个特征点集:PNNP→NNPP→NPPN→PPNN(图 2 - 11 - 1B$_1$、图 2 - 11 - 1C$_1$),其中 PPNN、PNNP 用蓝黑色显示,分别分布在 x 轴负侧与 y 轴正侧;NNPP、NPPN 用粉红色显示,分别分布在 x 轴正侧与 y 轴负侧(分别重叠在 NNNS 与 NSNN 当中,隐藏蓝黑色点集可显示),这四个差值向量是由首尾相连的闭合向量环平移而来,PNNP + NNPP + NPPN + PPNN = 0,满足向量守恒定律。PNN 点集与 NNN 点集有交集,差值散点图中 PNNP 与 NNNP 重叠。其余特征点集都可由向量平移法破解。图中标出了重要特征点集的名称,可见图 2 - 11 - 1C$_1$ 图中有大量房性早搏二联律(NSNS、SNSN)。C$_2$ 图中除了 C$_1$ 图中的特征点集,多出的散点集都是"起搏线"之外的长周期相关的散点集落。其中闭合向量环 NNN→NN.N→N.NN→NNN 中的三个向量,对应差值散点图中的 NNN.N→NN.NN→N.NNN 三个特点集,分别在 y 轴正侧、第Ⅳ象限角等分线、x 轴负侧。其余点集较散,规律性不强,逆向技术可破解其含义。

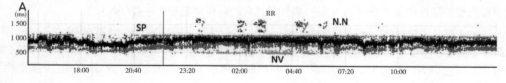

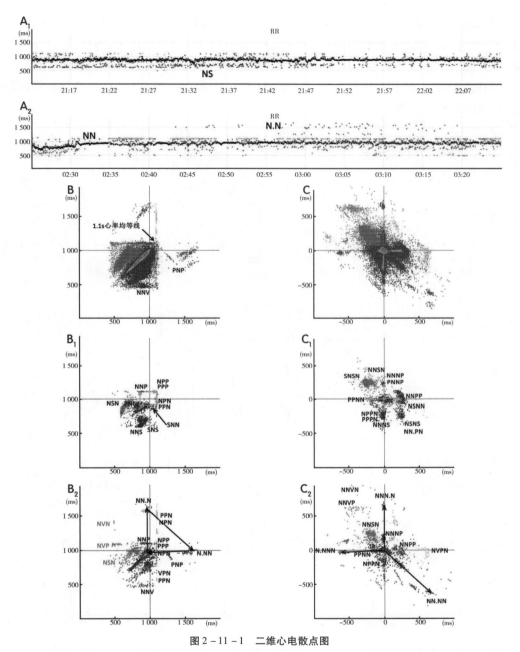

图 2 - 11 - 1　二维心电散点图

A、B、C 分别为 24 h 时间散点图、Lorenz 散点图、差值散点图；A₁、B₁、C₁ 分别为无长周期

时段（21:12—22:12）的 1 h 时间散点图、Lorenz 散点图、差值散点图；A₂、B₂、C₂ 分别为有

长周期时段（02:25—03:25）的 1 h 时间散点图、Lorenz 散点图、差值散点图

动态心电图诊断(图 2 – 11 – 2):基础心律为窦性心律 + VVI 起搏心律(平均心率为 76 bpm,最慢心率为 53 bpm,最快心率为 99 bpm);心率变异性降低(SDNN 为 75,SDANN 为 61,SDNN Index 为 35,r – MSSD 为 25,三角指数为 15.3);偶发室性早搏(621 个);频发房性早搏(7626 个)呈并行心律,成对房性早搏(152 次)、短暂房性心动过速(11 阵),部分房性早搏未下传心室;起搏器感知功能正常,间歇性起搏功能障碍。

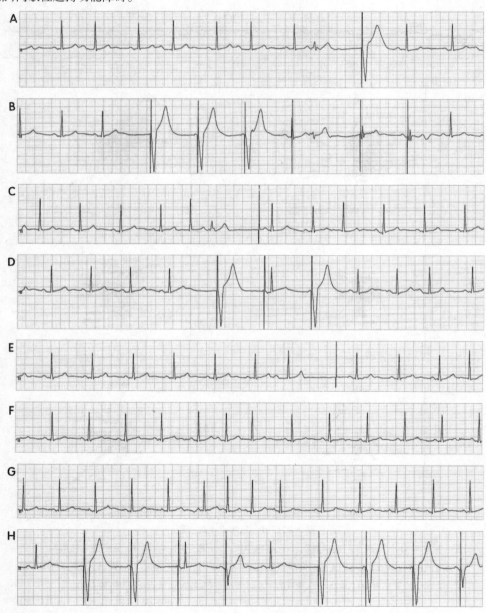

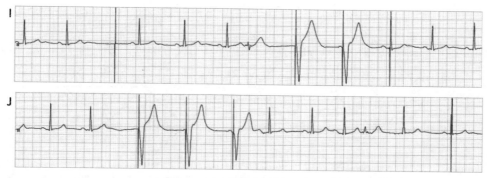

图 2 - 11 - 2　相关动态心电图片段

A:房性早搏呈并行心律二联律,室性早搏伴 VVI 起搏;B:窦性心律 + VVI 起搏心律,间歇性起搏失夺获,室性早搏;C:房性早搏,室性早搏代偿间期起搏失夺获;D:连续起搏中间失夺获(PNP 点集沿 1.1 s 心率均等线分布),房性早搏;E:成对房性早搏单个下传,起搏失夺获;F:成对房性早搏;G:短暂房性心动过速;H:窦性心律 + VVI 起搏心律,间歇性起搏失夺获;I:房性早搏未下传、室性早搏、连续起搏后起搏失夺获;J:窦性心律 + VVI 起搏心律,室性早搏

RR 间期临界图的有向边(如 NN→NS)形成一个三搏两期点(NNS),无向边(NN - NS)形成两个四搏三期点(NNNS,NSNN)。N 居中的 Lorenz 散点用蓝黑色显示,S 居中的 Lorenz 散点用紫色显示,P 居中的 Lorenz 散点用粉红色显示;N 居第三位的差值散点用蓝黑色显示,S 居第三位的差值散点用紫色显示,P 居第三位的差值散点用粉红色显示(DMS 公司的配色方案,不同厂家可能有不同的选择)。

点评:本例主导心律为窦性心律 + VVI 起搏心律伴间歇性起搏功能障碍,附加心律为频发房性早搏合并偶发室性早搏,部分房性早搏未下传,起搏器在房性早搏未下传造成的长周期后或室性早搏的长代偿间期后均发出起搏脉冲,但部分脉冲失夺获,提示起搏器感知功能正常但起搏功能障碍。

VVI 起搏正常运作的情况下,低限频率周期是固定的值(本例为 1.1 s),只有超过低限频率周期的长周期之后才会有心室起搏 P,没有滞后功能的起搏器,NP = PP = SP/VP,与 NP、PP、SP/VP 周期相关的 Lorenz 散点形成了曲尺状的起搏线,有起搏器的动态心电图中,RR 间期的临界有向图如图 2 - 11 - 3 所示,分析此有向图可以明确起搏线的理论组成:横部为(入度)NNP、SNP/VNP、PNP、NSP/NVP、PSP/PVP,折部为 NPP、PPP,竖部为(出度)NPN、NPS、PPN、SPN/VPN。此标志线是 VVI 起搏功能正常运作的标志,如 1 h 子图图 2 - 11 - 1A$_1$、图 2 - 11 - 1B$_1$、图 2 - 11 - 1C$_1$。如果起搏功能障碍,则相当于没有起搏器,长周期照常出现,房性早搏未下传在 Lorenz 散点图中可出现特征性的阻滞前点集(NN.N)、后点集(N.NN);如果有房性早搏未下传二联律,可出现 N.N.N。差值散点图为特征性的三分布阻滞点集(NNN.N、NN.NN、N.NNN),1 h 子图图 2 - 11 - 1A$_2$、图 2 - 11 - 1B$_2$、图 2 - 11 - 1C$_2$ 有起搏线,但起搏线之外有成势的长周期散点,则是间歇性起搏功能障碍的特征性散点图。

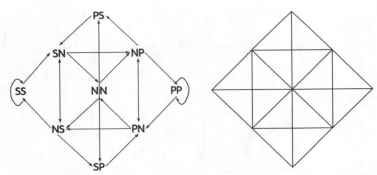

图 2 - 11 - 3　窦性心律 + VVI 起搏心律伴频发房性早搏及房性早搏连发的 RR 间期临界有向图及无向图

【病例 12】施某,女,77 岁。窦性心律 + 房性并行心律 + 室性并行心律。

　　时间散点图特征(图 2 - 12 - 1A、图 2 - 12 - 1B):几乎全程分层,起伏在中间的是相对致密的黑色 NN 层,下有紫、绿两色短周期层较分散,表明有大量房性早搏(NS 层)和室性早搏(NV 层),联律间期不固定,提示并行心律;上有同步起伏的 VN 层与 SN 层,互有重叠,且与 NN 层分界不清。可能出现的 VV、SS、VS、SV 周期层,单看时间散点图无法判断。

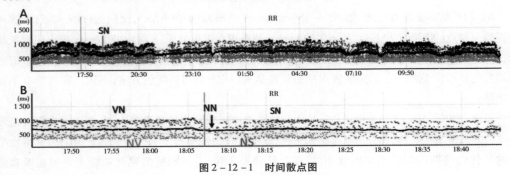

图 2 - 12 - 1　时间散点图
A:全程时间散点图;B:1 h 时间散点图(17:45—18:45)

　　Lorenz 散点图特征(图 2 - 12 - 2A):窦性心律点集(NNN)呈棒球拍状,分布于等速线;短长周期区的早搏点集(NVN 绿色、NSN 紫色)用紫、绿双色显示,互相重叠,沿心率均等线延伸至 NNN 点集;长短周期区早搏前点集(NNS、NNV)垂直向上延伸至 NNN 点集;早搏后点集(SNN、VNN)水平向前延伸至 NNN 点集,早搏前点集、早搏后点集总体呈斜倒的“Y”形结构,这是并行心律的典型 Lorenz 散点图特征。仔细观察,“Y”形结构之外的成势散点主要有短长周期区位置较低的绿色散点(NVN′),逆向技术显示为少量插入性室性早搏;等速线近端少量粉红色散点(SSS)为短暂房性心动过速;长短周期区“Y”形结构分叉中间成片的稀疏散点则是由并行心律性二联律(VNV、SNS、SNV、VNS)点集的各种成对组合而成。早搏前点集中的少量粉红色散点为 NSS 点集,SSN 点集则重叠在早搏点集中无法辨别。

　　差值散点图特征(图 2 - 12 - 2B):窦性心律点集(NNNN)分布于坐标原点,早搏的起点集(NNNV、NNNS、y 轴负侧)、始点集(NNVN、NNSN、第 Ⅱ 象限)、终点集(NVNN、NSNN、第 Ⅳ 象限)、止点集(VNNN、SNNN、*x* 轴负侧)四周围绕,第Ⅲ象限角分线上有密集的室性三联律点集(VNNV),房性三联律点集(SNNS)贴近 *y* 轴负侧;上述密集点集形成了本例差值散点图的"骨架"。第Ⅰ象限有成势的插入性早搏终点集(NVN'N)、止点集(VN'NN),*x* 轴负侧稍上方的绿色散点是插入性早搏始点集(NNVN'),第Ⅱ、Ⅳ象限的弥散性散点主要是各种并行心律性二联律点集(NVNV、VNVN、NSNS、SNSN、NVNS、VNSN、NSNV、SNVN)。另外,房性早搏连发、室性早搏连发、房室性早搏连发、室性、房性早搏连发相关的散点都散在其中,规律性不强,可借助逆向技术了解其规律。

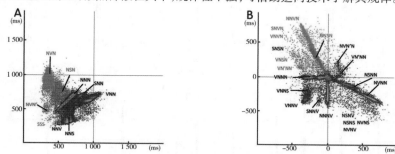

图 2 – 12 – 2　二维心电散点图
A:全程 Lorenz 散点图;B:全程差值散点图

动态心电图诊断(图 2 – 12 – 3):基础心率为窦性心律(平均心率为 94 bpm,最慢心率为 77 bpm,最快心率为 138 bpm);心率变异性降低(SDNN 为 60,SDANN 为 54,SDNN Index 为 15,*r* – MSSD 为 12,三角指数为 16.0)。频发室性早搏(8378 个)呈并行心律,成对室性早搏(104 次),短暂室性心动过速(1 阵),有时呈二联律(1 阵)、三联律(434 阵室性);频发房性早搏(3643 个)呈并行心律,成对房性早搏(13 次),短暂房性心动过速(6 阵),有时呈二联律(6 阵房性)、三联律(1 阵);ST – T 改变。

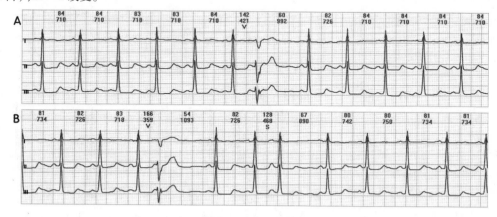

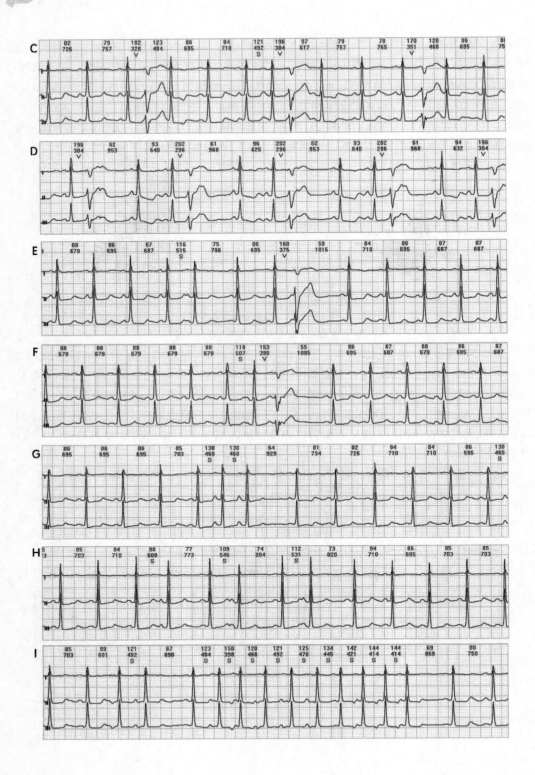

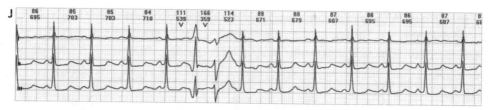

图 2 - 12 - 3　动态心电图片段

　　点评：房性并行心律合并室性并行心律,有时呈二联律、三联律,还有少量插入性室性早搏及房性早搏连发、室性早搏连发等,心律失常相对复杂,但各种心律失常事件的散点图特征却非常典型。

　　【病例 13】毛某,女,59 岁。心房颤动 + 交界性逸搏心律,室性并行心律,多源性室性早搏。

　　时间散点图特征(图 2 - 13 - 1):呈下界较清、上界不清的宽条带状,提示基础心律为心房颤动。下界重叠有绿色条带(NV 层或 VV 层),较分散,提示频发室性早搏联律间期不固定,是并行心律的特征;05:00 之后有较清晰的上边界(1.5 s 附近波动),提示有逸搏及逸搏心律出现,逆向技术显示为交界性逸搏及逸搏心律(NJ 层及 JJ 层,J 代表交界性逸搏)。

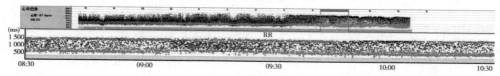

图 2 - 13 - 1　全程时间散点图及 2 h 放大图

　　Lorenz 散点图特征(图 2 - 13 - 2A):蓝黑色的扇形图有曲尺状的外边界,是心房颤动合并逸搏及逸搏心律的 Lorenz 散点图特征;绿色的早搏点集(NVN、NVV、VVN、VVV)成片重叠在扇形图的左边,提示室性并行心律;室性连发(NVV、VVN)、短暂室性心动过速(VVV)的比例无法判断。

　　差值散点图特征(图 2 - 13 - 2B):大片状分布,外边界为较清晰的平行六边形。第Ⅱ象限重叠有大量的绿色散点(NNVN、VNVN、NNVV、NVVN 等),第Ⅱ、Ⅳ象限角分线散点致密,提示大量室性早搏二联律(VNVN、NVNV)。

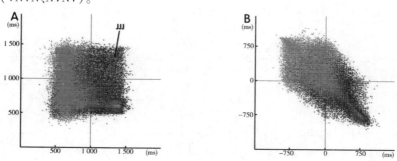

图 2 - 13 - 2　二维心电散点图

A:全程 Lorenz 散点图;B:全程差值散点图

　　动态心电图诊断(图 2 - 13 - 3):基础心律为心房颤动 + 交界性逸搏心律(平均心率为 69 bpm,最慢心率为 41 bpm,最快心率为 122 bpm),提示间歇性二度以上房室传导阻滞;心率瞬时变异性增大(SDNN 为 158,SDANN 为 91,SDNN Index 为 137,r – MSSD 为 165,三角指数为 36.7);频发室性早搏(27 405 个),呈多源性,提示并行心律,室性早搏连发(3759 次成对室性早搏,517 阵室性心动过速),有时呈二联律(1794 阵)、三联律(403 阵);ST – T 改变。

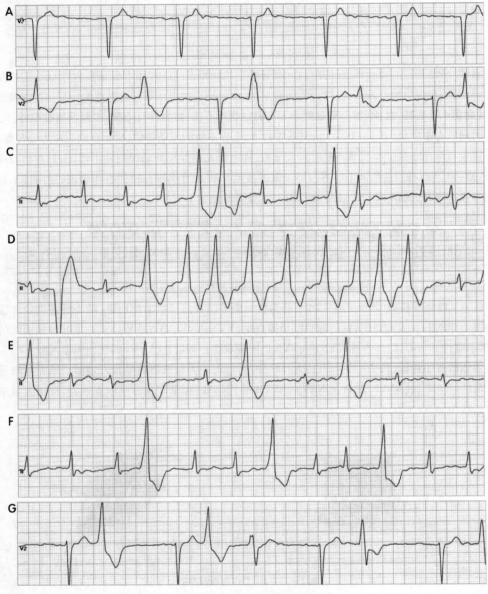

图 2 – 13 – 3 动态心电图片段

A:心房颤动 + 交界性逸搏心律,短暂性房室分离(提示二度以上房室传导阻滞);B:室性早搏二联律;

C:成对室性早搏;D:短暂室性心动过速;E:室性早搏二联律;F:室性早搏三联律;G:多源性室性早搏

点评:心房颤动的时间散点图特征是下界清晰、上界不清的宽条状。出现相对固定的上边界时,是逸搏及逸搏心律的标志。扇图是心房颤动的 Lorenz 散点图特征,当有逸搏及逸搏心律时,会出现规则的曲尺状外上边界。心房颤动的差值散点图特征是斜倒的等腰三角形,外边界不清,当外边界变形为较清晰的平行六边形时,提示合并逸搏心律。室性并行心律的心电图特征是联律间期不固定。当基础心律为心房颤动时,不影响并行心律的诊断,但室性早搏连发及短暂室性心动过速以及二联律、三联律的特征点集均重叠在扇图中,不便目测数量对比,可查看统计表或利用逆向技术观察。

【病例 14】陈某,女,63 岁。偶发室性早搏,部分呈插入性。

时间散点图特征(图 2 - 14 - 1A):NN 层相对致密,高低起伏。下有绿色的联律间期层(NV 层)间断性出现,高低不等,其间重叠有散在的黑色散点(VN′),提示部分室性早搏呈插入性;上有散在的 VN 层,代表代偿完全的室性早搏。

Lorenz 散点图特征(图 2 - 14 - 1B):窦性心律点集(NNN)呈棒球拍状,纵向分布于等速线,位置较高,表明主导心律偏慢(平均心室率 <60 bpm)。绿色的早搏点集有两部分,其中高位的早搏点集(NVN)较稀疏,由代偿间歇完全的室性早搏形成;低位的早搏点集(NVN′)较密集,由插入性室性早搏形成。两种早搏点集均沿心率均等线(斜率为 -1)分布,表明联律间期不固定,提示并行心律。早搏前点集(NNV)垂直分布,早搏后点集(VNN)水平分布,都是并行心律的特点。代偿完全的室性早搏与无代偿的室性早搏事件,按先后次序连通,得两个闭合向量环(蓝红两色显示),各向量的起点平移到差值散点图中,止点就指向相应的差值散点图特征点集。

差值散点图特征(图 2 - 14 - 1C):窦性心律点集(NNNN)中居原点,代偿完全的单发室性早搏总体上对称于 $y = x$ 线(红色箭头指示);插入性室性早搏的特征点集顺时针分布(蓝色箭头指示)。起点集(NNNV)与普通室性早搏一样,早搏始点集(NNVN′)分布于 x 轴负侧,主轴斜率约为 -2;早搏终点集(NVN′N)分布于 y 轴正侧,主轴斜率约为 -0.5;早搏止点集(VN′NN)分布于 x 轴正侧。另外,第Ⅲ象限有少量成势的三联律点集(VNNV 来源于 VNN→NNV)。

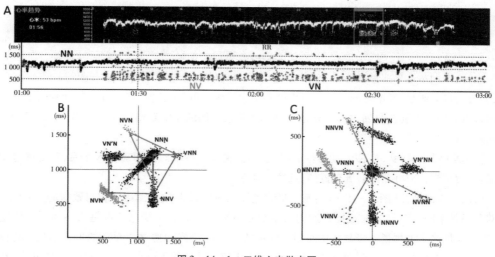

图 2 - 14 - 1　二维心电散点图

A:24 h 时间散点图(上)及 2 h 时间散点图(下);B:2 h Lorenz 散点图;C:2 h 差值散点图(01:56—03:56)

动态心电图诊断(图 2 - 14 - 2):基础心律为窦性心律(平均心率为 55 bpm,最慢心率为 43 bpm,最快心率为 105 bpm,心搏总数为 80 793 个);心率变异性正常(SDNN 为 121,SDANN 为 101,SDNN Index 为 49,r - MSSD 为 23,三角指数为 29.0);偶发房性早搏(14 个);偶发室性早搏(637 个),偶呈二联律、三联律;ST - T无异常动态变化。

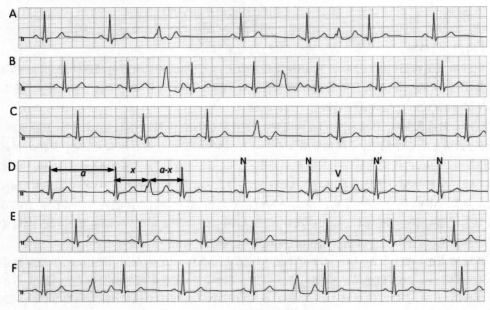

图 2 - 14 - 2 动态心电图片段

A:室性早搏联律间期不固定,部分呈插入性;B:插入性室性早搏三联律;C:舒张晚期的室性早搏;

D:插入性室性早搏,设 NN = a(相对固定),NV = x(变量),则 VN′ = $a - x$,NVN′点集的主轴斜率

$$k_{NVN}' = \frac{d(a-x)}{dx} = -1, k_{NNVN}' = \frac{d(a-x-x)}{d(x-a)} = -2, k_{NVNN}' = \frac{d(a-a+x)}{d(a-x-x)} = -0.5;$$

E:房性早搏;F:插入性室性早搏

点评:本例室性早搏总数不多,但普通室性早搏与插入性室性早搏的散点图特征点集互不重叠,各自的特征明显,互不影响。早搏点集沿心率均等线分布(主轴斜率为 -1),又表现出了并行心律的特点。向量平移法是通过 Lorenz 散点破解差值散点图的秘密武器,本例散点图简洁,可用以熟悉向量平移法。

【病例 15】王某,女,42 岁。病毒性心肌炎,心律失常。行临时起搏器植入术后,三度房室传导阻滞,心力衰竭,心功能Ⅳ级,肺部感染,肝功能异常。

时间散点图特征(图 2 - 15 - 1):基本呈双色宽条带状,2 h 放大图可见相对致密的 NN 层重叠在双色条带中间,NN 层短时显露。逆向技术显示 NN 层之下的粉红色条带是联律间期不固定的 NP 层,NN 层之上的黑色条带是代偿间期不固定的 PN 层,心室起搏 P 以早搏的形式出现。总体上看,符合室性并行心律的时间散点图特征。实际上无感知功能的 VVI 起搏(或 VOO 工作方式)相当于"人工"并行心律。

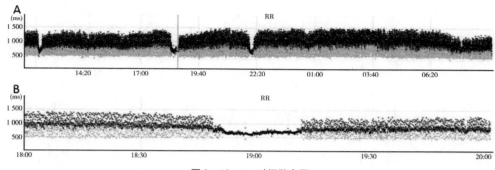

图2-15-1　时间散点图

A:全程时间散点图;B:2 h 时间散点图

Lorenz 散点图特征(图2-15-2A):窦性心律点集(NNN)呈棒球拍状,纵向分布于等速线;短长周期区的粉红色早搏点集(NPN)沿心率均等线延伸至窦性心律点集,长短周期区的早搏前点集(NNP)向上延伸至窦性心律点集,早搏后点集(PNN)水平向前延伸至窦性心律点集,总体呈斜倒的"Y"形结构,但此"Y"形结构不同于天然的室性并行心律。早搏前点集中重叠有垂直于等速线的高密度线,延长此高密度线相交于 x 轴上的 1.5 s 刻度,表明是 0.75 s 心率均等线;逆向技术显示此线为二联律点集(PNP,图2-15-3A、图2-15-3E),提示本例临时起搏器的低限频率周期为 1.5 s。本例窦性心律点集(NNN)位置正常,基本没有超过 1.5 s 的长周期,所以本例 VVI 起搏 Lorenz 散点图中无曲尺状的"1.5 s 起搏线",没有连续的起搏心律,只有少数起搏成对(图2-15-3C)。另外,粉红点集中有少量紫色散点,提示有少量房性早搏,等速线近端的少量紫色散点代表短暂房性心动过速(SSS)。

差值散点图特征(图2-15-2B):等同室性并行心律合并二联律、三联律的散点图特征。

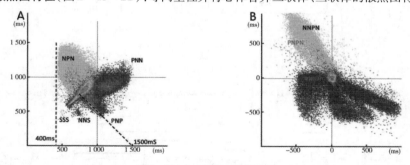

图2-15-2　二维心电散点图

A:全程 Lorenz 散点图;B:全程差值散点图

动态心电图诊断(图2-15-3):基础心律为窦性心律 + VVI 起搏心律伴间歇性感知功能不足(平均心率为 68 bpm,最慢心率为 54 bpm,最快心率为 103 bpm,心搏总数为 88 985 个);心率变异性正常(SDNN 为 197,SDANN 为 74,SDNN Index 为 179, r - MSSD 为 220,三角指数为 44.1)。偶发房性早搏(369 个),成对房性早搏(3 次)。短暂房性心动过速(1 阵);ST - T 未见异常。

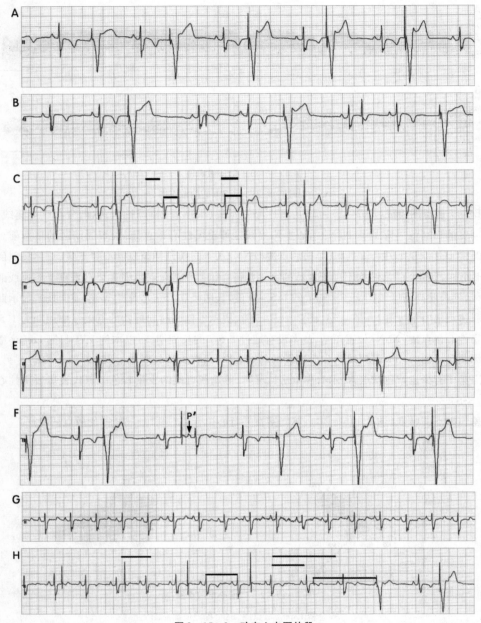

图 2 - 15 - 3 动态心电图片段

A:窦性起搏二联律,PN + NP = PP = 1.5 s,故 PNP 点集沿 0.75 s 心率均等线分布;B:窦性起搏三联律,
NN + NP > 1500 ms;C:心室不应期约 400 ms;D:成对起搏;E:房性早搏,室性融合波;F:窦性起搏二联律,
房性早搏;G:窦性心动过速(101 bpm),起搏器暂时抑制,提示起搏器有感知功能,存在间歇性感知功能不足,
而非 VOO 工作方式;H:窦性心律减慢过程中,起搏器逐渐脱离心室不应期夺获心室

点评:本例为病毒性心肌炎,一过性三度房室传导阻滞,临时起搏器植入术后。从动态心电图上看,患者三度房室传导阻滞消失,窦性心律在正常范围(54~103 bpm,平均 68 bpm),临时起搏器其实可以撤去。如果临时起搏器感知功能正常,心室起搏就不会与窦性心律竞争。本例散点图表现出了典型的起搏并行心律的特征,提示起搏器感知功能存在问题,时间散点图中明确存在窦性心律、起搏器暂时抑制的时段,提示临时起搏器有感知功能,为间歇性感知功能不足。没有感知功能的 VVI 起搏器,相当于 VOO 起搏,也是室性并行心律的"人工"模型。本例时间散点图、差值散点图都是典型的室性并行心律的散点图,只有 Lorenz 散点图与天然的室性并行心律稍有不同。早搏前点集(NNV)中有一条明显的"PNP 起搏线"(垂直于等速线),此线的延长线指向起搏器的低限频率周期(如本例为 1.5 s,45 bpm),而天然的室性并行心律并没有明确的"VNV 线",主要原因是天然的室性并行心律基础心室率变异性大,还存在不同程度的传出阻滞,室性并行心率性二联律点集分散在斜倒的"Y"形结构中,而起搏器的基础起搏周期固定,也没有传出阻滞,因而有上述差异差别。

【病例16】张某,女,27 岁。**主诉**:胸闷气短 1 年余,再发加重伴头晕 6 天,**临床诊断**:肥厚型心肌病(非梗阻性),心功能 IV 级,心律失常(心房扑动),肾病综合征。

时间散点图特征(图 2-16-1A):分层为 5~8 条等间距的水平线,不同高度的水平线断断续续(虚线标示处基本缺如),几乎无起伏。表明长短 RR 间期之间有倍数关系,是心房扑动的典型表现。为了叙述方便,以层高与心房扑动周期(FF 间期)比值命名层名称。最低层约 400 ms,由心房扑动 2:1 下传心室的 RR 间期形成,命名为 2 层,即最快平均心室率约 150 bpm;最高层约 1600 ms,为心房扑动 8:1 下传心室,就是 8 层,即最慢平均心率约 37.5 bpm。1、3、4、5 层缺如或几乎缺失;层间距约 200 ms,代表心房率 300 bpm。

Lorenz 散点图特征(图 2-16-1B):时间散点图按序折叠就是 Lorenz 散点图。由于 Lorenz 散点图是迭代作图,x、y 位置等价,水平方向的分层规律也是垂直方向的分层规律,这就形成了心房扑动的空间点阵 Lorenz 散点图。为了叙述方便,以横、纵层名称命名点阵名称。例如,22 点阵代表横、纵坐标都是第二层(心房扑动周期的两倍),即心房扑动连续 2:1 下传心室;28 点阵代表横坐标是心房扑动周期的两倍,纵坐标是心房扑动周期的 8 倍,即心房扑动 2:1 下传与 8:1 下传相交替,其余类同。由于横、纵坐标位置等价,总体上看,心房扑动的 Lorenz 散点图关于等速线对称。

差值散点图特征(图 2-16-1C):差值散点图反映的是相邻 RR 间期的差别规律,可用向量移法破解其含义。例如,临界连通(闭合)向量环 22→26→62→22 中有三个向量,起点平移到差值散点图中的坐标原点,止点分别指向 226→262→622 三个差值散点集落。差值散点集落的名称是相关 Lorenz 散点名称的合并,实际上就是三个相邻 RR 间期(与心房扑动周期的比值)的名称。图中还画了 6、8 层之间的连通向量及其平移结果,其余特征点集类似,不再赘述。总体上看,心房扑动的差值散点图关于 $y=-x$ 线对称。

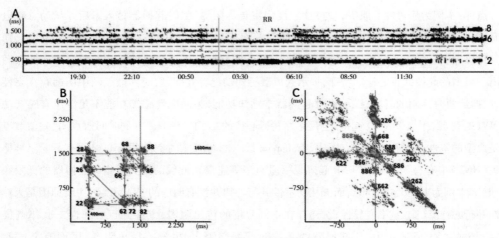

图 2 - 16 - 1 二维心电散点图

A:全程时间散点图;B:全程 Lorenz 散点图;C:全程差值散点图

动态心电图诊断(图 2 - 16 - 2):基础心律为心房扑动伴不规则房室传导(房室传导比例为 2∶1~8∶1),平均心率为 106 bpm,最慢心率为 43 bpm,最快心率为 159 bpm,心搏总数为 144 398 次;偶发室性早搏(11 个);心率变异性增大(SDNN 为 334,SDANN 为 231,SDNN Index 为 283,r – MSSD 为 73,三角指数为 6.1)。

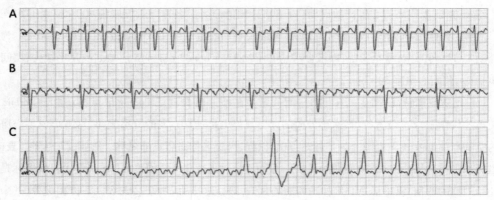

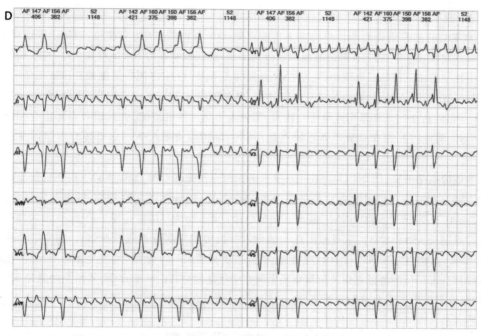

图 2 - 16 - 2　动态心电图片段

　　点评：以心房扑动波的传导比例（数字）命名时间散点图分层名称、Lorenz 散点图及差值散点图的分形名称，这样的名称是天然的，相当于直呼其坐标，例如，8 层就是指这一层的纵坐标是 8,25 点就是（2,5）点,868 点就是（6 - 8,8 - 6）=（-2,2）点（图 2 - 16 - 1）。心房扑动的三种散点图都不复杂，有如此特殊的数字名称，便于读者理解三种散点图的作图原理，能够更好地体会三种散点图的内在联系：Lorenz 散点图沿时间轴展开就是时间散点图，时间散点图按顺序反复折叠就形成了 Lorenz 散点图；Lorenz 散点图的邻界连通向量就是差值散点图，差值散点图进一步刻画了 Lorenz 散点图内部的向量关系，三种散点图相互配合，共同表达了动态心电图的时间信息和节律信息，是表达心律失常的简洁语言，也是临床快速分析动态心电图的高效工具。本例为典型心房扑动，三种散点图各具特征，可一眼认出。

　　【病例 17】周某,女,66 岁。频发房性早搏,部分房性早搏未下传心室。

　　时间散点图特征（图 2 - 17 - 1A）：全程大致分三层。底层为紫色，略有起伏,提示频发房性早搏（NS 层）。起伏在中间的黑色层致密，为窦性心律层（NN 层）。其上有同步起伏的最高层，其高度略小于 NN 层的两倍，此层位置高，明显不是 SN 层，逆向技术显示为房性早搏未下传的长周期形成（N. N 层）。真正的 SN 层重叠在 NN 层上缘，仔细观察 NN 层上缘,部分时段似乎能分辨出重叠其中的 SN 层。

　　Lorenz 散点图特征（图 2 - 17 - 1B）：窦性心律点集（NNN）分布于等速线，形态、位置正常。其左侧为早搏点集（NSN），用紫色显示，正下方为早搏前点集（NNS），用黑色显示，较密集，均向 NNN 点集延伸，提示频发房性早搏，有并行心律的可能。图中未见明确的早搏后点集（SNN），提示 SN ≈

NN,SNN 重叠在 NNN 点集当中,提示频发房性早搏伴节律重整(等周期代偿)。等速线远端, NNN 点集的两边有密集的房性早搏未下传前点集(NN.N)、后点集(N.NN),对称于等速线分布。 仔细观察发现,NN.N 之下有部分散点明显分离出来,逆向技术显为 SN.N 点集,是房性早搏代偿间 期与房性早搏未下传的长周期相邻。N.NN 点集的正下方,与 NNS 同一高度处有少量成势的散点, 应该是 N.NS 点集,NSN 点集与 N.NN 点集、NNS 点集形成临界连通闭合向量环,即 NSN→SN.N→ N.NS→NSN,这个向量环是房性早搏二联律,部分未下传的特征点集,在差值散点图也有相应的表 现。另外,等速线近端有少量房性心律点集(SSS),早搏前点集(NNS)中重叠有少量连发前点集 (NSS)。

差值散点图特征(图 2 - 17 - 1B):分布于坐标原点是窦性心律点集(NNNN),四周的早搏起点 集(NNNS)、早搏始点集(NNSN)、早搏终点集(NSNN)分别分布于 y 轴负侧、近第Ⅱ象限角分线、 x 轴正侧略下,早搏止点集(SNNN)重叠在窦性心律点集(NNNN)的左边缘。第Ⅱ、Ⅳ象限角分线有 二联律点集(SNSN、NSNS),第Ⅲ象限近 y 轴负侧有成势的三联律点集(SNNS)。三个红箭头指向 NSN.N→SN.NS→N.NSN 三个特征点集,分别分布于第Ⅰ、Ⅳ、Ⅱ象限,远离坐标原点,是房性早搏 二联律部分未下传的特征点集。第Ⅲ象限中间有少量倾斜分布的特征点集,其相关向量是 NN.N→ NNS(绿色箭头),表明此点集为 N.NNS,代表房性早搏三联律,部分未下传。

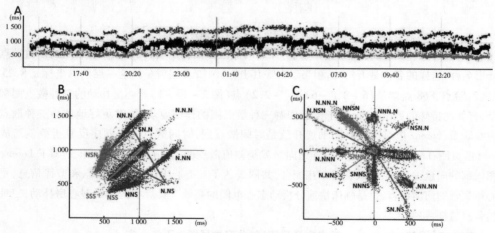

图 2 - 17 - 1 二维心电散点图

A:全程时间散点图;B:全程 Lorenz 散点图;C:全程差值散点图

动态心电图诊断(图 2 - 17 - 2):基础心律为窦性心律(平均心率为 71 bpm,最慢心率为 45 bpm,最快心率为 109 bpm,心搏总数为 98 274 个);心率变异性正常(SDNN 为 165,SDANN 为 106,SDNN Index 为 122,r - MSSD 为 174,三角指数为 32.1);频发房性早搏(4054 个),部分房性早 搏未下传心室,成对房性早搏(46 次);短暂房性心动过速(3 阵),有时呈二联律(15 阵)、三联律 (21 阵);偶发室性早搏(3 个);ST - T 可见异常动态变化,提示心肌缺血;发生于 14:11。

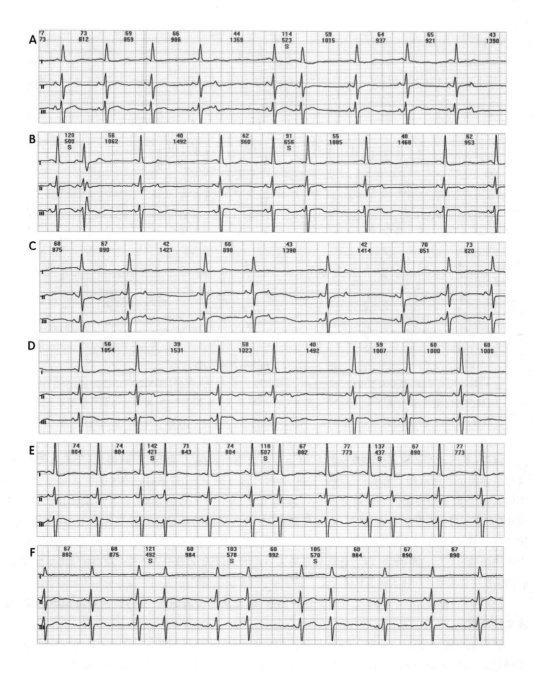

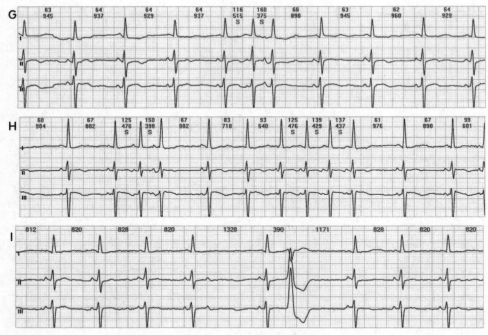

图 2-17-2　动态心电图片段

A:频发房性早搏,部分未下传(N. NNS);B:频发房性早搏,部分未下传(NSN. N→SN. NS→N. NSN);

C:频发房性早搏,部分未下传(NN. NN→N. NN. N→NN. N→N. N. NN→N. NNN);D:房性早搏未下传

三联律;E:房性早搏三联律;F:房性早搏二联律;G:成对房性早搏;H:成对房性早搏,短暂房性心动过速;

I:房性早搏未下传,室性早搏

点评:本例动态心电图为频发房性早搏伴节律重整,有时呈二联律、三联律,部分未下传心室。这种节律特征在散点图上都有特征性的表现,即时间散点图中 SN 层重叠在 NN 层中,Lorenz 散点图中的 SNN 点集重叠在窦性心律点集(NNN),差值散点图中的早搏止点集(SNNN)重叠在窦性心律点集(NNNN)中,均无法单独显露。在差值散点图中,二联律的特征点集分布在第 Ⅱ、Ⅳ 象限角分线,三联律特征点集分布在第 Ⅳ 象限贴近 y 轴负侧,完全性节律重整时重叠在早搏起点集(NNNS)中不能单独显示。二联律、三联律伴部分早搏未下传时,各特征点集分散于四个象限并远离坐标原点,可用向量平移法或逆向技术破解具体含义。如果能牢记本例散点图特征,可以快速分析类似的病例。

【病例18】邢某,女,76 岁。2∶1房室传导阻滞,高度房室传导阻滞,交界性逸搏及逸搏心律,偶发室性早搏。

时间散点图特征(图 2-18-1A):呈致密的窄条带状,波动在 1200～2400 ms 之间(注意时间散点图最高刻度为 2000 ms,不显示大于 2000 ms 的长周期),提示本例心室率较慢,在 50 bpm 以下。由于本例时间散点图的刻度标尺暂时无法调节,因而更长的周期无法观察。

Lorenz 散点图特征(图 2-18-1B):调整刻度标尺为 6000 × 6000 ms,发现分布于等速线近端的主导节律(NNN)致密,测量其变异范围在 1360～2200 ms 之间。等速线远端还有稀疏的连续等周期散点,高度大致是 NNN 点集的两倍,记为 N.N.N 点集(点表示长周期),其正下方的长短周期散点为 N.NN 点集(与 NNN 点集同一高度);NNN 点集正上方的短长周期散点为 NN.N 点集(与 N.N.N 点集同一高度)。NN.N 点集与 N.NN 点集大致对称,提示长短周期之间大致有倍数关系。逆向技术显示,部分时段 P 波与 QRS 波群无固定联系(图 2 - 18 - 2A、图 2 - 18 - 2B、图 2 - 18 - 2D、图 2 - 18 - 2F、图 2 - 18 - 2G),部分时段 PR 间期固定(图 2 - 18 - 2C、图 2 - 18 - 2E),房室比例为 2∶1,是三度房室传导阻滞、一过性 PR 间期固定,还是高度房室传导阻滞、交界性逸搏心律、混合性房室分离,心电散点图对房室关系的判断无能为力。查看 P 波色谱图(图 2 - 18 - 2H),发现有相对固定的 P 峰带,时断时续,表明有长时段的 PR 间期固定,提示连续 2∶1 房室传导是本例的主导心律,交界逸搏心律也是主导节律 NNN 点集的组成成分,两者的频率接近,变异范围重叠,两种主导节律的竞争势均力敌,交替隐蔽。交界性逸搏心律是保护心脏的一种机制,但客观上也会干扰预期可能下传的窦性激动,造成一过性房室分离,极似三度房室传导阻滞,待交界性逸搏发生传出阻滞时,会暴露 P 波下传的真实比例。本例 N.NN、NN.N、N.N.N 点集的出现,一方面提示交界性逸搏心律存在二度Ⅱ型传出阻滞,另一方面提示本例一过性房室分离确实是高度房室传导阻滞与交界性逸搏心律的干扰因素共同作用的结果。另外,短长周期区有少量绿色的早搏点集(NVN),长短周期区有对称分布的早搏前点集(NNV),提示偶发室性早搏伴节律重整。

　　差值散点图特征(图 2 - 18 - 1C):调整刻度标尺为 3000×3000 ms。主导节律(NNNN)分布于坐标原点,外形不规则,有向坐标轴方向及第Ⅱ、Ⅳ象限角分线方向延伸的成分,是两种主导节律反复交替形成的。远离坐标原点的稀疏散点是长周期相关的散点集,符合二度房室传导阻滞的差值散点图特征,各特征点集的名称如图 2 - 18 - 1 标志。偶发节律重整的室性早搏特征点稍近原点,可逆向查看,其特征不再赘述。

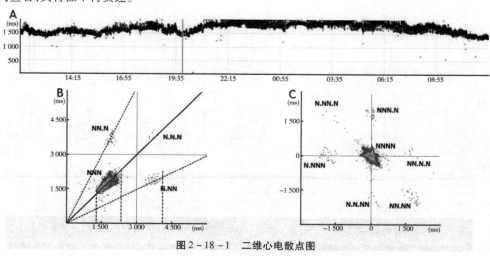

图 2 - 18 - 1　二维心电散点图

A:全程时间散点图;B:全程 Lorenz 散点图;C:全程差值散点图

　　动态心电图诊断(图 2 - 18 - 2):基础心律为窦性心律伴 2∶1 房室传导阻滞、高度房室传导阻滞、交界性逸搏心律(平均心率为 35 bpm,最慢心率为 27 bpm,最快心率为 44 bpm,心搏总数为

51 487);心率变异性正常(SDNN 为 161,SDANN 为 148,SDNN Index 为 58,r – MSSD 为 68,三角指数为 53.4),偶发室性早搏(14 个);大于 2.0 s 的长 RR 间期为 1125 次(最长 4.05 s),由高度房室传导阻滞、交界性逸搏周期导致;ST – T 改变。

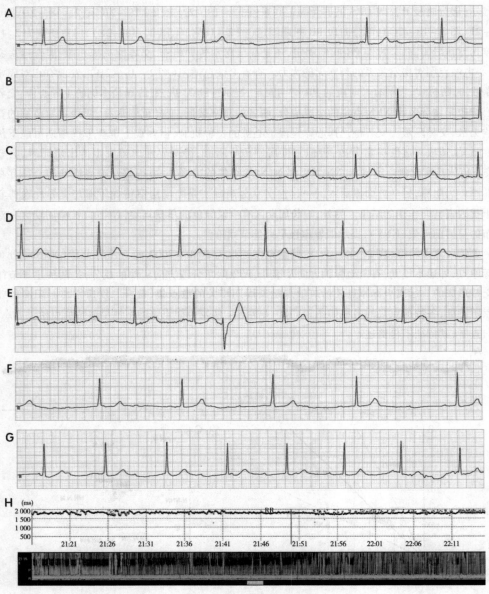

图 2 – 18 – 2   动态心电图片段

A:交界性逸搏伴二度传出阻滞;B:最长 RR 间期(4.05 s);C:2∶1 房室传导;D:交界性逸搏心律,
一过性房室分离;E:室性早搏;F:最慢心率(27 bpm);G:最快心率(44 bpm);H:1 h P 波色谱图 + 时间散点图

点评:通常情况下,时间散点图、Lorenz 散点图的刻度范围均为 0~2000 ms,差值散点图的刻度范围为 0~±1500 ms。本例为 2：1 房室传导阻滞、高度房室传导阻滞伴一过性二度 Ⅱ 型传出阻滞、间歇性房室分离,平均心室率只有 35 bpm,RR 间期在 1.3~4.2 s 之间,如果不调整刻度标尺,则无法看到散点图的全貌。本例 Lorenz 散点图刻度范围调至 0~6000 ms,差值散点图的刻度范围调至 0~±3000 ms,则看到了逸搏心律伴二度 Ⅱ 型传出阻滞的特征性改变。心电散点图提取的是动态心电图的时间信息与节律信息,忽略了形态信息,对房室关系的判断无能为力,而心电瀑布图(DMS 公司称 P 波色谱图 +T 波色谱图)是兼顾形态信息的带状信息图,有明确 P 峰带表明房室关系固定,P 峰带时断时续,则是间歇性房室分离的依据。心电瀑布图是心电散点图的重要补充,是临床快速、准确地分析动态心电图的又一高效工具。

【病例 19】蔡某,男,54 岁。窦性并行心律,有时呈二联律、三联律。

时间散点图特征(图 2 – 19 – 1A、图 2 – 19 – 1A_1):主导心律呈致密的窄条带状,部分时段分 2~3 层,底层用紫色显示(SS、NS 层),提示频发房性早搏或房性连发。两层为房性早搏二联律(NS、SN 层),分时段放大图(A_1)显示 NS 层与 SN 层几乎同步起伏,逆向技术显示“房性早搏”的 P′波与窦性 P 波几乎完全相同(图 2 – 19 – 2),NN 层几乎在 NS 层与 SN 层中间,提示中间的 NN 层可为 SS 层,即房性心律占主导地位。

Lorenz 散点图特征(图 2 – 19 – 1B、图 2 – 19 – 1B_1):分布于等速线的主导节律呈尖端指向原点的棒球拍状。短长周期区的早搏点集用紫色显示(NSN),提示频发房性早搏;长短周期区有其对称成分,是二联律点集(SNS),其正上方有成势的早搏后点集(SNN),主轴斜率约为 0.5,提示单发房性早搏代偿完全(图 2 – 20 – 2)。分时段 Lorenz 散点图(图 2 – 20 – 2B_1)显示分布于等速线的主导节律分裂为上、下两部分(没有倍数关系,除外窦房传导阻滞),如果改低位心搏为房性心搏,则有自律性略高于窦性心律、变异性与窦性心律几乎一样的房性心律。由于本例 P′无变形,考虑房性早搏为窦性早搏,房性心律为窦性并行心律(有保护性传入阻滞),为了叙述方便,称无保护性传入阻滞的窦性心律为窦性自主心律。为了理清窦性自主心律与窦性并行心律的关系,仍标窦性早搏为紫色的房性早搏(S)。有房性心律点集(SSS),就有连发前点集(NSS)和连发后点集(SSN),这两个点集分布于 NSN 点集与等速线之间,互有重叠,总体上看,两种主导节律的交替散点有关于等速线对称的趋势。另外,Lorenz 散点图中还有散在的绿色早搏点集(NVN),提示偶发室性早搏。

差值散点图特征(图 2 – 19 – 1C、图 2 – 19 – 1C_1):除外偶发的室性早搏特征点集,总体上看,关于坐标原点呈中心对称,各特征点集的位置及名称总结见表 2 – 19 – 1。其中 A 点集为窦性并行心律背景下代偿完全的窦性早搏及其二联律、三联律(窦性自主心律 > 窦性并行心律),B 点集是其中心对称图形,代表窦性并行心律背景下代偿完全的窦性逸搏及其二联律、三联律(窦性自主心律 < 窦性并行心律)。从形式上看,A、B 点集互补,其并集就是难得一见的全图 2 – 19 – 1。

表2-19-1　窦性并行心律的差值散点图特征点集对称互补规律表

中心对称	主导节律	起点集	始点集	终点集	止点集	二联律	三联律
窦性自主心律	NNNN	NNNS	NNSN	NSNN	SNNN	NSNS	SNNS
窦性并行心律	SSSS	SSSN	SSNS	SNSS	NSSS	SNSN	NSSN
分布走向	原点	$x=0$	$y=-2x$	$y=-0.5x$	$y=0$	$y=-x$	$y=x$

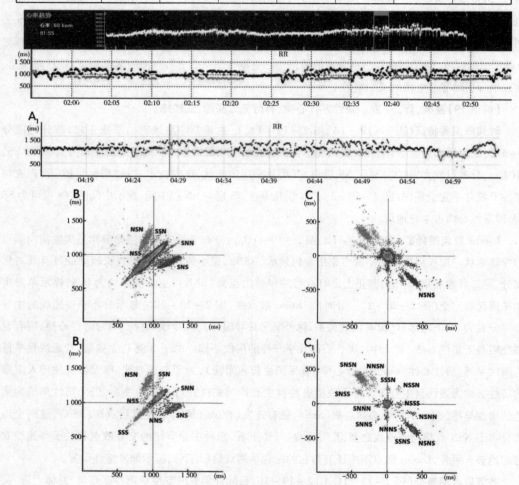

图2-19-1　二维心电散点图

A:全程时间散点图;A_1:50 min 时间散点图(04:19—05:09);B:全程 Lorenz 散点图全程时间散点图;
C:全程差值散点图;B_1:50min Lorenz 散点图(04:19—05:09);C_1:50min 差值散点图(04:19—05:09)

动态心电图诊断(图2-19-2):基础心律为窦性心律+窦性并行心律(平均心率为66 bpm,最慢心率为49 bpm,最快心率为103 bpm,心搏总数为95 712 个),心率变异性正常(SDNN 为108,SDANN 为100,SDNN Index 为44,r-MSSD 为22,三角指数为29.9),偶发房性早搏(1 个),偶发室性早搏(36 个),ST-T 改变。

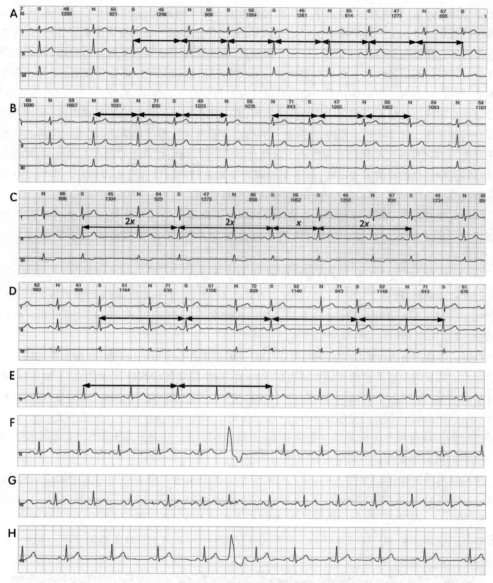

图 2-19-2 动态心电图片段

A:窦性逸搏代偿完全,提示并行心律占主导地位(NSSN);B:窦性早搏代偿完全,
提示主导心律有保护性传入阻滞(SNNS);C:窦性并行心律,并行心搏连发(SNSS);
D:窦性早搏二联律极似文氏 3:2 窦房传导阻滞;E:单发窦性早搏代偿完全;
F:室性早搏;G:代偿不完全的房性早搏;H:插入性室性早搏

点评:本例有大量窦性早搏二联律,极似文氏型 3:2 窦房传导阻滞(图 2-19-2D),但散点图的
特征表现出了代偿完全的早搏二联律特征,即时间散点图 NN 层处于 NS 层与 SN 层中间,Lorenz 散

点图中早搏后点集(SNN)的主轴斜率为0.5,差值散点图中早搏的起、始、终、止点集有关于 $y=x$ 线对称的趋势等。本例室上性早搏 P′波形态无变形,无法排除起源于窦房结周围的房性早搏,考虑到并行心律的自律性与变异性均与窦性自主心律相近,本文倾向于诊断为窦性并行心律,而不选择房性并行心律的诊断。窦性自主心律与窦性并行心律的自律性和变异性都非常接近,二者并存是典型的竞争性心律失常。当窦性并行心律的自律性大于窦性自主心律时,窦性并行心律占主导地位,窦性自主心律或以代偿完全的窦性早搏形式出现,或以代偿完全的窦性逸搏形式出现(窦性并行心律存在间歇性的二度Ⅱ型传出阻滞;如果窦性并行心律合并文氏型传出阻滞,则窦性逸搏的代偿可以不完全);当窦性并行心律的自律性小于窦性自主心律时,则窦性自主心律占主导地位,窦性并行心律以等周期代偿的早搏形式出现,散点图表现为节律重整的房性并行心律特征。本例没有发现等周期代偿的窦性早搏,提示窦性并行心律传出是间歇性的。

代偿完全性窦性早搏与代偿完全性窦性逸搏形成了难得一见的互补散点图,尤其是差值散点图表现出了中心对称的特征,早搏与逸搏是镜像改变,相当于差值散点图的水平翻转 + 垂直翻转。

【病例20】张某,女,77 岁。频发室性早搏,有时呈二联律。

时间散点图特征(图 2 – 20 – 1A):致密的 NN 层呈窄条带,上下起伏,部分时段有分 2 ~ 3 层,低层绿色显示(NV 层),顶层是黑色的 VN 层,NN 层大致在两层中间,提示短时频发室性早搏代偿间歇完全。2 层时段是频发室性早搏二联律。

Lorenz 散点图特征(图 2 – 20 – 1B、图 2 – 20 – 1B₁):窦性心律点集(NNN)分布于等速线,位置、形态正常。短长周期区的早搏点集以绿色(NVN)为主,少量紫色(NSN),提示频发室性早搏,偶发房性早搏;长短周期区有相应的早搏前点集(NNV、NNS)、后点集(VNN、SNN),其中与 NVN 对称的成分是二联律点集(VNV)。分时段 Lorenz 散点图(图 2 – 20 – 1B₁)各特征点集互不重叠,早搏后点集(VNN)的主轴斜率为 0.5,是单发室性早搏代偿完全的标志。主轴斜率大于 0.5 贴近窦性心律点集(NNN)的成分则是代偿不完全的 SNN 成分。

差值散点图特征(图 2 – 20 – 1C、图 2 – 20 – 1C₁):窦性心律点集(NNN)分布于原点,室性早搏的起点集(NNNV)、始点集(NNVN)、终点集(NVNN)、止点集(VNNN)关于 $y=x$ 线对称。分时段图(图 2 – 20 – 1C₁)更典型,其中 NNVN 点集、NVNN 点集的主轴斜率分别为 – 2、– 0.5。第Ⅱ、Ⅳ象限角分线是二联律点集(NVNV、VNVN),三联律点集(VNNV)则分布于第Ⅲ象限角分线。本例三联律点集极少。

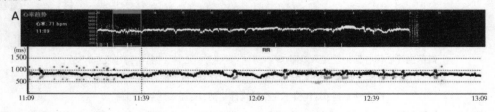

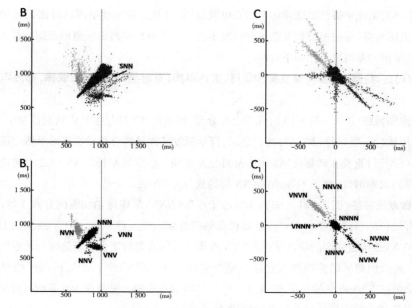

图 2 - 20 - 1　二维心电散点图

A:全程时间散点图(上)及 2 h 时间散点图(下);B:全程 Lorenz 散点图;C:全程差值散点图;

B₁:2 h Lorenz 散点图(11:09—13:09);C₁:2 h 差值散点图(11:09—13:09)

动态心电图诊断(图 2 - 20 - 2):基础心律为窦性心律合并完全性右束支传导阻滞,平均心率、最慢心率、心搏总数均正常;心率变异性正常;偶发房性早搏(37 个);偶发室性早搏(514 个),呈多源性,有室性心率过速(2 阵)、二联律(17 阵);ST - T 改变。

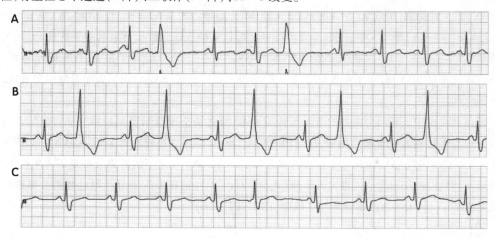

图 2 - 20 - 2　动态心电图片段

A:频发室性早搏;B:室性早搏二联律;C:房性早搏

点评:本例为室性早搏伴二联律的典型心电散点图,合并少量房性早搏。对比记忆房性早搏与室性早搏散点图特征,是快速分析复杂病例的基本功。典型室性早搏的差值散点图特征关于$y=x$对称,典型房性早搏的差值散点图则不对称。

【病例21】彭某,男,75岁。频发房性早搏、室性早搏,有时呈二联律、三联律,部分室性早搏呈插入性。

时间散点图特征(图2-21-1A):几乎全程分层,致密的NN层呈窄条带状起伏在中间,其下的联律间期层用紫(NS层)、绿(NV层)两色显示,提示频发房性早搏合并频发室性早搏。还有断断续续的黑色层(SN′层)重叠在联律间期层中,表明有大量插入性室性早搏。NN层之上的代偿间期层(SN层,VN层)时断时续,高低不等,贴近NN层的成分是SN层。

Lorenz散点图特征(图2-21-1B):窦性心律点集(NNN)呈棒球拍状纵向分布于等速线,位置略高,近端有绿色的早搏点集(NVN′),是短代偿间期的插入性室性早搏。NVN′点集正上方的绿色早搏点集(NVN)是代偿完全的室性早搏。NVN点集下所压密集的黑色点集是插入性室性早搏后点集(VN′N)。短长周期区的弥散性紫色散点则是房性早搏点集(NSN);长短周期区的早搏前点集NNS、NNV交织在NNN点集的正下方,无法区分。早搏前点集稍上是斜率为0.5的室性早搏后点集(VNN),贴近棒球拍的为房性早搏后点集(SNN)。

差值散点图特征(图2-21-1C):窦性心律点集(NNN)中居原点;代偿完全的室性早搏起点集(NNNV)自y轴负侧,止点集(VNNN)于x轴负侧,始点集(NNVN)倾于第Ⅱ象限(斜率为-2),终点集(NVNN)倾于第Ⅳ象限(斜率为-0.5),总体对称于$y=x$线。代偿不完全的房性早搏起点集(NNNS)自y轴负侧,止点集(SNNN)于x轴负侧,始点集(NNSN)、终点集(NSNN)分布于室性早搏的逆时针方向,总体上不对称于$y=x$线。无代偿间歇的插入性室性早搏则顺时针运转,起点集(NNNV′)自y轴负侧,始点集(NNVN′)倾于x轴负侧(斜率约为0.5),终点集(NVN′N)倾于y轴正侧,止点集(VN′NN)倾于x轴正侧,止点集的纵坐标代表插入性室性早搏引起的干扰性PP间期延长的量(图2-21-1C)。二联律点集(VNVN、SNSN;NVNV、NSNS)分布于第Ⅱ、Ⅳ象限角分线,室性三联律点集(VNNV)分布于第Ⅲ象限角分线,房性三联律点集(SNNS)则偏离第Ⅲ象限角分线,偏向y轴负侧。

差值散点图中还有两个成势的散点集性质不明(红色箭头所指),逆向技术当然可破解。将两个红色箭头平移到Lorenz散点图中,找到相关联的Lorenz特征点集分别为VNV→NVN′→VNVN′以及VN′N→NNV→VN′NV,由向量平移法可知分布于x轴负侧y轴之下的成势散点为VNVN′点集,代表普通早搏代偿间期后续插入性室性早搏(图2-21-2C);第Ⅳ象限角分线附近倾斜分布的特征点集是VN′NV,代表插入性室性早搏三联律(图2-21-2E)。

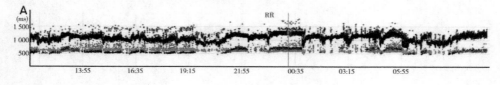

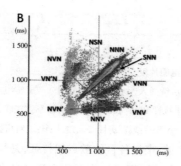 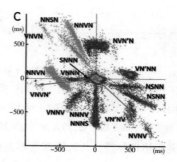

图 2 - 21 - 1 二维心电散点图

A:全程时间散点图;B:全程 Lorenz 散点图;C:全程差值散点图

动态心电图诊断(图 2 - 21 - 2):基础心律为窦性心律(平均心率为 57 bpm,最慢心率为 40 bpm,最快心率为 85 bpm,心搏总数为 81 093 个);心率变异性正常(SDNN 为 120,SDANN 为 113,SDNN Index 为 42,r – MSSD 为 22,三角指数为 38.1);偶发房性早搏(754 个),成对房性早搏(3 次),短暂房性心动过速(1 阵);频发室性早搏(5063 个),有时呈二联律(30 阵)、三联律(178 阵);ST – T 改变。

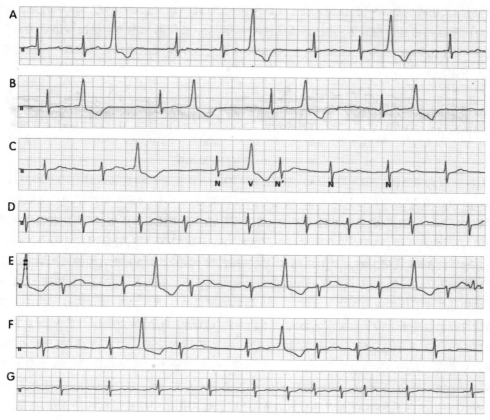

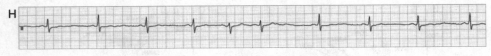

图 2 - 21 - 2　动态心电图片段

A:室性早搏三联律;B:室性早搏二联律;C:普通室性早搏后续插入性室性早搏(NVN'),VN'NN 点集的

纵坐标为 NN - N'N = △PR(代表插入性室性早搏引起干扰性 PR 延长的量);D:房性早搏三联律;

E:插入性室性早搏三联律;F:插入性室性早搏房性早搏;NVN'S;G:短暂房性心动过速;H:成对房性早搏

点评:频发房性早搏合并频发室性早搏的病例较常见,牢记各自的散点图特征,是快速分析动态心电图的基本功。两种常见的心律失常同时出现在同一病例,可以在对比中区分各自的特征及其差别。向量平移法是破解差值散点图的秘密武器,而差值散点图能表达心律失常更详细的信息。结合逆向技术,反复实践,是临床掌握散点图技术的必由之路。

【病例 22】韩某,男,76 岁。频发房性早搏伴节律重整,房性早搏连发,部分房性早搏未下传心室,提示并行心律。频发室性早搏多数代偿不完全。

时间散点图特征(图 2 - 22 - 1):贯穿全程的致密窄条带为 NN 层,其下有断断续续的紫(NS、SS)、绿(NV、VV)两色短周期层,上有同步的代偿间期层(SN、VN)。其中位置较高、与绿色层(NV 层)同步出现的是 VN 层,位置较低、与紫色层(NS)同步出现、几乎贴近 NN 层的是 SN 层。本例时间散点图中还有位置更高的长周期层(N.N,点表示长周期),与 NN 层没有倍数关系。仔细观察,N.N 层多出现在紫色条带层之上,逆向技术为房性早搏未下传所致长周期(含房性早搏连发未下传)。

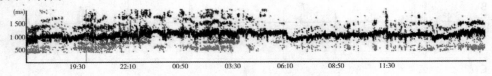

图 2 - 22 - 1　全程时间散点图

Lorenz 散点图特征(图 2 - 22 - 2A):本例有大于 2000 ms 的长周期,调整刻度范围为 0 ~ 3000 ms,显示 Lorenz 散点图全貌。排除横、纵 1.5 s 线之外的长周期散点,本例为频发房性早搏合并频发室性早搏的常见 Lorenz 散点图,其中紫色的房性早搏(NSN)延伸至窦性心律点集(NNN),表明联律间期不固定,提示并行心律,SNN 点集几乎全部融进窦性心律点集(NNN)中,符合房性并行心律伴节律重整。密集的 VNN 点集主轴大于 0.5,提示室性早搏代偿不完全。1.5 s 线之外的长周期散点均是房性早搏未下传造成的,可以认为是已知点集向上或向右平移了一个 N.N 单位的长周期(文氏型阻滞与房性早搏未下传形成的 N.N < 2NN,二度Ⅱ型阻滞形成的 N.N = 2NN,成对房性早搏未下传或短暂房性心动过速未下传所致 N.N > 2NN)。本例等速线远端的 N.N.N 点集相当于 NNN 点集向右上平移了一个 N.N 单位(<2NN),其左侧的 VN.N,相当于 VNN 上移一个 N.N 单位(虚箭头所示,下同),重叠在一起的 NN.N、SN.N 分别相当于 NNN、SNN 点集上移一个单位;N.NN 点集相当于 NNN 点集右移一个 N.N 单位。长短周期区与 NVN 点集对称的成分是 VNV 点集,其中融有 SNS、VNS、SNV 点集。由于 NVN 在 NSN 点集的左侧,所以长短周期区中位置最低的是 NNV 点集,稍高

的是 NNS 点集,早搏前点集中重叠有 NSV 点集(房室性早搏连发)、NVV 点集。

差值散点图特征(图 2 - 22 - 2B):窦性心律点集(NNNN)居原点,单发早搏的起点集(NNNV、NNNS)、始点集(NNVN、NNSN)、终点集(NVNN、NSNN)、止点集(VNNN、SNNN)四周围绕,形成本例差值散点图的"骨架"。其中房性早搏止点集(SNNN)基本融进窦性心律点集(NNNN)中,提示节律重整。室性始点集(NNVN)、终点集(NVNN)及三联律点集(VNNV)均偏离标准位置(代偿完全时三者的主轴斜率分别为 - 0.5、- 2、1)而逆时针转位,提示多数室性早搏代偿不完全。二联律点集(VNVN、SNSN、NVNV、NSNS)仍分布于第 Ⅱ、Ⅳ 象限角分线。"骨架"之外的点都是与长周期(N. N)相关的散点图,看上去杂乱无章,逆向技术是破解其含义的主要手段,但理性的思考才是掌握其精髓的必由之路。"向量平移法"可由已知的 Lorenz 散点图破解未知的差值散点图,Lorenz 散点图中的三个实线临界向量 NSN→SN. N、NVN→VN. N、NN. N→NNV 平移到差值散点图中,指向三个特征点集即 NSN. N、NVN. N、NN. NV。这三个特征点集相对密集,也可以理解为已知点集 NSNN、NVNN、NNNV 向上、向右平移 N. N 个单位(黑色虚线箭头标示)。由已知点集探寻未知点集,破解复杂散点图的技巧,据此可推测 NNSN 点集左侧的成势紫色点集是 N. NSN(红色虚线箭头标示)。

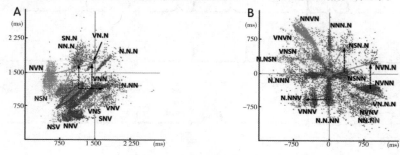

图 2 - 22 - 2　二维心电散点图

A:全程 Lorenz 散点图;B:合程差值散点图

动态心电图诊断(图 2 - 22 - 3):基础心律为窦性心律(平均心率为 58 bpm,最慢心率为 31 bpm,最快心率为 86 bpm,心搏总数为 83 954 个);心率变异性降低(SDNN 为 90,SDANN 为 78,SDNN Index 为 42,r - MSSD 为 27,三角指数为 25.4);频发室性早搏(2752 个),成对室性早搏(5 次),短暂室性心动过速(1 阵),有时呈二联律(8 阵)、三联律(138 阵);频发房性早搏(1429 个)呈并行心律,成对房性早搏(6 次),有时呈二联律(19 阵)、三联律(1 阵),部分房性早搏未下传,大于 2.00 s 的长周期有 89 个(最长 2.76 s)。

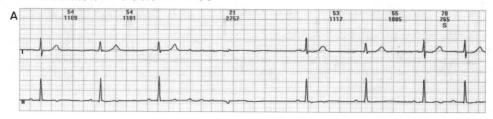

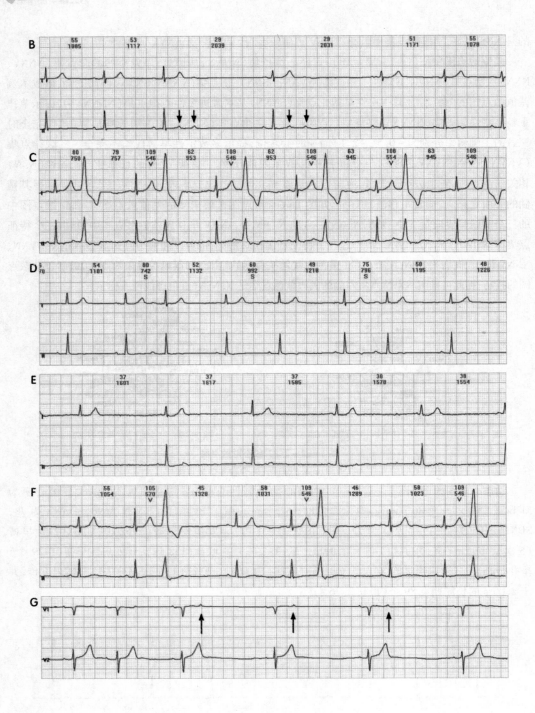

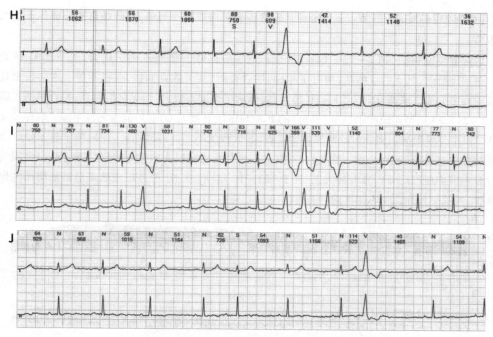

图 2 - 22 - 3　动态心电图片段

A:房性早搏连发未下传;B:成对房性早搏未下传;C:室性早搏二联律;D:并行心律性房性
早搏二联律伴节律重整;E:房性早搏未下传二联律;F:室性早搏三联律(代偿不完全);
G:房性早搏未下传二联律;H:房性、室性早搏连发;I:室性早搏(代偿完全),短暂室性
心动过速;J:房性早搏等周期代偿,室性早搏代偿不完全

点评:本例频发室性早搏合并房性并行心律,部分房性早搏未下传,可见各种成分的二联律、三联律,偶见成对房性早搏、短暂房性心动过速未下传。心电散点图相对复杂,但复杂病例并不是疑难病例,散点图几乎表达了心律失常所有的节律特征,包括房性并行心律伴节律重整、窦性心动过缓背景下的室性早搏代偿不完全等均有特征性表现。本例散点图复杂化的主要原因是大量房性早搏未下传形成的 N·N 长周期,差值散点图几乎是全平面分布,逆向技术可以明确各部分的含义,但要总结各特征点集的特征,必须要理性分析,找出其成图规律。向量平移法是通过 Lorenz 散点图破解差值散点图的有效手段,本例长周期相关特征点集(带点的特征点集)都可以通过已知点集(不带点的特征点集)平移而来,此技巧同样适用于早搏合并二度房室传导阻滞的病例分析。

本例主导心率较慢(平均心率为 58 bpm),多数室性早搏代偿不完全(图 2 - 22 - 3F)。对比分析后发现,心率较快时,室性早搏代偿完全(图 2 - 22 - 3I),是由于室性早搏提前程度相对较小(NN/NV 比值较小),室性早搏正好干扰了一窦性 P 波的下传;缓慢心室率时,由于 NN/NV 比值较大,多数室性早搏有机会逆传心房,进而(滞后)重整窦性节律,造成缓慢心室率背景下的室性早搏代偿不完全。

【病例23】陈某,男78岁。窦性心律伴窦房传导阻滞或窦性暂停,交界性自主心律伴干扰性房室脱节。

时间散点图特征(图2-23-1):贯穿全程的主节律似乎有两层,时分时合,上下起伏,位置较高。两层伴行时,其下散点稀疏,相对干净;两层合并时,其下散点如沙,疏密不等。逆向技术显示两层时段主要为二联律,图2-23-1B显示高、低两层高度差较大,但无倍数关系,符合早搏二联律(图2-23-3A),但逆向技术显示"早搏"的P′波与窦性P波无差别,可能为窦性早搏二联律或文氏型3:2窦房传导阻滞。多数时段两层高度接近,起伏程度不同,逐渐融合。逆向技术显示融合时段有干扰性房室脱节(窦性心律+交界性心律),高、低伴行时底层为窦性心律层(NN、JN)。高层为交界性自主律层(JJ、NJ)。1h放大图(图2-23-1C)显示JJ、NJ层可以突然降至最低层而占据主导地位,提示交界性自主心律可能伴有传出阻滞。

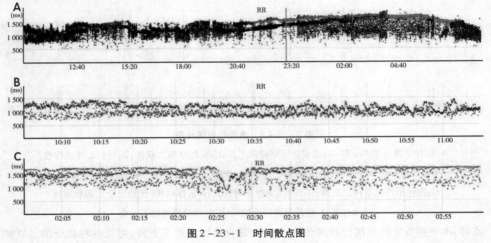

图2-23-1　时间散点图

A:全程时间散点图;B:1h放大图(02:00—03:00);C:1h放大图(10:05—11:05)

Lorenz散点图特征(图2-23-2A):总体位置较高,多数在1s线之外,基本关于等速线对称,由高低不等的"曲尺"拼接而成。横折竖曲尺是节律重整的特征性Lorenz散点图表现,在没有起搏器的情况下,节律重整还见于房性并行心律伴节律重整,或是逸搏夺获节律。逆向技术显示本例既有频率较慢的交界性逸搏心律,亦有频率较快的交界性自主心律。比较正常心搏(N居中)与交界性心搏(J居中)的Lorenz散点图(图2-23-2C、图2-23-2D),发现两者的频率范围基本重叠,频率接近的两种自主性心律交织在一起是典型的竞争性心律失常。从散点图上看,两种心律在高、底两个频率段均有竞争,在房室传导功能正常的情况下,窦性心律显著降低必然存在窦房传导阻滞或窦性暂停,而交界性心律的频率也突然降低,进而有二度传出阻滞。等速线上的散点代表频率较快的自主节律连续控制心脏或频率接近的自主节律共同控制心脏,而等速线两边的散点是两种自主心律频率变化、反复交替的频次。当窦性心律自律性>交界性心律自律性时,窦性心搏以早搏的形式夺获心脏,反之,交界性心搏以早搏形式夺获心脏。单次夺获均伴随着节律重整,连续的夺获伴随节律的交替。

差值散点图特征(图2-23-2B):中居原点的主导心律包括 NNN、JJJ、NJJ 等成分。向03:00、06:00、10:30 方向伸出的斜倒的"Y"形密集散点是逸搏夺获伴节律重整的特征性改变;伸向04:30 方向的成分主要是逸搏夺获二联律、文氏型3:2窦房传导阻滞等;伸向12:00 的成分代表慢、快频率交替的频次,伸向09:00 的成分代表快、慢交替的频次。

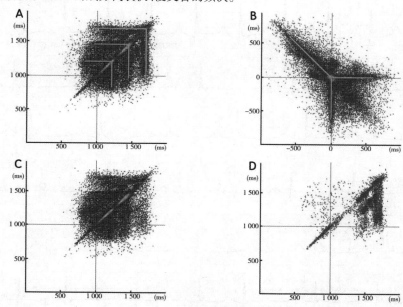

图2-23-2　二维心电散点图

A:全程 Lorenz 散点图;B:全程差值散点图;C:正常心搏 Lorenz 散点图(N 居中的散点集);
D:交界性心搏 Lorenz 散点图(J 居中的散点集)

动态心电图诊断(图2-23-3):基础心律为窦性心律合并窦房传导阻滞或窦性停搏、交界性自主心律伴二度传出阻滞、干扰性房室脱节(平均心率为45 bpm,最慢心率为40 bpm,最快心率为89 bpm,心搏总数为62 948 个);心率变异性正常(SDNN 为181,SDANN 为144,SDNN Index 为137, r-MSSD 为167,三角指数为35.8);偶发房性早搏(40 个),成对房性早搏(2 次),短暂房性心动过速(1 阵);偶发室性早搏(2 个);ST-T 改变,QT 间期延长。

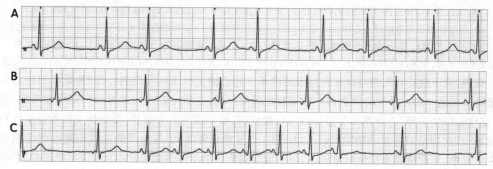

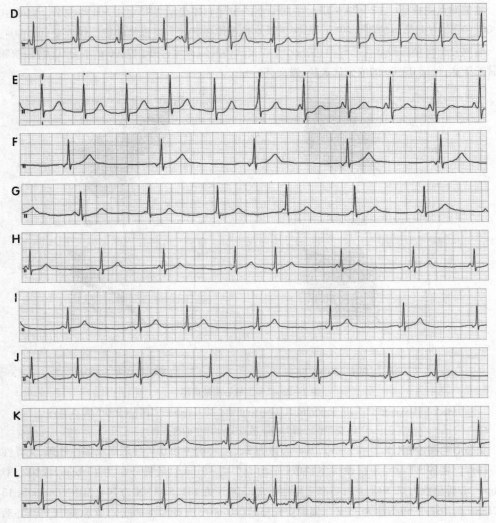

图 2 - 23 - 3　动态心电图片段

A:文氏型 3 : 2 窦房传导阻滞;B:窦性暂停,交界性逸搏心律;C:全程最快的窦性心律(平均 100 bpm);
D:房性早搏后交界性自主心律连续夺获心脏,干扰性房室脱节;E:窦性性律 + 交界性自主心律,干扰性
房室脱节;F:窦性暂停,交界性逸搏心律;G:窦性心律 + 交界性逸搏心律,干扰性房室脱节;H:交界性早搏;
I:交界性早搏,交界性逸搏心律;J:交界性逸搏房性融合波;K:偶发室性早搏;L:交界性早搏短暂房性心动过速

点评:竞争性心律失常是指频率接近的两种主导心律交替或共同控制心脏,是低位起搏点自律
性增高引起的一种主动性心律失常。根据起源部位不同,竞争性心律失常可分为竞争性房性、交界
性、室性心律失常等,心电图多见房性或室性融合波,或干扰性房室脱节(竞争性交界性或室性心律
失常)。在窦房结或房室结功能障碍的情况下,心室率显著降低,与缓慢的低位逸搏心律之间也可
以发生竞争,从而造成干扰性房室脱节,与三度房室传导阻滞容易混淆。本例 PR 间期正常,平均心

室率显著降低(45 bpm),窦性心律与交界性自主心律几乎全程交织在一起。散点图表现出了早搏+节律重整特征,所有的"早搏"要诊断房性早搏、还是窦性早搏? 动态心电图片段显示 P′波形态与窦性 P 波无差异,且"联律间期"基本在 0.8 s 以上,故诊断为窦性早搏,可以理解为间歇性窦房传导阻滞或窦性暂停的组成部分,本例真正的房性早搏并不多见。心电散点图可以从总体上把握竞争性心律失常的存在,但对房室关系的判断无能为力,可以分析心电瀑布图了解房室关系。

【病例 24】刘某,男,63 岁。房性并行心律,部分未下传。

时间散点图特征(图 2 - 24 - 1):相对致密的 NN 层贯穿全程,下有宽条带状的紫色早搏层(NS、SS)时断时续,上有同步的代偿间期层(SN 层)紧贴 NN 层,部分时段可见 SN 层之上有更高的长周期层(N.N),高度略小于 NN 层的两倍。

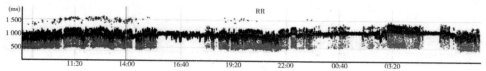

图 2 - 24 - 1　全程时间散点图

Lorenz 散点图特征(图 2 - 24 - 2A):致密的窦性心律点集(NNN)纵行分布于等速线。NNN 点集左上的紫色早搏点集(NSN)呈片状分布,正下的早搏前点集(NNS)与右侧的早搏后点集(SNN)均延伸至 NNN 点集,表明频发房性早搏联律间期不固定,提示并行心律。此外,还有少量成势的散点集落,均与房性早搏未下传引起的长 N.N 周期相关,相当于由已知点集上移(NNN→NN.N、SNN→SN.N)或右移(NNN→N.NN、NNS→N.NS)形成(虚线箭头标示)。

差值散点图特征(图 2 - 24 - 2B):窦性心律点集(NNNN)居原点,早搏的起点集(NNNS)、始点集(NNSN)、终点集(NSNN)、止点集(SNNN)点集由远及近融入 NNNN 点集当中,且不对称于 $y = x$ 线,是联律间期不固定、代偿不完全的标志。二联律点集(NSNS、SNSN)分布于第Ⅱ、Ⅳ象限,但偏离角分线,是并行心律性二联律的表现。其余成势的点集均是与 N.N 周期相关的特征点集,由已知点集的左移(NNNN-→N.NNN、NNSN→N.NSN)或上移(NNNN→NNN.N、NSNN→N.SNN)形成(虚线箭头标示)。

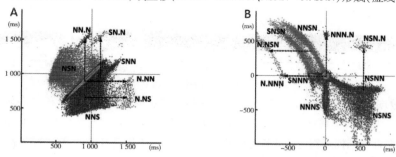

图 2 - 24 - 2　二维心电散点图

A:全程 Lorenz 散点图;B:全程差值散点图

动态心电图诊断(图 2 - 24 - 3):基础心律为窦性心律(平均心率为 65 bpm,最慢心率为 49 bpm,最快心率为 102 bpm,心搏总数为 90 775 个);心率变异性正常(参数 SDNN 为 117,SDANN 为 109,SDNN Index 为 45,r - MSSD 为 17,三角指数为 35.9);频发房性早搏呈并行心律(11 502

个),有时呈二联律(733 阵)、三联律(64 阵),房性早搏成对(2 次),部分房性早搏未下传心室,部分房性早搏伴室内差异性传导;ST-T 改变。

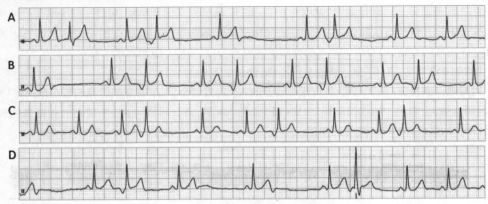

图 2-24-3　动态心电图片段

A:频发房性早搏,部分未下传;B:频发房性早搏二联律,部分未下传;

C:频发房性早搏三联律;D:频发房性早搏二联律,部分未下传,部分伴差传

点评:房性并行心律伴部分房性早搏未下传的典型病例,心电散点图的规律性很强,三种散点均表现了联律间期不固定、代偿不完全的电生理特征。房性早搏未下传造成的长 N.N 周期也一目了然,只是此长周期造成了 Lorenz 散点图与差值散点图的复杂化。带点的特征点集均可由不带点的特征点集平移而来,这是分析此类病例的技巧,也是循序渐进、触类旁通的过程。从时间散点图到 Lorenz 散点图、差值散点图,复杂程度倍增,表现心律失常的详细程度也倍增。

【病例 25】郑某,男,77 岁。房性并行心律。

时间散点图特征(图 2-25-1):相对集中、致密的 NN 层贯穿全程,下接相对分散、疏密不等的紫色 NS 层,上连同步起伏、同样分散的黑色 SN 层。SN、NS 上下伴行,几乎持续全程。

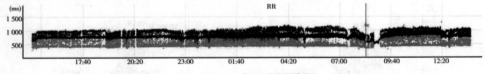

图 2-25-1　全程时间散点图

Lorenz 散点图特征(图 2-25-2A):致密的窦性心律点集(NNN)纵行分布于等速线,紫色的早搏点集(NSN)、黑色的早搏前点集(NNS)与早搏后点集(SNN)均向等速线延伸,形成特征性的倒"Y"形结构,是联律间期不固定的并行心律的标志。等速线近端还有少量稀疏的房性早搏连发点集(SSS、NSS),窦性心律点集(NNN)正上方有 4 个长周期散点(NN.N),提示偶发房性早搏未下传(箭头标示)。

差值散点图特征(图 2-25-2B):窦性心律点集(NNN)居原点,早搏的四分布点集不对称于 $y=x$ 线,第 Ⅱ、Ⅳ 象限有稀疏的二联律点集(SNSN、NSNS),第 Ⅲ 象限有密集的三联律点集(SNNS),第 Ⅰ 象限有稀疏的成对房性早搏点集(NSSN),SNNS 与 NSSN 有中心对称的趋势(原点)。

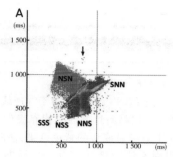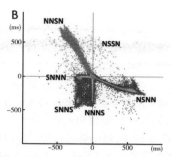

图 2 - 25 - 2 二维心电散点图

A：全程 Lorenz 散点图；B：全程差值散点图

点评：对于节律有变化的心律失常，三种心电散点图联合运用，特征一目了然，诊断可快速完成。本例为典型房性并行心律合并大量房性早搏三联律、少量房性早搏二联律，偶见成对房性早搏及短暂房性心动过速。即使只有 4 个房性早搏未下传，Lorenz 散点图也能清晰显示。散点图对 RR 间期的变化高度敏感，熟练掌握三种散点图的作图原理，融会贯通它们之间的内在联系，是快速分析动态心电图的基本方法。

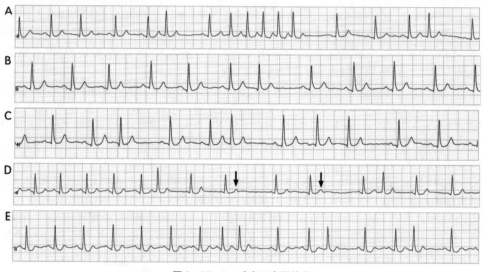

图 2 - 25 - 3 动态心电图片段

A：频发房性早搏，短暂房性心动过速；B：单发房性早搏；C：频发房性早搏三联律；
D：频发房性早搏，部分未下传；E：成对房性早搏

【病例 26】魏某，女，63 岁。房性并行心律，部分房性早搏未下传心室。

时间散点图特征（图 2 - 26 - 1）：相对集中致密 NN 层贯穿全程。黑色的 SN 层与紫色的 NS 层均较宽散，上下伴行，随 NN 层同步起伏。SN 层之上还有一几乎贯穿全程的长周期层（N.N），时隐时现，亦与 NN 层同步起伏。

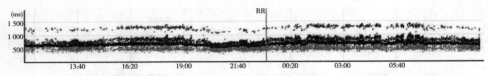

图2-26-1 全程时间散点图

Lorenz 散点图特征(图2-26-2A):致密的窦性心律点集(NNN)纵行分布于等速线上,位置较低。早搏点集(NSN)、早搏前点集(NNS)、早搏后点集(SNN)均趋向致窦性心律点集(NNN),形成特征性的"Y"形结构,提示并行心律。早搏点集(NSN)正下方可见成势的紫色点集,逆向技术显示少量成对房性早搏点集(NSS)。从散点图看,NSS 点集周期位置最低,提示 SS 周期最短,所以 SSN 点集重叠在早搏点集(NSN)的最左侧(黑色箭头指示)。其余点集远离窦性心律点集(NNN),基本在横、纵1.0 s线之外,均是与 N.N 周期相关的散点,由上述特征点集部分"漂移"而成。窦性心律点集(NNN)向三个方向漂移,上移为 NN.N 点集,右移为 N.NN 点集,沿等速线上移为 N.N.N 点集。NNS→N.NS 右移,SNN→SN.N 上移(虚线箭头标示)。漂移的距离相等,但小于 NN 周期的2倍,提示 N.N 周期为房性早搏未下传所致。

差值散点图特征(图2-26-2B):窦性心律点集(NNN)居原点,单发早搏点集四周围绕,不对称于 y = x 线,是房性早搏代偿不完全的标志。第Ⅱ、Ⅳ象限有二联律点集(SNSN、NSNS),第Ⅲ象限有三律点集(SNNS),其特征不再赘述(可参考图中标注)。黑色实线箭头指示的紫色点集未做标注,那么它代表什么节律? 将此向量平移在 Lorenz 散点图中,发现相关 Lorenz 散点为 NNS→NSS 以及 NSS→SSN,由此可知,y 轴正侧向右下倾斜分布的紫色点集为 NSSN 点集,融进 SNNS 点集当中的紫色点集为 NNSS 点集,均是房性早搏连发的特征点集。

其余特征点集均远离坐标原点,都是与 N.N 相关的差值散点。"散点漂移法"仍然适用于差值散点图的解析,只是较 Lorenz 散点图稍复杂。NNNN 可向五个方位漂移,向上为 NNN.N,向左为 N.NNN,向下为 N.N.NN,向右为 NN.N.N,向右下为 NN.NN。从窦性点集的漂移中可以发现,中间有点的特征点集,是同名点集的右下移位,而其余情况均是沿坐标轴平移。据此经验,可以破解其他未知点集的含义,左移的 NNSN→N.NSN、NNNS→N.NNS,上移的 NSNN→NSN.N,右下移的 SNNN→SN.NN(虚线箭头标示)。另外,N.NNN、SN.NN、NN.NN 的正下方均有成势的散点,提示这些特征点集的纵坐标比 NN 周期还要短,只能是 NS 周期,所以这三个特征点集分别是 N.NNS、SN.NS、NN.NS。当然,这三个点集的含义利用逆向技术也可以轻松破解,但理性的分析,是临床融会贯通、灵活运用的必由之路。同理,NN.N.N 左侧的成势点集,自然是 SN.N.N 点集(SN > NN)。

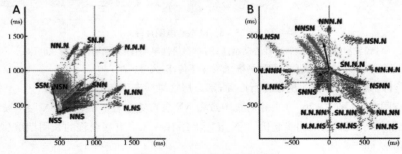

图2-26-2 二维心电散点图

A:全程 Lorenz 散点图;B:全程差值散点图

动态心电图诊断(图2-26-3):基础心律为窦性心律(平均心率为88 bpm,最慢心率为46 bpm,最快心率为115 bpm,心搏总数为122 861个);心率变异性显著降低(SDNN为47,SDANN为42,SDNN Index为19,r-MSSD为11,三角指数为14.0);频发房性早搏(5969个)呈并行心律,有时呈二联律(148阵)、三联律(221阵),部分房性早搏未下传心室,房性早搏成对(195次)、短暂房性心动过速(3阵);偶发室性早搏(4个);ST-T改变。

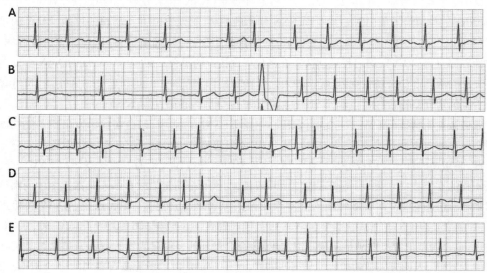

图2-26-3 动态心电图片段
A:频发房性早搏,部分未下传;B:房性早搏未下传,偶发室性早搏;
C:频发房性早搏三联律,成对房性早搏;D:成对房性早搏;E:短暂房性心动过速

点评:该例为房性并行心律,有更多的房性早搏未下传,差值散点图更加复杂,散点漂移法仍然是解析此类病例的秘密武器,对于不带点的特征点集向量平移法使用起来更方便一些。另外,就是散点集落的名称非常重要,俗话讲"名正则言顺"。分析单发房性早搏时,一般用起点集(NNNS)、始点集(NNSN)、终点集(NSNN)、止点集(SNNN)四个名字命名,方便后续的描述。然而,不是所有的特征点集都能找到合适的字词来描述,如SNN.N、SN.N.N、SN.NN这三个点集,心搏名称组合+点标志长周期的位置。这些用心搏名称的组合命名散点集落的名称,最大的好处是名称中隐藏其坐标,可"望文生义"。

【病例27】赵某,女,88岁。频发室性早搏,部分呈插入性。

时间散点图特征(图2-27-1):NN层相对集中,贯穿全程,其上、下有伴行的VN层(黑色)与NV层(绿色)同步起伏,时断时续,相对宽散。仔细观察,可见NV层中重叠有黑色的短周期层,提示可能有大量的插入性室性早搏(VN')。另外,可见散在的紫色NS层,量少分散,容易忽略。

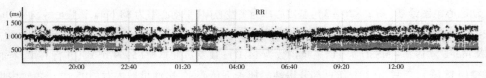

图2-27-1 全程时间散点图

Lorenz 散点图特征(图 2 – 27 – 2A):窦性心律点集(NNN)位置正常,早搏点集(NVN)、早搏前点集(NNV)、早搏后点集(VNN)均有向 NNN 延伸的趋势,提示室性并行心律的可能。绿色的早搏点集(NVN'、N'表示插入性早搏后的窦性心搏,多伴有干扰性 PR 间期延长)出现在等速线近端,极似室性心律点集(VVV),但短长周期区还有密集程度接近的黑色点集(VN'N),同时 NNN 中部向左前分叉(N'NN),此组合特征强烈,提示插入性室性早搏伴干扰性 PR 间期延长。另外,NVN 点集中重叠少量的房性早搏(NSN)点集,NVN'点集中重叠少量房性心律点集(SSS)。

差值散点图特征(图 2 – 27 – 2A):窦性心律点集(NNNN)居中,四分布的单发早搏点集四周围绕。房性早搏与室性早搏的始、终点集在第Ⅱ、Ⅳ象限明显分离,其中关于 $y = x$ 线对称的成分是室性早搏,略做逆时针转位的成分是房性早搏;第Ⅲ象限角分线在大量的三联律点集(VNNV)。红色箭头所指的 6 个特征点集,均与插入性室性早搏相关,这 6 个向量均来自 Lorenz 散点图中的临界闭合向量环。两图对照,可以得到插入性室性早搏的差值散点图特征,即起点集(NNNV)、始点集(NNVN')、终点集(NVN'N)、止点集(VN'NN)呈顺时针走向,分别在 06:00、09:00、12:00、03:00 方向附近,也表明差值散点图满足向量守恒定律(闭合向量环的合向量为零)。另外,差值散点图还有明确的 N'NNV,表明有大量的插入性早搏四联律,这是 Lorenz 散点图无法观察到的;N'NNN 点集右移以及 VN'NN 上移的程度,均代表插入性室性早搏干扰 PR 间期延长的量(如果室性早搏后无PR 延长,N'N = NN,则 N'NNN 无右移,VN'NN 无上移)。

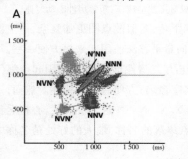
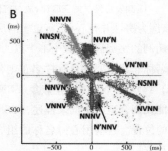

图 2 – 27 – 2 二维心电散点图

A:全程 Lorenz 散点图;B:全程差值散点图

动态心电图诊断(图 2 – 27 – 3):基础心律为窦性心律(平均心率为 64 bpm,最慢心率为 52 bpm,最快心率为 79 bpm,心搏总数为 89 241 个);心率变异性降低(SDNN 为 72,SDANN 为 59,SDNN Index 为 35,r – MSSD 为 25,三角指数为 23.9);偶发房性早搏(314 个),房性早搏成对(9 次);短暂房性心动过速(6 阵);频发室性早搏(6298 个),提示并行心律,有大量插入性室性早搏,有时呈三联律(240 阵),偶尔呈二联律(1 阵);ST – T 改变。

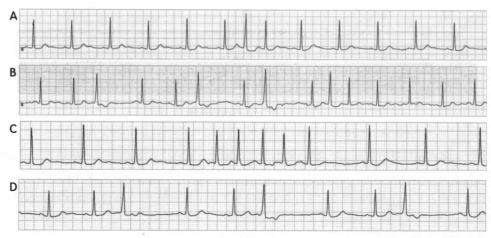

图 2 - 27 - 3　动态心电图片段

A:插入性室性早搏;B:普通室性早搏后继插入性室性早搏;

C:插入性室性早搏连发;D:室性早搏三联律

点评:本例普通室性早搏与插入性室性早搏并存,但散点图各有特征,互不掩盖。散点图诊断有优势,而且表现出了插入性室性早搏引起干扰性 PR 间期延长的规律性,即 PR 间期延长的量随着频率的增快而增加(VN′NN 左上移位)。差值散点图进一步表明了 Lorenz 散点图内部的向量关系。向量平移法是沟通两个工具的桥梁,只有融会贯通二者的作图原理,才能灵活运用。

【病例28】杨某,女,73 岁。高度房室传导阻滞,偶发室性早搏。

时间散点图特征(图 2 - 28 - 1A):主导节律呈致密的窄条带状,起伏在 1.4~2.0 s 以上的高位,部分时段主导节律层有较宽散的毛刺。结合 P 波色谱图(图 2 - 28 - 1B、图 2 - 28 - 1C),可以发现 R 峰带前后无变化,但 P 峰带随时上、下漂移,甚至消失难辨。少数时段相对水平固定,表明多数时段房室分离,部分时段有窦性夺获,提示主导心律合并高度房室传导阻滞、交界性逸搏心律。

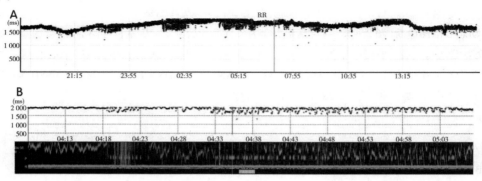

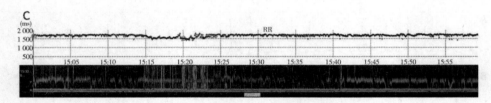

图 2 - 28 - 1　时间散点图

A:全程时间散点图;B:1 h 时间散点图及 P 波色谱图;C:1 h 时间散点图及 P 波色谱图

Lorenz 散点图特征(图 2 - 28 - 2A):调整刻度范围为 0 ~ 3000 ms。基本呈棒球拍状,仔细观察可见有向左、向下蔓延的毛刺,是逸搏夺获的节律特征。短长周期区可见散在的早搏点集(NVN),长短周期区有对称的早搏前点集(NNV),表明室性早搏伴节律重整,提示室性早搏出现在逸搏心律的背景之下。

差值散点图特征(图 2 - 28 - 2B):主导心律中居原点,有伸向 03:00、06:00、09:00、10:30、12:00 等方向的点集,是由 2:1 传导的窦性心律与频率接近的交界性逸搏心律相互竞争、相互干扰、反复交替形成。室性早搏的特征点集虽然稀疏,但早搏起点集(NNNV)、早搏始点集(NNVN)、早搏终点集(NVNN)分别分布在 06:00、10:30、03:00 方向,表现出了逸搏心律在室性早搏之后发生节律重整的特征。

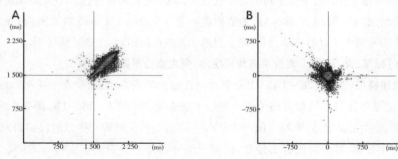

图 2 - 28 - 2　二维心电散点图

A:全程 Lorenz 散点图;B:全程差值散点图

动态心电图诊断(图 2 - 28 - 3):基础心律为窦性心律合并 2:1 房室传导阻滞、高度房室传导阻滞、交界性逸搏心律(平均心率为 33 bpm,最慢心率为 29 bpm,最快心率为 41 bpm,心搏总数为 46 472 个),心率变异性显著降低(SDNN 为 34,SDANN 为 31,SDNN Index 为 28,r - MSSD 为 24,三角指数为 10.2),偶发室性早搏(28 个),ST - T 改变。

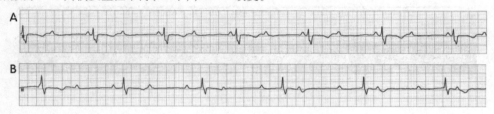

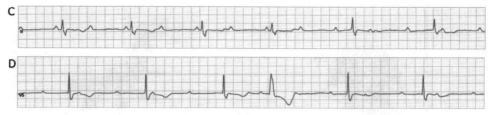

图 2 - 28 - 3　动态心电图片段

A:窦性心律 2:1 房室传导;B:窦性心律 + 交界性逸搏心律,一过性房室分离;

C:窦性心律 2:1 房室传导转高度房室传导阻滞,交界性逸搏心律;D:交界性逸搏心律,室性早搏

点评:本例多数时段房室分离,单看散点似乎可以诊断为三度房室传导阻滞。P 波色谱图显示部分时段有相对固定的 P 峰带,可见长时程的连续 2:1 房室传导,窦性心律 2:1 传导与交界性逸搏心律频率接近。在低频率段形成竞争,造成房室脱节,这也是一种混合性房室分离,虽然不是三度房室传导阻滞,但也是植入永久起搏器的指征,诊断为高度房室传导阻滞是合适的。在交界性逸搏心律伴房室分离的情况下,诊断为高度房室传导阻滞,还是三度房室传导阻滞? 或诊断为 2:1 房室传导阻滞伴干扰性房室脱节? 片段体表心电图无论如何诊断都只是一种猜测,动态心电图能看到房室关系的全貌,诊断较为可靠。由于散点图忽略了形态信息,判断房室关无优势,而心电瀑布图(P 波色谱图)正好弥补了这一缺陷。

【病例 29】周某,男,40 岁。房性并行心律。

时间散点图特征(图 2 - 29 - 1):紫色的 NS 层宽散,与其上的 NN 层相连,SN 层紧贴 NN 层,NN 层降低时两层基本融合;部分时段分裂为显著分开的两层(NS + SN),是较长时间的房性早搏二联律。

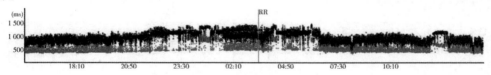

图 2 - 29 - 1　全程时间散点图

Lorenz 散点图特征(图 2 - 29 - 2A):等速线上的窦性心律点集(NNN)位置、形态正常。短长周期区的紫色的早搏点集(NSN)呈片状分布,表明联律间期不固定,提示并行心律;长短周期区的早搏前点集(NNS)点集向上延伸至 NNN,与 NSN 对称的成分是二联律点集(SNS),早搏后点集(SNN)贴近 NNN 点集,表明房性早搏代偿不完全。

差值散点图特征(图 2 - 29 - 2B):窦性心律点集(NNNN)居原点,四分布的单发早搏点集不对称于 y = x 线,二联律点集(SNSN、NSNS)分布于第 Ⅱ、Ⅳ 象限角分线,三联律点集(SNNS)分布于第 Ⅲ 象限偏离角分线,偏向 y 轴负侧。

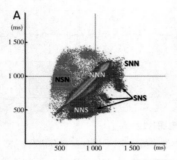
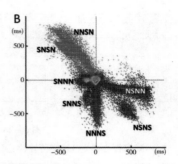

图 2-29-2　二维心电散点图

A:全程 Lorenz 散点图;B:全程差值散点图

动态心电图诊断(图 2-29-3):基础心律为窦性心律(平均心率为 68 bpm,最慢心率为 47 bpm,最快心率为 131 bpm,心搏总数为 97 054 个);心率变异性正常(SDNN 为 163,SDANN 为 142,SDNN Index 为 69,r-MSSD 为 30,三角指数为 45.3);频发房性早搏呈并行心律(13 883 个),有房性早搏成对(32 次),有时呈二联律(87 阵)、三联律(130 阵);ST-T 改变。

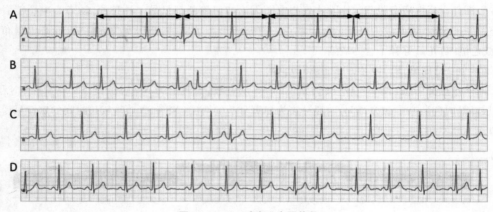

图 2-29-3　动态心电图片段

A:房性并行心律二联律;B:房性早搏三联律;C:房性早搏;D:房性并行心律

点评:对于房性并行心律的典型病例,牢记其散点图特征,与室性并行心律做鉴别。

【病例 30】王某,女,61 岁。房性并行心律 + 窦性心律。

时间散点图特征(图 2-30-1):时间散点图几乎全程分层,或两层,或三层,逆向技术显示两层时段为频发房性早搏二联律,其中顶层为 SN 层,底层为 NS 层;三层时段中底层为 NS 层之延续,顶层与 SN 层之延续,中间层基本在 NS 层与 SN 层中间,类似频发室性早搏代偿完全的时间散点图。逆向技术显示 SN 层中 N 搏相关的 P 波圆钝,是窦性 P 波,S 搏相关之 P 波低平,为房性异位 P'波(图 2-30-1)。此时段 P'-QRS-T 波群占主导地位,而窦性 P-QRS-T 散在延迟出现,且 P'P + PP'=2P'P'。可见三层等间距的时间散点图并不只见于代偿完全的频发室性早搏。此时中间层为房性异位心律占主导地位的 SS 层,而散在出现的窦性心搏类似代偿完全的"镜像早搏"(窦性心搏延迟出现,实为窦性逸搏)。图 2 - 30 - 1B 显示中间层向后延续为上、下起伏的单层,提示房性异位心律完全占据主导地位,而三层时段是房性异位心律伴传出阻滞时,窦性心搏以逸搏的形式出现,填补了主导心律(房性异位心律)传出阻滞所形成的长周期。

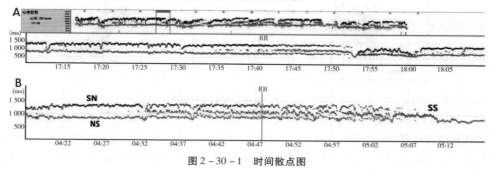

图 2 - 30 - 1　时间散点图

A:全程时间散点图及所选时段 1 h 时间散点图;B:1 h 时间散点图放大图(04:12—05:12)

Lorenz 散点图特征(图 2 - 30 - 2):全心搏有 92 472 个,正常心搏仅有 30 776 个(约 33.3%),本例房性心律(66.7%)占主导地位。全心搏 Lorenz 散点图在等速线以上全是粉色的房性点集,在等速线以下全是蓝色的窦性点集。隐藏房性点集,可见正常心搏的 Lorenz 散点图(图 2 - 30 - 2C)中有少量的窦性心搏点集(NNN)分布在等速线上,其右下是大片密集的二联律点集(SNS),SNS 右上方可见稀疏的早搏后点集(SNN),提示窦性心律背景下有少量的房性早搏;窦性心律背景下的早搏前点集(NNS)自然重叠在二联律点集(SNS)的右下部。粉色的房性心律点集(SSS)分布在等速线,覆盖了全部的窦性心律点集(NNN),提示房性心律的自律性与变异性类似窦性心律;分布于短长周期区的粉色点集代表房性心律与窦性心律的反复交替,总体上看呈不规则形,实际上有三种成分,即早搏点集(NSN)、连发前点集(NSS)、连发后点集(SSN),房性心律合并二度 II 型传出阻滞伴窦性逸搏 Lorenz 散点图(图 2 - 30 - 3C)显示了点集的位置及走向(NSN、NSS、SSN 点集的走向随 NN、SS 周期的长短组合及变异性而变化),三种成分重叠成一片,分时段散点图可以看到三种成分分开的情形。

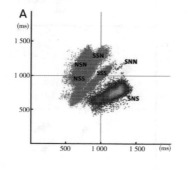
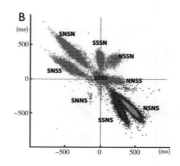

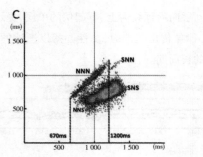
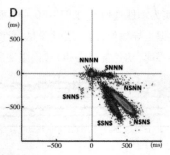

图 2 - 30 - 2   全程二维心电散点图

A:全心搏 Lorenz 散点图;B:全心搏差值散点图;C:正常心搏 Lorenz 散点图;D:正常心搏差值散点图

差值散点图特征(图 2 - 30 - 3):从颜色上看第Ⅱ象限全是粉色,第Ⅳ象限全是蓝色,坐标原点及 x 轴正侧粉压蓝,分别显示可见粉蓝重叠时,粉多蓝少。从形态上看极似频性室性早搏合并二联律、三联律的差值散点图左右翻转 + 垂直翻转(等同顺时针旋转 180°)(图 2 - 30 - 3D)。从形式上看,延迟出现的窦性心搏填补了一次房性心律"主动"脱落形成的长周期(2 倍的 SS 周期),类似窦性心律中室性早搏干扰一次窦性心搏而代偿完全,所以延迟出现的窦性逸搏相当于代偿完全的"镜像早搏",这不仅形成了与室性早搏呈中心对称的差值散点图(图 2 - 30 - 3D),也形成了与室性早搏呈中心对称的 Lorenz 散点图(图 2 - 30 - 3C)。结合数学模型与真图可知,SNSS 点集分布于第Ⅱ象限,主轴斜率为 - 0.5,SSNS 点集分布于第Ⅳ象限,主轴斜率为 - 2,NSSN 点集分布于第Ⅰ象限角分线,SNSN、NSNS 分别分布于第Ⅱ、Ⅳ象限角分线,NNSS 点集与 NNNS 点集重叠在 x 轴正侧,SSSN 点集分布于 y 轴正侧,房性心律点集(SSSS)与窦性心律点集(NNNN)坐落在原点。

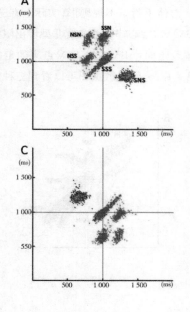
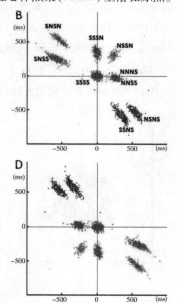

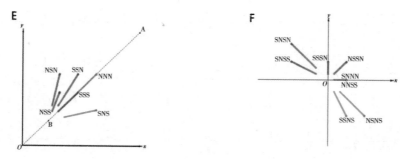

图 2 - 30 - 3　分时段二维心电散点图及其数学模型

A:分时段 Lorenz 散点图(22:37—23:40);B:分时段差值散点图(22:37—23:40);

C:A 图顺时针旋转 180°极似频发室性早搏合并二联律的 Lorenz 散点图;D:B 图顺时针

旋转 180°极似频发室性早搏合并二联律、三联律的差值散点图;E:房性心律合并二度 Ⅱ 型传出

阻滞伴窦性逸搏 Lorenz 散点图及差值散点图模型,窦性心律周期(NN)略长于房性心律周期(SS),

NSN、NSS、SSS、SSN 四点为正方形的四个顶点,保证了 SN － SS ＝ SS － NS,即 SN ＋ NS ＝ 2SS;

F:差值散点图各特征点集可由相关的 Lorenz 散点平移后得到(如:SSS→SSN→SSSN、SSN→SNS→SSNS 等)

动态心电图诊断(图 2 - 30 - 4):基础心律房性并行心律、窦性心律(平均心率为 65 bpm,最慢心率为 49 bpm,最快心率为 89 bpm,心搏总数为 92 472 个,其中窦性心搏为 30 776 个,占 33.3%);心率变异性降低(SDNN 为 95,SDANN 为 91,SDNN Index 为 50,r － MSSD 为 25,三角指数为 25.6);大量房性早搏二联律,部分时段为房性并行心律合并二度 Ⅱ 型传出阻滞伴窦性逸搏,可见大量窦性逸搏夺获二联律、三联律。

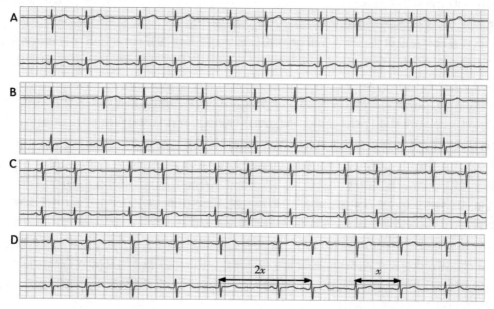

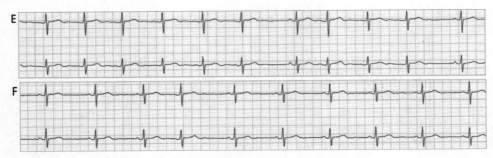

图 2 - 30 - 4　动态心电图片段

A:房性早搏二联律;B:房性早搏三联律;C:房性并行心律;D:房性并行心律间歇性传出阻滞,
窦性逸搏;E:房性并行心律,窦性逸搏;F:房性早搏

　　点评:本例动态心电图最大的疑问是主导心律到底要诊断窦性心律还是房性心律。相应地,延迟出现的心搏要诊断窦性逸搏还是房性逸搏? 长周期出现的原因是窦房传导阻滞还是房性心律伴传出阻滞(二度 Ⅱ 型)? 如果主导心律诊断为房性心律,是房性自主心律还是房性并行心律?

　　本例确实是一个挑战常规思维的特殊病例。常规病例总是窦性心律为主导心律,异位心律为附加心律,窦性心搏占绝对优势。如果窦性心搏只占三分之一,房性心搏占三分之二,临床常会将多数的房性心搏误认为窦性心搏,而将少数的窦性心搏误认为房性心搏。

　　本例从时间散点图上的双层二联律时段入手,得到窦性心搏的 P 波圆钝略高,而房性早搏的 P′波低而平坦的结论。SN、NS 层向后延续的过程中突然正中间多出一层,前后对照可知,长周期后延迟出现的心搏确实是窦性心搏(P 波圆钝略高),表现为向后延续的 SN 层,而多数 P 波低平的 QRS 波群为房性心搏,连续出现就形成了 NS 层与 SN 层中间的 SS 层,NS + SN = 2SS,提示窦性逸搏的出现并没有打乱房性心律的节律,表明房性主导心律是房性并行心律(有保护性传入阻滞,节律不受外来节律的干扰)而不是房性自主心律(自主心律没有保护性的传入阻滞,其节律随时可以重整)。

　　综上所述,本例基础心律为房性并行心律伴传出阻滞、窦性逸搏,附加心律为窦性心律。本例的特殊性表现:①房性并行心律是以主导心律的形式出现,究其原因是房性并行心律的自律性增高,达到或略超窦性心律的自律性;Lorenz 散点图的特征是窦性心律点集(NNN)与房性心律点集(SSS)重叠在等速线。②房性并行心律不仅有保护的传入阻滞,还有间歇性的传出阻滞。当长周期出现时,窦性心律从"超速抑制"中解脱,随时发出激动填补漏搏,形成了代偿完全的窦性逸搏,所以差值散点图相当于频发室性早搏二联律、三联律的差值散点图横、纵坐标正负反转(水平翻转 + 垂直翻转)。Lorenz 散点图也有类似的变化,但特征性没有差值散点图强。③本例窦性心律的频率在 50 ~ 89 bpm(心动周期在 670 ~ 1200 ms)之间,窦房结功能应该是正常的。如果没有房性并律心律,Lorenz 散点图应该是正常的棒球拍状,通常房性并行心律的 Lorenz 散点图呈倒"Y"形结构,主要是由于常见的房性并行心律的自律性远小于窦性心律,房性并行心律不会连续出现,多以单发早搏的形式散在出现,窦性心律占绝对优势,房性并行心律是附加心律,一般不会超过半数。

　　总之,如果没有心电散点图的宏观视野,主、附心律的判断几乎是不可能的。从时间散点图到

Lorenz 散点图,再到差值散点图,不仅看清了长短周期的变化规律,还看清了主、附节律相互竞争、相互干扰的结果,即房性并行心律多数时段占优势。本例可以了解到房性并行心律的电生理特性:房性并行心律的自律性在多数情况小于窦性心律的自律性,也可达到或超过窦性心律的自律性;房性并行心律有保护性的传入阻滞,其节奏点不受外来激动的干扰;房性并行心律有间歇性的传出阻滞,自律性低的房性并行心律有间歇性的传出阻滞,自律性高的房性并行心律也不例外。本例房性并行心律虽然自律高于窦性心律成了主导心律,但仍然存在二度Ⅱ型传出阻滞,而窦性心律总能不失时机地发出激动填补主导心律的漏搏,从而形成特征性极强的"颠倒乾坤"的差值散点图。

【病例 31】朱某,男,60 岁。**窦性心律 + 房性并行心律,短暂房性心动过速;偶发室性早搏。**

时间散点图特征(图 2 - 31 - 1):全程(图 2 - 31 - 1A)显示致密的 NN 层在起伏中前行,部分时段分为2 ~3 层,2 层时段为二联律,下层为紫色的 NS 层,上层移行为 SN 层;3 层时段在图 2 - 31 - 1B、图 2 - 31 - 1C 放大图较清晰,可以看到三层中的高、低层是二联律双层的延续,中间层不居中,略偏下,与代偿不完全的房性早搏分层规律(中间的 NN 层偏向 SN 层)明显不同。逆向分析(图 2 - 31 - 1A)发现,所有的早搏均出现在长周期之后,而且 P′波形态与窦性 P 波差异不大,提示房性早搏起源于右房的窦房结周围。前后对比可知,节律整齐的主导节律是房性心律(SS 层),而长周期之后延迟出现的心搏才是窦性心搏(形成 SN 层),散在的窦性逸搏与紧随其后的早搏形成了 NS 层。仔细测量发现,P′P + PP′ = 2P′P′,SN + NS > 2SS。前式表明房性心律伴二度Ⅱ型传出阻滞时,窦性心搏以代偿完全的逸搏形式出现;后式表明窦性心律逸搏后的房性夺获伴有干扰性 PR 间期延长,造成三层时段中 SS 层不居中而略偏下。另外,SN 层之上有少量散在的不规则长周期点。

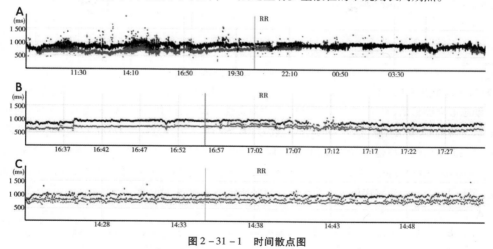

图 2 - 31 - 1　时间散点图

A:全程时间散点图;B:1 h 时间散点图(16:32—17:32);C:0.5 h 时间散点图(14:23—14:53)

Lorenz 散点图(图 2 - 31 - 2A、图 2 - 31 - 2C):窦性心律点集(NNN)分布于等速线,形态、位置正常;短长周期区的紫色点集成片分布,提示频发房性早搏,长短周期区与之对称的成分是大量二联律;与常规房性早搏不同的是,窦性心律点集之下没有相应的早搏后点集(SNN),早搏前点集(NNS)也不易确定。分时段 Lorenz 散点图(图 2 - 31 - 2C 图)显示,紫色点集有三种成分,即 NSN、

NSS、SSN,这是房性心律占主导地位、单发窦性逸搏分散在其中的特有散点图表现,类似窦性心律背景下单发房性早搏散点图的镜像改变。另外,1 s线之外有少量长周期相关的散点,是窦房传导阻滞或窦性暂停所致。

差值散点图特征(图2-31-2B、图2-31-2D):总体上看像是代偿不完全的房性早搏及其二联律、三联律的差值散点图的中心对称图像(水平翻转+垂直翻转)。远离原点的稀疏散点是长周期相关的散点图,规律性不强,不再赘述。

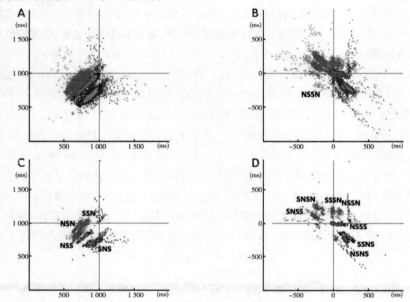

图2-31-2 二维心电散点图

A:全程 Lorenz 散点图;B:全程差值散点图;C:1 h Lorenz 散点图(13:43—14:43);D:1 h 差值散点图(13:43—14:43)

动态心电图诊断(图2-31-3):基础心律为窦性心律、房性并行心律(平均心率为72 bpm,最慢心率为58 bpm,最快心率为99 bpm,心搏总数为102 599个);房性心搏(29 274个),二联律(1532阵)和三联律(85阵),短暂房性心动过速(1阵);偶发室性早搏(38个);心率变异性降低(SDNN为71,SDANN为65,SDNN Index为29,r-MSSD为16,三角指数为14.3);可见大于1.5 s的长 RR 间期7次(最长1.945 s),为窦房传导阻滞或窦性暂停所致;ST-T未见异常。

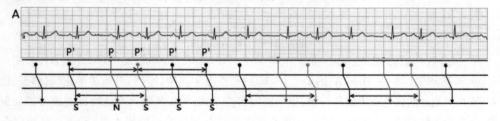

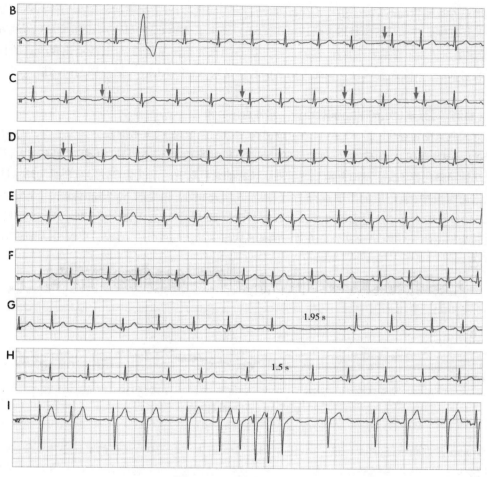

图 2 - 31 - 3　动态心电图片段

A:代偿完全的窦性逸搏干扰性 PR 间期延长;P′P + PP′ = 2P′P′,SN + NS > 2SS;B:室性早搏,窦性逸搏代偿完全;
C:窦性逸搏散在出现;D:窦性逸搏有时呈二联律(NSNS)、三联律(NSSN);E:成对房性早搏;F:房性早搏二联律;
G:窦房传导阻滞或窦性暂停(最长 RR 间期);H:房性早搏,窦性暂停;I:频发房性早搏,短暂房性心动过速

　　点评:本例是一例"颠倒乾坤"的差值散点图,这意味着异位心律占据主导地位。类比早搏的代偿间歇,我们定义逸搏的代偿间歇为夹有逸搏的 RR 间期与主导节律的 RR 间期之差,如果此差值等于主导节律的 RR 间期,则称为逸搏的代偿间歇完全,如果此差值大于主导节律的 RR 间期,则称逸搏的代偿不完全(可以理解为逸搏周期与夺获周期之和未能填补主导心律造成的长周期)。在异位心律占主导地位的背景下,窦性逸搏其实就是"镜像早搏",由于散点图忽略了形态信息,如果"时光倒流"(心电图水平翻转),逸搏就变成了早搏,所以做出了早搏的镜像散点图。与本例不同的是,上例类似代偿完全的"镜像室性早搏",而本例类似代偿不完全的"镜像房性早搏"。梯形图解表明,本例主导心律较快,NS 相对较短,出现了干扰性 PR 间期延长,相当于延长了原有的长周期,造成了

本例的窦性逸搏代偿不完全。进一步分析,窦性心律与房性并行心律均较快,那么为什么还会出现少量长周期呢? 仔细分析为数不多的长周期,没有发现未下传的 P′波,排除房性早搏未下传的可能性,考虑窦房传导阻滞或窦性暂停,其间房性并行心律也处于传出阻滞状态,故而出现少量的长周期。相对而言,差值散点图对发现此类病例的特征性较强,单看 Lorenz 散点图与时间散点图容易忽略。

【病例 32】张某,女,60 岁。窦性心律 + 房性自主心律。

时间散点图特征(图 2 – 32 – 1):相对致密的 NN 层高、低起伏,多数时段分裂为三层,中(NN)、高(SN)层同步起伏,间距较小;紫色的低层(NS、SS)相对致密,起伏不明显,中、低层间距较大,符合频发房性早搏代偿不完全的时间散点图特征。致密的紫色层有时延续为 SS 单层(图 2 – 32 – 1B),提示三层时段中,紫色层的主要成分为 SS 层,NS 层比例小,相应的 SN 层亦稀疏。1 h 放大图(图 2 – 32 – 1B)显示 NN 层也稀疏,提示 NN 层多数被 SS 层替代,直至完全替代而转为 SS 单层,随后又转为黑色的 NN 层,最后又分裂为致密的紫色底层 + 稀疏的黑色中、高层三层时段,周而复始。

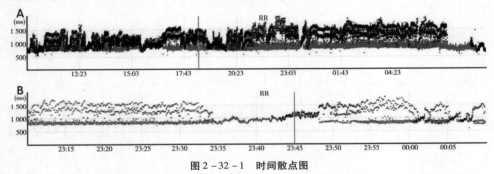

图 2 – 32 – 1 时间散点图

A:全程图;B:1 h 子图(23:10—00:10)

Lorenz 散点图特征(图 2 – 32 – 2A、图 2 – 32 – 2C、图 2 – 32 – 2D):黑色的窦性心律点集(NNN)与紫色的房性心律点集(SSS、NSS)重叠分布于等速线;紫色散点向上延伸为 NSN 与 SSN 点集;黑色散点向右延伸为 NNS 与 SNS 点集,向右上延伸为 SNN 点集。对比数学模型(图 2 – 32 – 3A)可以了解本例散点图结构,SNN 点集贴近等速线并伸向远端,但等速线上同水平的 NNN 点集几乎缺如,提示慢频率的窦性心搏几乎全被紫色的房律点集(SSS)替代。紫、黑两色分别显示(图 2 – 32 – 2C、图 2 – 32 – 2D),可以发现窦性心律点集(NNN)与房性心律点集(SSS)频率接近,重叠范围较大。

差值散点图特征(图 2 – 32 – 2B、图 2 – 32 – 2E、图 2 – 32 – 2F):黑色的窦性心律点集(NNNN)与紫色的房性心律点集(SSSS、NSSS)重叠分布于原点。紫色散点向上延伸为 NSSN 与 SSSN 点集,向左延伸为 NNSS 与 SNSS 点集,向左上延伸为 SNSN 点集;黑色散点向下延伸为 NNNS 点集,向左延伸为 SNNN 点集,向右下延伸为 NSNS 二联律点集,伸向第Ⅲ象限的密集点集为三联律点集(SNNS),伸向第Ⅳ象限的密集点集 NSNN 与 SSNN。对照数学模型(图 2 – 32 – 3B)可以了解本例散点图结构。紫、黑两色分别显示(图 2 – 32 – 2E、图 2 – 32 – 2F),可以发现窦性心律点集(NNNN)与房性心律点集(SSSS)全完重叠,SNNN 点集压在紫色的 NNSS 之下。

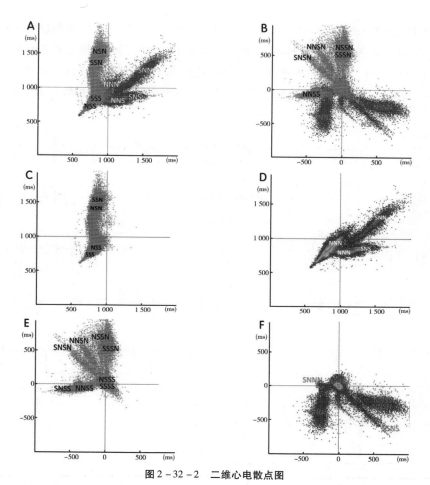

图 2 - 32 - 2　二维心电散点图

A：全程 Lorenz 散点图；B：全程差值散点图；C：全程 Lorenz 散点图（房性心搏）D：全程 Lorenz
散点图（正常心搏）；E：全程差值散点图（房性心搏）；F：全程差值散点图（正常心搏）

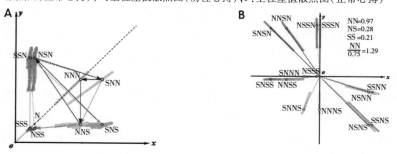

图 2 - 32 - 3　窦性心律 + 房性自主心律的心电散点图模型

A：Lorenz 散点图；B：差值散点图

动态心电图诊断(图2-32-4):基础心律为窦性心律+房性自主心律(平均心率为63 bpm,最慢心率为48 bpm,最快心率为102 bpm,,心搏总数为89 483个)。房性心搏有42 386个(约占总数的一半),其中有6124个单发、1459次成对、4952阵连发、223阵二联律、207阵三联律;心率变异性降低(SDNN为93,SDANN为73,SDNN Index为56,$r-$MSSD为37,三角指数为26);ST-T未见异常。

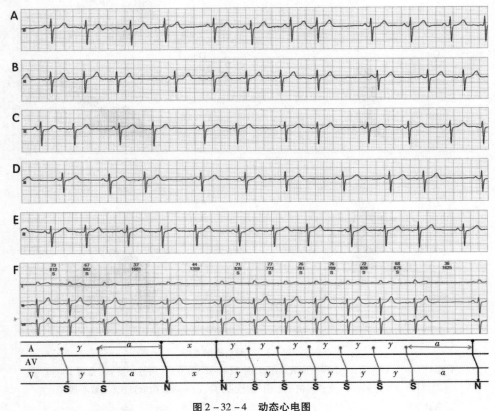

图2-32-4 动态心电图

A:双源性房性早搏;B:反复发作性房性自主心律(含SNSS,SNNS);C:房性早搏二联律;

D 房性早搏三联律;E:频发房性早搏,成对房性早搏;F:反复发作性房性自主心律(SNNS)

点评:本例房性心搏约占50%,与窦性心律同占主导地位。散点图显示窦性心律与房性心律频率接近,相互竞争,反复交替。房性心律也可以单发出现(图2-32-4A)、成对出现(图2-32-4E),或呈现为二联律(图2-32-4C)、三联律(图2-32-4D、图2-32-4E)的形式。本例Lorenz散点图可见SNN点集伸向远端,同水平的NNN点集基本缺如,提示房性心律占主导地位,低频率的NNN点集全部被相对较快的SSS点集替代,这种"偷梁换柱"的行为体现了两种自主心律的竞争机制,不同于房性并行心律占据主导地位时的"颠倒乾坤"现象(病例30、病例31)。房性心律在反复"夺权"的过程中,总是以窦性心搏为起点重新安排其节律(NS≈SS),提示本例房性心律有"感知"

功能,无保护性传入阻滞,是一种自主心律,而不是并行心律(有保护性传入阻滞)。从散点图的宏观视野看,房性心律可以分为房性自主心律与房性并行心律,二者的唯一区别是前者无保护性传入阻滞,后者有保护性传入阻滞,前者随时发生节律重整,而后者无节律重整;两种房性心律的频率均可以达到或略超窦性心律,与窦性心律相互竞争、反复交替;两种房性心律都有间歇性的传出阻滞,相对较慢的窦性心律有机会以窦性逸搏的形式填补房性心律的漏搏;如果是房性并行心律,窦性逸搏不能打乱其节律,单个窦性逸搏与占主导地位的房性并行心律会形成"颠倒乾坤"的差值散点图;如果是房性自主心律,小于3次的"窦性逸搏"总是重整房性自主心律的周期,从而形成了"偷梁换柱"的特征性 Lorenz 散点图。另外,建议定义房性自主心律如下:①无保护性传入阻滞的房性心律;②频率与窦性心律接近(即 60~100 bpm)。快于 100 bpm 的房性自主心律更名为房性心动过速,慢于 60 bpm 的房性自主心律更命为房性逸搏心律(多为被动性心律失常)。不应将房性自主心律命名为"加速的房性逸搏心律",因为"逸搏"有被动的意思,而快频率的房性自主心律是一种主动性心律失常;相对而言,"加速的房性逸搏心律"的表述不如"自主心律"直截了当;而且"自主心律"与"并行心律"并举,根据有无保护性传入阻滞(电生理特征)进行分类,不强调其频率,因为频率不能区分这两种心律失常。交界性、室性异位心律的命名也类似。

【病例 33】李某,男,84 岁。文氏型房室传导伴反复搏动未下传。

时间散点图特征(图 2-33-1):低位的 NN 层贯穿全程,高位的 N.N 层时断时续,高、低层之间无倍数关系(高层小于低层的两倍),同步起伏。另有少量的紫色 NS 层,较分散,上有同步起伏的 SN 层贴近 NN 层,提示联律期间不固定,代偿间歇不完全。

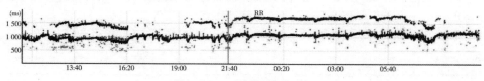

图 2-33-1　全程时间散点图

Lorenz 散点图特征(图 2-33-2A):致密的窦性心律点集(NNN)纵向分布于等速线,上方有致密的 NN.N 点集,右侧有致密的 N.NN 点集,目测两者似乎对称于等速线。作 $y=2x,y=0.5x$ 线(虚线),发现 NN.N 点集与 $y=2x$ 线之间的空隙较小,而 N.NN 点集与 $y=0.5x$ 线之间的空隙较大,实际上二者并不对称于等速线,也就是长周期前、后的短周期并不相等(前<后),这是文氏型房室传导阻滞的散点图特征,而不是房性早搏未下传的特征(前=后)。逆向技术显示,长周期之前的 PR 间期有随心搏逐渐延长的规律(文氏型房室传导),且长周期中间均有 P′波(重叠在 T 波升肢),此 RP′间期基本固定,约为 200 ms(图 2-33-3)。本例紫色的房性早搏点集(NSN)稀疏,提示下传的房性早搏并不多,结合 RP 间期相对固定,提示此"短联律间期房性早搏"是折返机制,考虑到未下传的 P′波均出现在长 PR 间期之后,故诊断为窦性反复搏动。

差值散点图特征(图 2-33-2B):窦性心律点集(NNNN)居原点,向上漂移为 NNN.N,向左漂移为 N.NNN,向左上漂移为 N.NN.N,向右下漂移为 NN.NN。图中红色箭头是来自 Lorenz 散点图

中的临界连通向量环,虚线箭头指示了少量的房性早搏特征点集在 N.N 长周期的影响下漂移的
方位。

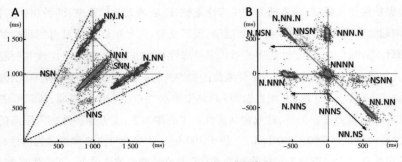

图 2 - 33 - 2　二维心电散点图

A:全程 Lorenz 散点图;B:全程差值散点图

动态心电图诊断(图 2 - 33 - 3):基础心律为窦性心律合并文氏型房室传导伴反复搏动未下传
(平均心率为 54 bpm,最慢心率为 42 bpm,最快心率为 77 bpm,心搏总数为 76 838 个);心率变异性
正常(SDNN 为 103,SDANN 为 96,SDNN Index 为 30,r - MSSD 为 51,三角指数为 23.4);偶发房性早
搏(212 个),成对房性早搏(9 次),短暂房性心动过速(1 阵);ST - T 未见异常。

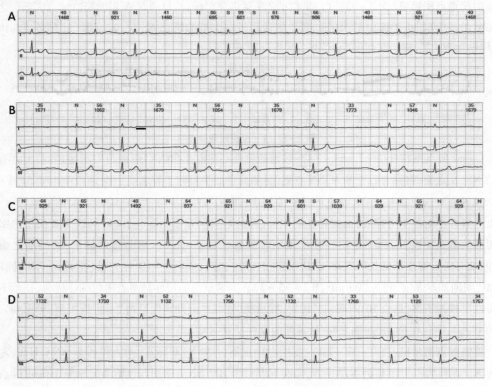

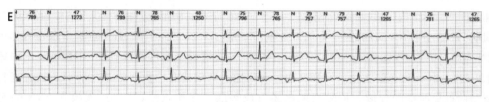

图 2 - 33 - 3　动态心电图片段

A:文氏型房室传导伴反复搏动未下传,房性早搏;B:文氏型房室传导阻滞伴反复搏动未下传;

C:文氏型房室传导阻滞,房性早搏;D:最慢心率(54 bpm);

E:最快心率(76 bpm),文氏型房室传导伴窦性反复搏动未下传

点评: 房性早搏未下传的 Lorenz 散点图特征是阻滞前、后点集对称分布于等速线,而文氏型房室传导阻滞 Lorenz 散点图特征是阻滞前、后点集不对称分布于等速线的两边。散点图上有文氏型房室传导阻滞的特点,但心电图片段中发现长周期中都有固定联律间期的 P'波未下传,要诊断文氏型阻滞,还是诊断房性早搏未下传? 房室传导正常时,房性早搏未下传只见于短联律间期的房性早搏;房室传导异常的情况下,较长联律间期的房性早搏也可以被阻滞,形成代偿不完全的长周期(N. N<2NN)。实际上,房室交界区的文氏型传导针对的是所有室上性激动,房室结并不能区分是窦性心搏还是房性心搏,因为房性心动过速、心房扑动、心房颤动都存在文氏型传导,故病理情况下文氏型房室传导阻滞与房性早搏未下传可以并存。只是本例较特殊,偶发下传的房性早搏,联律间期有不固定趋势,但所有未下传 P'波均有固定的短 RP'间期,强烈提示折返机制,长 PR 之后的短 RP⁻符合反复搏动的概念,故诊断为窦性反复搏动未下传,其本质是一种特殊类型的房性早搏未下传。文氏周期后的反复搏动未下传提前终止了预期的文氏周期长度,实际上是增加了长周期的频次,客观上加重了房室传导阻滞的程度,所以本例阻滞前、后点集密集,达 11 161 个点。从窦性心律点集(NNN)上看,平均心室率约为 60 bpm,但实际上平均心室率只有 54 bpm。文氏型房室传导阻滞合并房性早搏未下传,散点图显示的是文氏型房室传导阻滞的特征,房性早搏未下传的特点就表现不出来。另外,在散点图分析中,作辅助线有助于精准分析(如本例制作的 $y=2x$、$y=0.5x$ 线)。

【病例 34】翟某,女,58 岁。室性并行心律,部分室性早搏呈插入性。

时间散点图特征(图 2 - 34 - 1):相对致密的 NN 层呈窄条带状、贯穿全程;相对宽散的 NV 层与 VN 层上、下伴行,与 NN 层分界不清、同步起伏,时断时续。仔细观察发现,绿色的 NV 层中有时重叠有成势的黑色点集(VN'层),提示可能有大量插入性室性早搏。

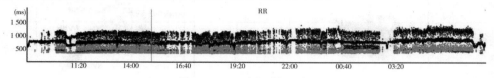

图 2 - 34 - 1　全程时间散点图

Lorenz 散点图特征(图 2 - 34 - 2A、图 2 - 34 - 2C):窦性心律点集(NNN)呈棒球拍状,纵行分布于等速线,位置、形态正常。长长周期区的绿色早搏点集(NVN)沿心率均等线融入 NNN 点集中,长短周期区的早搏前点集(NNV)与早搏后点集(VNN)向上、向左也汇入 NNN 点集中,总体上形成特

征性的倒"Y"形结构,是联律间期不固定、并行心律的特征。等速线近端还有少量的绿色点集,其代偿间期(VN′)小于 NN 间期,提示有插入性室性早搏(NVN′)。绿色的 NVN 点集中重叠有黑色的 VN′N 点集。单独显示正常心搏的 Lorenz 散点图,发现有少量窦性心律点集(N′NN)跳出棒球拍(图 2-34-2C 用红色箭头指示),N′N 变短表明插入性早搏有干扰性的 PR 间期延长,且延长的量就是此点集前移的程度。长短周期区还有成势的二联律点集(VNV),大致在 NVN 的对称位置。

差值散点图特征(图 2-34-2B、图 2-34-2D):窦性心律点集(NNNN)居原点,单发室性早搏的起点集(NNNV)、始点集(NNVN)、终点集(NVNN)、止点集(VNNN)对称于 $y = x$ 线,是代偿完全的标志。插入性早搏的起点集(NNNV)、始点集(NNVN′)、终点集(NVN′N)、止点集(VN′NN)顺时针分布于 06:00、09:00、12:00、03:00 点的方向,可以看到,NVN′N 右下延伸,VN′NN 左上延伸。图 2-34-2B 中红色箭头指示的特征点集均是插入性早搏相关的散点集,来源于图 2-34-2A 中的红色临界有向连通图,其中 VN′N→NNV 向量指向 VN′NV,是插入性早搏三联律的特征点集,大致分布于 04:30 方向;白色箭头来源于 N′NN→NNNN 向量,指向 N′NNN 点集,此点集离开 NNNN 点集右移的程度代表插入性室性早搏造成干扰性 PR 间期延长的量;黑色箭头指示的是二联律(VNVN)相关的特征点集,其中 VNV→NVN′ 向量指向 VNVN′,分布于 x 轴负侧远离原点,代表普通室性早搏与插入性室性早搏形成的二联律。VNVN、NVNV 分布于第 Ⅱ、Ⅳ 象限,偏离角分线,是联律间期不固定、并行心律性二联律的表现。

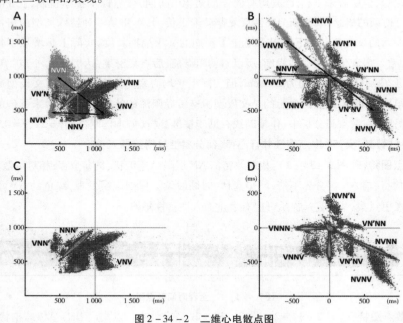

图 2-34-2 二维心电散点图

A:全程 Lorenz 散点图;B:全程差值散点图;C:全程 Lorenz 散点图(隐藏 V 居中的点);
D:全程差值散点图(隐藏 V 居第三位的点)

　　动态心电图诊断（图 2 - 34 - 3）：基础心律为窦性心律（平均心率为 78 bpm，最慢心率为 62 bpm，最快心率为 119 bpm，心搏总数为 111 091 个）；频发室性早搏呈并行心律（16 322 个），有时呈二联律（707 阵）、三联律（342 阵），部分呈插入性，成对室性早搏（3 次）；偶发房性早搏（55 个），成对房性早搏（1 次）、短暂房性心动过速（1 阵）；心率变异性降低（SDNN 为 65，SDANN 为 60，SDNN Index 为 26，r - MSSD 为 17，三角指数为 12.1）；T 波改变。

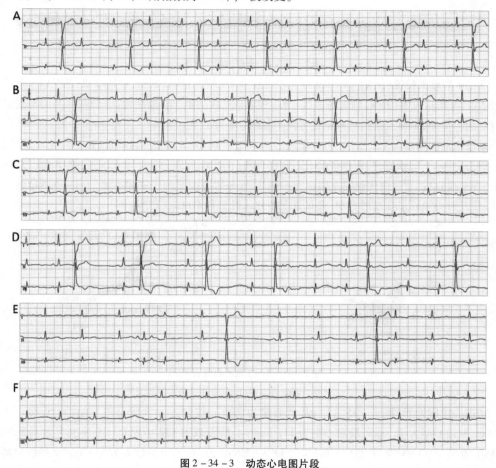

图 2 - 34 - 3　动态心电图片段

A:插入性室性早搏三联律;B:室性早搏三联律;C:插入性室性早搏与代偿完全的室性早搏相交替;
D:室性早搏二联律;E:成对房性早搏,室性早搏;F:短暂房性心动过速

　　点评：虽然代偿完全的室性早搏与插入性室性早搏散点图各具特征，但二者并存时，插入性早搏的特征点集往往被掩盖，如 VN′层重叠在 NV 层中、VN′N、N′NN 重叠在 NVN 中、VN′NV 重叠在 NVNV 中。相对而言，差值散点图对两种节律的表达最细致，不仅能看到插入性早搏完整的终、止点集，而且能看到 N′NNN 点集，以及插入性室性早搏引起的干扰性 PR 间期延长的量，且普通室性早搏二联律、三联律与插入性室性早搏三联律的特征点集互不掩盖，各具特征。

【病例 35】魏某,男,79 岁。交界性并行心律。

时间散点图特征(图 2 - 35 - 1):致密的 NN 层位置较低,居中起伏,贯穿全程,上、下伴行的代偿间期层与联律间期层均较为宽散,与 NN 层分界不清,几乎持续全程,符合代偿完全的室性并行心律特征。逆向技术显示早搏形态大致正常,提示交界性早搏呈并行心律。

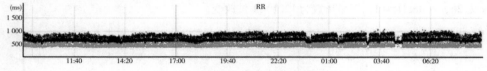

图 2 - 35 - 1　全程时间散点图

Lorenz 散点图特征(图 2 - 35 - 2A):窦性心律点集(NNN)位置较低,早搏点集(NJN)、早搏前点集(NNJ)、早搏后点集(JNN)均向等速线延伸,形成特征性的倒"Y"形结构,符合联律间期不固定的并行心律。另外,早搏点集的对称位置可见少量的二联律点集(JNJ)。

差值散点图特征(图 2 - 35 - 2B):窦性心律点集(NNNN)居原点,起点集(NNNJ)于 y 轴负侧,止点集(JNNN)于 x 轴负侧,始点集(NNJN)、终点集(NJNN)分别分布于 $y = 2x$、$y = 0.5x$ 线,总体对称于 $y = x$ 线分布,是早搏代偿完全的标志。第 II、IV 象限有少量的二联律点集(JNJN、NJNJ)偏离角分线,是并行心律性二联律的表现;第 III 象限角分线有三联律点集(JNNJ)。

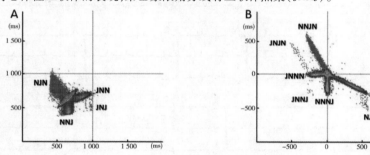

图 2 - 35 - 2　二维心电散点图

A:全程 Lorenz 散点图;B:全程差值散点图

动态心电图诊断(图 2 - 35 - 3):基础心律为窦性心律合并一度房室传导阻滞(平均心率为90 bpm,最慢心率为 75 bpm,最快心率为 117 bpm,心搏总数为 132 079 个);心率变异性显著降低(SDNN 为 37,SDANN 为 31,SDNN Index 为 18,r - MSSD 为 14,三角指数为 9.5);频发交界性早搏呈并行心律(8953),偶呈二联律、三联律;偶发室性早搏(7 个);ST - T 未见异常。

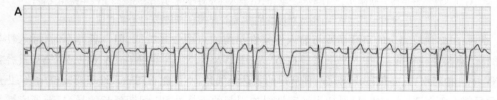

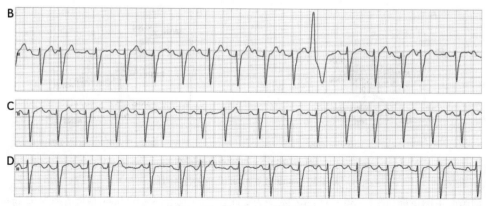

图2-35-3　动态心电图片段

A:交界性早搏室性早搏连发;B:室性早搏;C:交界性早搏二联律(NJNJ);D:交界性并行心律

点评:若并行心律的代偿间歇完全,是室性并行心律还是交界性并行心律,或者说交界性早搏中有多少室性早搏? 只有查看模板、结合动态心电图才能定夺。一度房室传导阻滞散点图也无法显示,这是因为散点图忽略了形态信息。只有把握散点图各自的优缺点,才能更好地将其运用于临床诊断。

【病例36】巩某,男,71 岁。频发房性早搏。

时间散点图特征(图2-36-1):致密的 NN 层呈窄条带状,上、下起伏,贯穿全程。其下 400 ms 附近分布有致密的紫色 NS 层,主要分布在前 10 h,断断续续,起伏不明显;其上伴行的 SN 层紧贴 NN 层。另有少量紫色散点高低不等,散在全程。

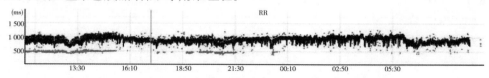

图2-36-1　全程时间散点图

Lorenz 散点图特征(图2-36-2A):窦性心律点集(NNN)呈棒球拍状,纵向分布于等速线,形态位置正常。长短周期区有密集的紫色早搏点集(NSN),主轴略右倾,长短周期区底层是致密的早搏前点集(NNS),贴近 NNN 点集的是早搏后点集(SNN)。另有少量散点分散在上述特征点集之间,提示少量房性早搏联律期不固定。

差值散点图特征(图2-36-2B):窦性心律点集(NNNN)居原点,早搏起点集(NNNS)分布于 y 轴负侧,分布范围较大;早搏止点集(SNNN)分布于 x 轴负侧,分布范围较小;早搏始点集(NNSN)分布于第Ⅱ象限,主轴斜率大于 -2;早搏终点集(NSNN)分布于第Ⅳ象限,主轴斜率小于 -0.5。总体上看,房性早搏的起、始、终、止点集不对称于 $y = x$ 线,这是房性早搏代偿不完全的标志。第Ⅱ、Ⅳ象限角分线有成势的二联律点集(SNSN、NSNS,绿色箭头指示);第Ⅲ象限红色箭头指示的是三联律点集(SNNS),贴近 y 轴负侧,与室性早搏三联律(分布于第Ⅲ象限角分线)明显不同,也是代偿不完全的表现。

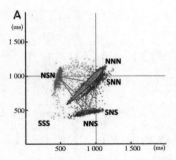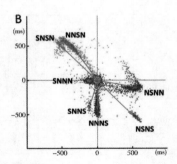

图 2 - 36 - 2　二维心电散点图

A:全程 Lorenz 散点图;B:全程差值散点图

动态心电图诊断(图 2 - 36 - 3):基础心律为窦性心律(平均心率为 67 bpm,最慢心率为 52 bpm,最快心率为 101 bpm,心搏总数为 92 399 个);心率变异性降低(SDNN 为 91,SDANN 为 76,SDNN Index 为 45,r - MSSD 为 17,三角指数为 26.3);偶发室性早搏(5 个);频发房性早搏(2504 个),房性早搏成对(27 次)、短暂房性心动过速(4 阵),有时呈二联律(36 阵)、三联律(6 阵);ST - T 改变未见异常。

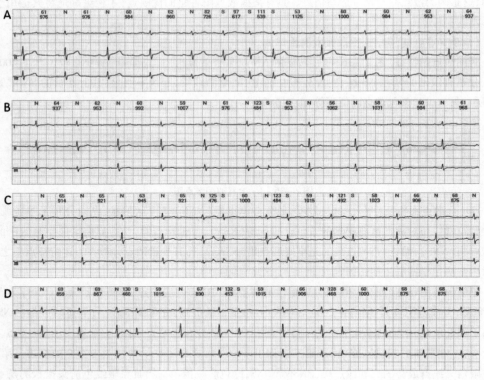

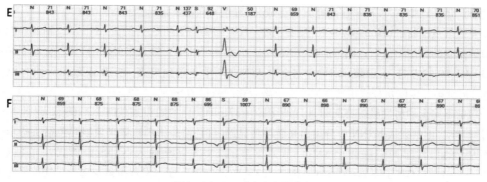

图 2 - 36 - 3 动态心电图片段

A:短暂房性心动过速;B:房性早搏;C:房性早搏二联律;

D:房性早搏三联律;E:房性、室性早搏连发;F:多源性房性早搏

点评:频发房性早搏的三种散点图各具特征,观察重点也各有侧重。时间散点图重点查看早搏发生的时刻及持续的时间(分层时段),初步确定早搏的性质(代偿不完全,部分早搏联律间期不固定);Lorenz 散点图则集中展示 RR 间期的分类特征,可以确定早搏性质为代偿不完全的房性早搏,多数联律间期相对固定,提示折返机制,少量房性早搏联律间期不固定,是由自律性增高引起,可能存在多源性;差值散点图更详细地刻画了 Lorenz 散点图内部的先后次序(图 2 - 36 - 2A 图中的临界有向连通图平移到图 2 - 36 - 2B 的原点,形成指向各特征点集的辐射状箭头),为我们展示了房性早搏的临界分布规律,二联律、三联律的有无及多少对比一目了然,这些单看 Lorenz 散点图是无法确定的,但这些节律变化发生在什么时刻,还要查看时间散点图。三种散点图是相互补充、相互印证的关系。

【病例 37】杨某,男,75 岁。频发房性早搏,部分房性早搏伴节律重整。

时间散点图特征(图 2 - 37 - 1A、图 2 - 37 - 1A$_1$、图 2 - 37 - 1A$_2$):致密的 NN 层呈窄长状,上下起伏,贯穿全程,有时分 2 ~ 3 层。2 层时段(图 2 - 37 - 1A$_1$)显示,时断时续联律间期层用紫色显示(NS 层),相对集中在低位,起伏不明显;NN 层之上未见同步的 SN 层,表明 SN 层完全融入 NN 层,提示频发房性早搏伴等周期代偿(节律重整);3 层时段(图 2 - 37 - 1A$_2$)可见明确的 SN 层与低位 NS 层伴行起伏在 NN 层之上,是代偿不完全的普通房性早搏。

Lorenz 散点图特征(图 2 - 37 - 1B、图 2 - 37 - 1B$_1$、图 2 - 37 - 1B$_2$):图 2 - 37 - 1B$_1$、图 2 - 37 - 1B$_2$是图 2 - 37 - 1B 的子图,全图的特征是子图特征的合并。图 2 - 37 - 1B$_1$ 显示窦性心律点集(NNN)呈棒球拍状,纵行分布于等速线,紫色的早搏点集(NSN)与黑色的早搏前点集(NNS)对称分布于等速线两侧,而未见独立的早搏后点集(SNN),这种散点图特征是频发房性早搏伴节律重整的特征,也是普通房性早搏长时段二联律,或者兼而有之,Lorenz 散点图无法鉴别。图 2 - 37 - 1B$_2$ 与图 2 - 37 - 1B$_1$ 不同的是长短周期区有明确的早搏后点集(SNN),表明此时段房性早搏代偿间歇不完全,有滞后节律重整。图 2 - 37 - 1B 中除了有图 2 - 37 - 1B$_1$、图 2 - 37 - 1B$_2$ 的特征,还发现少量房性早搏连发点集(NSS、SSS)分布于等速线近端,NSN 点集之下;部分紫色的 NSN 点集横坐标较长,接近 NNN 点集,长短周期区的有其对称成分(红色双向箭头指示,为 SNS 点集)。

　　差值散点图特征(图 2 – 37 – 1C、图 2 – 37 – 1C$_1$、图 2 – 37 – 1C$_2$):图 2 – 37 – 1C$_1$ 图是房性早搏伴节律重整的典型差值散点图,起点集(NNNS)、始点集(NNSN)、终点集(NSNN)分别分布于06:00、10:30、03:00 时方向,止点集(SNNN)完全融入 NNNN 中不单独显露。第Ⅳ象限角分线有成势的NSNS,提示第Ⅱ象限角分线中的 NNNS 点集融有相同数目的 SNSN 点集(NN = SN)。图 2 – 37 – 1C$_2$则是代偿不完全的房性早搏特征图,相当于图 2 – 37 – 1C$_1$ 图的始点集(NNSN)、终点集(NSNN)均顺时针转动,止点集从 NNNN 中分离出来而单独显露(红色箭头指示);第Ⅲ象限黑色箭头指示是代偿不完全的房性早搏三联律(SNNS),节律重整的 SNNS 完全融入 NNNS 中而无法单独显露。图 2 – 37 – 1C除了其子图 2 – 37 – 1C$_1$、图 2 – 37 – 1C$_2$ 的特征,还可发现少量与房性早搏连发相关的点集(黑色箭头指示)。图 2 – 37 – 1B 中的临界有向连通图可知,x 轴负侧偏上的成势散点为 NNSS(NNS→NSS),y 轴正侧略右的成势散点是 NSSN(NSS→SSN),第Ⅳ象限的 NSNN 中融有少量 SSNN成分(SSN→SNN),这三个特点集是房性早搏成对的标志。

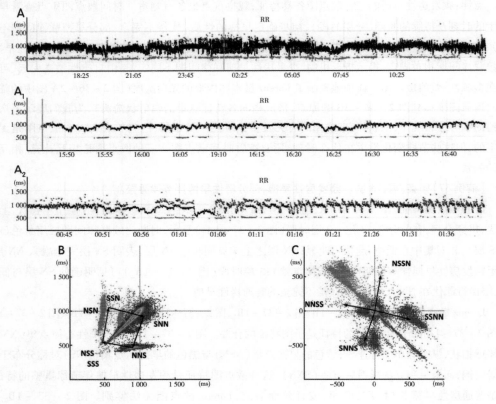

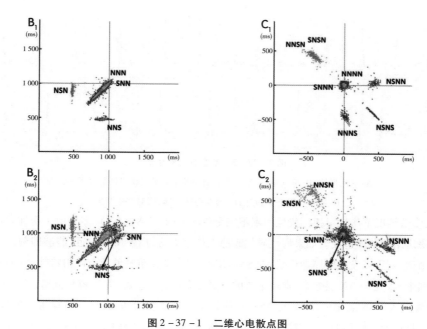

图 2 - 37 - 1　二维心电散点图

A:全程时间散点图;A_1:1 h 时间散点图(15:45—16:45);A_2:1 h 时间散点图(00:41—01:41);

B:全程 Lorenz 散点图;B_1:1 h Lorenz 散点图(15:45—16:45);B_2:1 h 时间散点图(00:41—01:41);

C:全程差值散点图;C_1:1 h 差值散点图(15:45—16:45);C_2:差值散点图(00:41—01:41)

　　动态心电图诊断(图 2 - 37 - 2):基础心律为窦性心律(平均心率为 69 bpm,最慢心率为 49 bpm,最快心率为 113 bpm,心搏总数为 97 076 个);心率变异性正常(SDNN 为 102,SDANN 为 76,SDNN Index 为 58,r - MSSD 为 24,三角指数为 26.3);频发房性早搏(9927 个),成对房性早搏(94 次),短暂房性心动过速(28 阵),有时呈二联律(437 阵)、三联律(179 阵);偶发室性早搏(11 个);ST - T 改变。

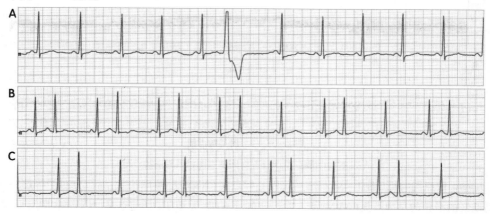

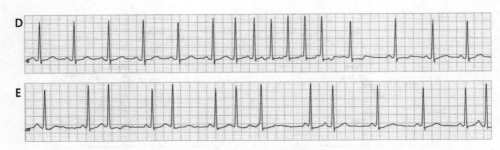

图2-37-2 动态心电图片段

A:室性早搏;B:房性早搏二、三联律;C:房性早搏三联律伴节律重整;

D:短暂房性心动过速;E:频发房性早搏,成对房性早搏

点评:多数情况下房性早搏的代偿间歇不完全(NS + SN - NN < NN),多是由于房性异位起源点滞后重整窦房结的节律造成。如果房性异位起源点位于右房,离窦房结较近,能够即刻侵入窦房结并重整其节律,则可以发生等周期代偿,即 SN = NN。伴有节律重整的散点图很特殊,由于 SN = NN,时间散点图中 SN 层与 NN 层融合,常规早搏的 3 层变 2 层,与连续二联律容易混淆。Lorenz 散点图中 SNN 点集融入 NNN 点集中,NNS 与 NSN 对称分布于等速线的两边,这是节律重整的标志,但这样的散点图特征使二联律的有无难以确定。差值散点图律重整呈 03:00、06:00、10:30 方向的倒"Y"形特征点集,第Ⅳ象限角分线的 NSNS 点集可以判断二联律的多少,但由于 SNNS 融入了NNNS,无法判断三联律的量。本病例既有节律重速的房性早搏,又有代偿不完全的房性早搏,了解二者散点图的区别与联系,有利于快速识别更复杂的散点图。

【病例38】刘某,女,31 岁。频发室性早搏,有时呈三联律。

时间散点图特征(图2-38-1):NN 层有昼低夜高之调节,部分时段分为 3 层,底层的绿色联律间期层为 NV 层,上有伴行的 VN 层,1 h 放大图(图2-38-1B)显示 3 层基本等间距。

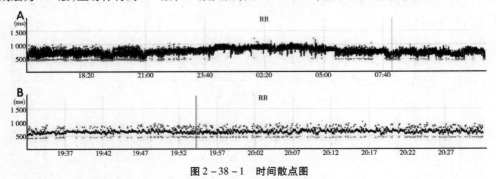

图2-38-1 时间散点图

A:全程时间散点图;B:1 h 时间散点图(19:32—20:32)

Lorenz 散点图特征(图2-38-2A):窦性心律点集(NNN)呈棒球拍状,纵行分布于等速线。短长周期区的绿色的早搏点集(NVN)基本垂直分布,长短周期区的早搏前点集(NNV)水平走行,范围较小,早搏后点集(VNN)的斜率约为 0.5。

　　差值散点图特征(图2-38-2B):窦性心律点集(NNNN)中居原点,起(NNNV)自 y 轴负侧,止于(VNNN)x 轴负侧,始点集(NNVN)、终点集(NVNN)分别在第Ⅱ、Ⅳ象限沿 $y = -2x$ 线、$y = -0.5x$ 线分布,第Ⅲ象限角分线分布的是三联律点集(VNNV)。Lorenz 散点图中的临界有向连通图(闭合向量环)平移至差值散点图中,各向量指向相应的特征点集。由于闭合向量环的合向量为零,可知 NNNV + NNVN + NVNN + VNNN = 0,NNVN + NVNN + VNNV = 0,可见差值散点图满足向量守恒定律。

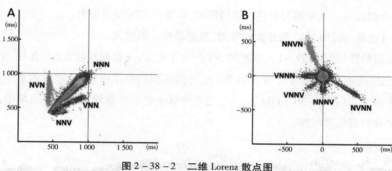

图2-38-2　二维 Lorenz 散点图

A:全程 Lorenz 散点图;B:全程差值散点图

　　动态心电图诊断(图2-38-3):基础心律为窦性心律(平均心率为83 bpm,最慢心率为56 bpm,最快心率为137 bpm,心搏总数为103 474 个);心率变异性正常(SDNN 为106,SDANN 为95,SDNN Index为49,r - MSSD 为25,三角指数为29.1);频发室性早搏(2740 个),有时呈三联律(44 阵);ST - T未见异常。

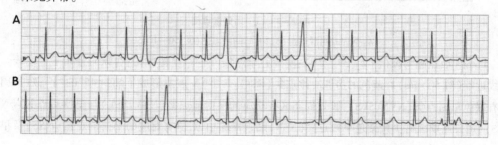

图2-38-3　动态心电图片段

A:室性早搏三联律;B:室性早搏,偶发房性早搏

　　点评:代偿完全的折返性室性早搏的 RR 间期满足 NV + VN = 2NN,所以时间散点图的特征是 NN 层是 NV 层与 VN 层的中位线,即3层等间距,Lorenz 散点图的特征是早搏后点集(SNN)的主轴斜率为0.5,差值散点图中早搏始点集(NNVN)、早搏终点集(NVNN)的主轴斜率分别为 -2、-0.5。在没有二联律的情况下,NNV 点集在水平方向的范围分布,代表了早搏发生时主导心律的频率周期范围。本例室性早搏基本出现在频率较快的时段,时间散点图显示室性早搏基本出现在白天,多提示器质性病变。由于 Lorenz 散点图中的临界有向连通图是闭合向量环,而闭合向量环的合向量为

零,所以差值散点图中所有点的合坐标为零。证明差值散点图满足向量守恒定律。

VNNN 点集在 x 轴负侧的分布范围大于 NNNV 在 y 轴负侧的分布范围,提示早搏多发生在窦性心律性心减速过程中。设室性早搏前的 NN 周期为 $NN_{前}$,之后的 NN 周期为 $NN_{后}$,则 $VN - NN_{后} > NN_{前} - NV$,$VN = 2NN_{后} - NV$,所以 $NN_{后} > NN_{前}$。多数室性早搏前后的 RR 间期变化不大,差值散点图表现为起、止点集对称于 $y = x$ 线,而此宏观表现在 Lorenz 散点图与时间散点图中均无法观察,直接查看心电图也不容易发现,这是差值散点图的独特之处。这表明室性早搏出现在窦性心律减速过程中,而不应理解为室性早搏对窦性心律的影响,即窦性心律震荡现象。

【病例 39】张某,女,56 岁。频发室性早搏,短暂房性心动过速。

时间散点图特征(图 2 - 39 - 1):致密的 NN 层上下起伏,上有同步起伏的 VN 层,下有起伏不明显的 NV 层,三层基本等间距。09:34 之后 NN 层突然断裂约半小时,代之紫色的水平线(SS 层,约 500 ms)。2 h 放大图(图 2 - 39 - 1B)显示,紫色水平线中也有少量绿色的早搏点跳出,提示短暂房性心动过速中合并有室性早搏。

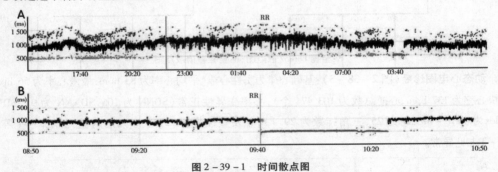

图 2 - 39 - 1 时间散点图

A:全程时间散点图;B:2 h 时间散点图(08:50—10:50)

Lorenz 散点图特征(图 2 - 39 - 2A):窦性心律点集(NNN)呈棒球拍状,纵向分布于等速线。等速线近端(约 500 ms)有紫色的房性心律点集(SSS),与 NNN 点集形成了倾斜 45°的"!";短长周期区有绿色早搏点集(NVN、SVS),长短周期区有相应的早搏前点集(NNV、SSV)与早搏后点集(SNN、VSS);短长周期区有少量紫色早搏点集(NSN)贴近棒球拍,对侧有对应的早搏前点集(NNS)及早搏后点集(SNN)均贴近"棒球拍"。

差值散点图特征(图 2 - 39 - 2B):窦性心律点集(NNNN)中居原点;室性早搏的起点集、始点集、终点集、止点集大致对称于 $y = x$ 线分布;第 Ⅱ、Ⅳ 象限角分线的二联律点集近原点分布,代表房性早搏二联律(SNSN、NSNS);紫色的 NNSN 点集(第 Ⅱ 象限)与黑色的 NSNN 点集(第 Ⅳ 象限)近原点,不对称于 $y = x$ 线分布。其余点集重叠在上述点集中无法查看。

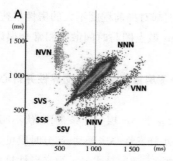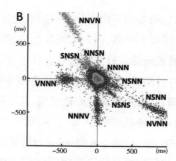

图 2 - 39 - 2　二维心电散点图

A:全程 Lorenz 散点图;B:全程差值散点图

动态心电图诊断(图 2 - 39 - 3):基础心律为窦性心律(平均心率为 63 bpm,最慢心率为 44 bpm,最快心率为 102 bpm,心搏总数为 89 030 个);心率变异性正常(SDNN 为 120,SDANN 为 106,SDNN Index 为 53,r - MSSD 为 33,三角指数为 35.9);频发室性早搏(694 个);频发房性早搏(4450 个);单发房性早搏(400 个),成对房性早搏(1 次),短暂房性心动过速(8 阵),有时呈二联律(25 阵);ST - T改变,提示心肌缺血。

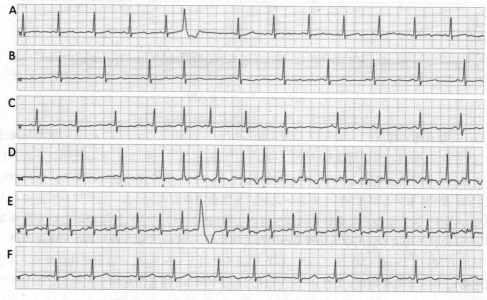

图 2 - 39 - 3　动态心电图片段

A:室性早搏;B:房性早搏;C:成对房性早搏;D:房性心动过速起始;

E:房性心动过速中的室性早搏;F:房性早搏二联律

点评:本例为频发房性早搏合并频发室性早搏,散点图各具特征,互不掩盖。对于较长时间的短暂房性心动过速,时间散点图能发现其发生的时刻及持续的时间,Lorenz 散点图可以测得其频率范围,发现房性心动过速中的室性早搏代偿完全,而差值散点图却无法观察短暂房性心动过速的情况。差值散点图虽然不能区分不同频率的连续等周期,但却对提前程度不大的房性早搏高度敏感,而且对二联律检出率高,而提前程度小的房性早搏 Lorenz 散点图与时间散点图常会误认为窦性心律不齐,容易被漏诊。故三种散点图合参十分必要。

【病例 40】蔡某,男,81 岁。窦性心律 + VVI 起搏,一度房室传导阻滞,交界性并行心律,房性早搏,房性早搏连发,短暂房性心动过速,阵发性心房颤动。

时间散点图特征(图 2 - 40 - 1A、图 2 - 40 - 1B):致密的 NN 层呈窄条带,起伏不明显,部分时段(07:43—05:58,持续 1 h 45 min)分散成宽条带状,提示阵发性心房颤动,部分时段可见联律间期不固定的联律间期层及代偿间期层(图 2 - 40 - 1B 较清晰)。逆向技术显示为交界性早搏或高位室性早搏(图 2 - 40 - 3B、图 2 - 40 - 3C、图 2 - 40 - 3D、图 2 - 40 - 3M),符合并行心律的特征,1.05 s 线处隐约可见粉色的起搏线(NP 或 PP 层),还有断断续续的紫色 NS 层及代偿不完全的 SN 层重叠其中。

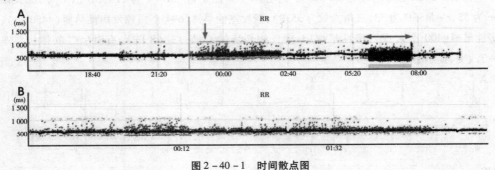

图 2 - 40 - 1　时间散点图

A:全程时间散点图;B:3 h 时间散点图(22:52—02:52)

Lorenz 散点图特征(图 2 - 40 - 2A、图 2 - 40 - 2C):全程图(图 2 - 40 - 2A)显示扇图与棒球拍重叠,位置较低,隐藏心房颤动扇图后(图 2 - 40 - 2C),露出倒“Y”形结构,提示代偿完全的并行心律。紫色的房性早搏点集垂直分布,向上延伸超过 1.0 s 线,向下发现等速线近端有少量房性连发点集(NSS、SSS),主导心率在 90 ~ 120 bpm 之间。为何会出现有超过 1.0 s 的长周期? 逆向技术发现主导心律有一度房室传导阻滞合并间歇性室内阻滞(图 2 - 40 - 3A),长周期均出现在房性早搏之后,但如此长的周期不能用单发房性早搏的代偿间期(SN)解释,推测房性早搏中可能还重叠一个未下传的 P'波(图 2 - 40 - 3D、图 2 - 40 - 3F),即此长周期为 S.N 周期(点表示房性早搏未下传引起的长周期)。由于本例合并有交界性并行心律,成对房性早搏单个下传造成的 S.N 周期启动 VVI 起搏器的低限频率周期(1.05 s),形成粉色的 SPN 点集(粉色);联律间期不固定的交界性早搏也可能出现在其中的不同部位,从而形成沿心率均等线(图 2 - 40 - 2A 中虚线)分布的 SJN 点集,此心率均等线交 x 轴的刻度为 1.6 s,表明此 S.N 长周期约为 1.6 s。由于 SJ 周期不固定(交界性并行心律的特征),所以 NSJ(紫色)从 NSN 向上延伸到最高的 NSP(紫色)(图 2 - 40 - 2C)。

差值散点图特征(图 2 - 40 - 2B、图 2 - 40 - 2D):全程图(图 2 - 40 - 2C)可见心房颤动的弥漫性散点及长周期相关的散点,隐藏心房颤动点集(图 2 - 40 - 2D),可见窦性心律点集(NNNN)中居原点,交界性并行心律的起、始、终、止对称于 $y=x$ 线;红色箭头指示的特征点集是起搏周期(SP)相关的特征点集 NNSP、NSPN、SPNN,白色箭头指向 PNNS 点集,这四个箭头来自 Lorenz 散点图中的临界闭合有向连通图,可知 NNSP + NSPN + SPNN + PNNS = 0,PNNS 融入 NNNS,提示 PN≈NN。

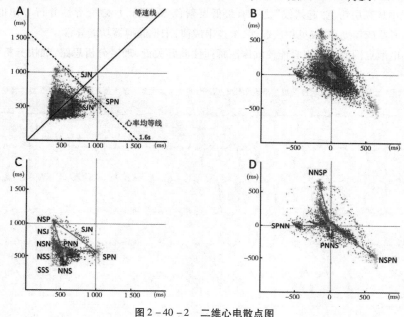

图 2 - 40 - 2 二维心电散点图

A:全程 Lorenz 散点图;B:全程差值散点图;C:全程 Lorenz 散点图(隐藏心房颤动点集);
D:全程差值散点图(隐藏心房颤动点集)

动态心电图诊断(图 2 - 40 - 3):基础心律为窦性心律 + VVI 起搏 + 阵发性心房颤动(平均心率为 106 bpm,最慢心率为 63 bpm,最快心率为 158 bpm,心搏总数为 114 729 个);心率变异性显著降低(SDNN 为 40,SDANN 为 34,SDNN Index 为 16,r - MSSD 为 27,三角指数为 5.2);偶发室性早搏(5 个);频发交界性早搏呈并行心律(1148);频发房性早搏(606 个),房性早搏成对(93 次),短暂房性心动过速(5 阵),阵发性心房颤动(1 阵,持续 104 min 55 s);ST - T 改变。

点评:本例动态电图不仅复杂,而且难度较大。当主导心律为一度房室传导阻滞伴间歇性室内传导阻滞合并阵发性心房颤动、交界性并行心律、频发房性早搏、房性早搏连发伴部分未下传、VVI 起搏等多种心律失常时,常相互影响,混淆视线,是房性早搏伴心室内差异性传导,还是房性早搏未下传 + 室性早搏(图 2 - 40 - 3L)?是交界性并行心律伴室内差异性传导,还是室性并行心律(图 2 - 40 - 3C,图 2 - 40 - 3K,图 2 - 40 - 3M)?长周期的出现到底是室性早搏伴超代偿间期,还是窦房传导阻滞或窦性暂停,或是房性早搏未下传(图 2 - 40 - 3M)?看心电图如雾里看花,查看散点图却相对简洁,阵发性心房颤动时间散点图一目了然。代偿完全的并行心律的三种散点图特征均明显,只是室性并行心律与交界性并行心律伴室内差异性传导难以确定。结合本例主导心律中有间歇性室内传导阻滞,室内阻滞时的宽 QRS 与并行心律的 QRS 形态一致,故认为本例并行心律为交界性并行心律伴室内差异性传导(室内传导阻滞),而且房性早搏也可以发生类似的差异性传导(图2-40-3L、图2-40-3M),但不除外与室内阻滞图形类似的高位室性并行心律。

本例窦房结频率较快,亦无高度房室传导阻滞,S.N长周期只是房性早搏之后部分时段出现(时间散点图中最高层粉色"起搏线"之下有最低层紫色NS层),加之交界性并行心律也随时插入S.N中,故起搏器依赖度小,仅见单次起搏,未连串成律,未见起搏器功能异常。

总之,心电散点图的宏观视野能使临床医师抓住问题关键,理清分析思路,加快分析过程,得出合理结论。

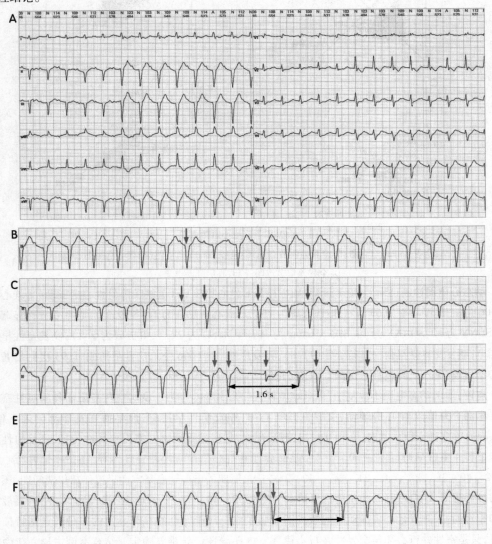

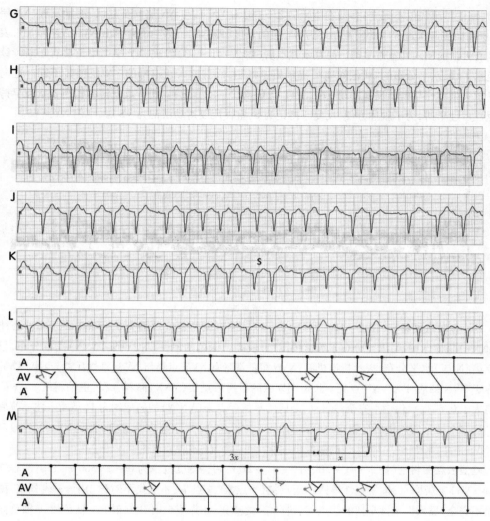

图 2 - 40 - 3　动态心电图片段

A:一度房室传导阻滞,间歇性室内阻滞;B:交界性早搏间歇性室内传导阻滞;C:交界性早搏二联律伴室内差传,
提示并行心律;D:交界性并行心律,成对房性早搏单个下传,间歇性室内传导阻滞;E:室性早搏;F:成对房性
早搏单个下传,VVI 起搏;G:成对房性早搏,短暂房性心动过速;H:阵发性心房颤动;I:心房颤动终止;
J:短暂房性心动过速;K:房性早搏,间歇性室内传导阻滞;L:一度房室传导阻滞,交界性并行心律伴室内
差异性传导;M:一度房室传导阻滞,交界性并行心律,成对房性早搏单个下传,室内差异性传导

【病例 41】王某,男,65 岁。频发室性早搏,部分呈插入性,部分伴反复搏动。

时间散点图特征(图 2 - 41 - 1A、图 2 - 41 - 1B):贯穿全程的 NN 层相对致密,位置较高,显著
起伏,提示主导心律频率较慢,总体变异性大。底层有几乎水平分布的 NV 层(绿色),与之伴行的
VN 层只有少数在 NN 层之上,且与 NN 层间距较小(小于 NN 层与 NV 的层间距),提示主导心律较

慢时,室性早搏代偿不完全;多数在 NN 层之下(记为 VN′),与 NN 层同步起伏,测量发现,NN 层与 VN′层在同步起伏过程中的间距始终为 NV 层的高度,即 NN − VN′ ≈ NV 得出 NV + VN′ ≈ NN,表明本例有大量的插入性室性早搏。隐藏室性点后(图 2 − 41 − 1B)发现,NV 层当中重叠有断断续续的黑色水平线,水平分布的“代偿间期”,提示折返机制,这与插入性早搏的 VN′层明显不同。逆向技术显示大量室性早搏伴反复搏动(图 2 − 41 − 3C、图 2 − 41 − 3E)。由于反复搏动相当于室性早搏后折返性房性早搏,为了叙述方便,反复心搏记为 S,室性反复搏动层记为 VS 层,本例 NV ≈ VS。

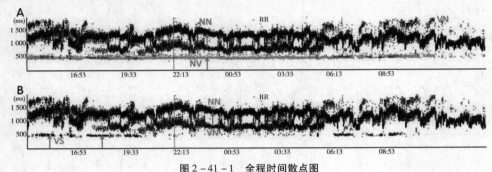

图 2 − 41 − 1　全程时间散点图

A:全心搏;B:隐藏室性点(NV、VV 层)

Lorenz 散点图特征(图 2 − 41 − 2A、图 2 − 41 − 2C):调整刻度范围为 0 ~ 3000 ms。窦性心律点集(NNN)呈棒球拍状,纵行分布于等速线,位置较高。绿色的室性早搏点集(NVN)垂直分布,早搏前点集(NNV)水平分布,提示折返机制,NVN 最低端融有 NVN′点集与 NVS(室性反复)点集,NNV 中对称于 NVN 的成分为 VNV 点集。长短周期区的早搏后点集(VNN)倾斜分布,主轴斜线 $y = x$ 的斜率略大于 0.5,提示代偿不完全;短长周期区的早搏后点集(VN′N)的斜率约为 1,是插入性早搏后点集。隐藏室性早搏点集后显露垂直分布的 VSN 点集,与 NVN 点集完全重叠,表明 NV ≈ VS,相对固定,NVS 点集局限分布于等速线的最低点。

差值散点图特征(图 2 − 41 − 2B、图 2 − 41 − 2D):调整刻度范围为 0 ~ ±1500 ms。窦性心律点集(NNNN)中居原点;单发室性早搏的起点集、始点集、终点集、止点集不对称于 $y = x$ 线分布,提示代偿不完全;插入性室性早搏的起点集、始点集、终点集、止点集顺时针分布于 y 轴负侧、x 轴负侧左上延伸、y 轴正侧右下延伸、x 轴正侧左上延伸。红色箭头指示的特征点集是室性反复搏动相关点,与插入性早搏同样分布于坐标轴四方,但走向不同,列表比较见表 2 − 41 − 1。室性反复搏的规律性极强,是反复搏动(VS)周期相对固定的电生理特征在散点图上的表现。仔细观察 VSNN 点集的分布特征,它似乎由 NVNN 点集向左上移位形成(图 2 − 41 − 2D 中虚线箭头指示),类似的点集也见于成对室性早搏中的 VVNN 点集。图 2 − 41 − 2D 中红色箭头指示的密集点集为 VN′NV(分布于第Ⅳ象限),代表大量插入性室性早搏三联律。全图中还有少量紫色的房性早搏的特征点集,此处不再赘述。

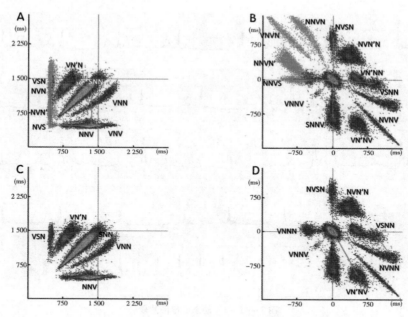

图 2 - 41 - 2 二维心电散点图

A：全程 Lorenz 散点图（全心搏）；B：全程差值散点图（全心搏）；C：全程 Lorenz 散点图
（正常心搏，N 居中的点）；D：全程差值散点图（正常心搏，N 居三位的点）

表 2 - 41 - 1 插入性室性早搏与室性反复搏动的差值散点图比较

特征点集	起	始	终	止
分布方位	y 轴负侧	x 轴负侧	y 轴正侧	x 轴正侧
插入性室性早搏	NNNV 垂直分布	NNVN'左上延伸	NVN'N 右下延伸	VN'NN 左上延伸
室性反复搏动	NNNV 垂直分布	NNVS 水平分布	NVSN 垂直分布	VSNN 右下延伸

动态心电图诊断（图 2 - 41 - 3）：基础心律为窦性心律（平均心率为 57 bpm，最慢心率为 36 bpm，最快心率为 90 bpm，心搏总数为 81 739 个）；心率变异性正常（SDNN 为 178，SDANN 为 145，SDNN Index 为 85，r - MSSD 为 56，三角指数为 47.5）；频发室性早搏（12 851 个），有时呈二联律（175 阵）、三联律（347 阵），部分室性早搏呈插入性，部分室性早搏伴反复搏动；偶发房性早搏（149 个），短暂房性心动过速（2 阵）；ST - T 未见异常。

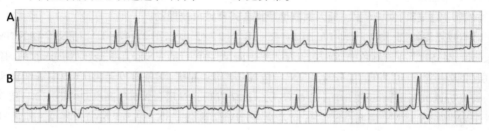

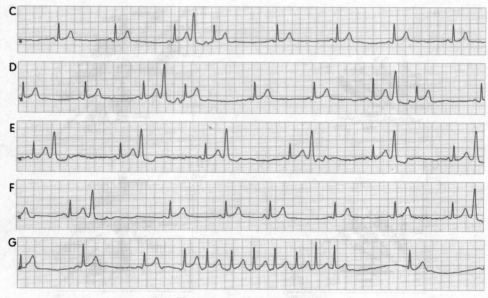

图 2 - 41 - 3　动态心电图片段

A:插入性室性早搏三联律;B:频发室性早搏;C:室性早搏伴反复搏动,SN≈NN,SNN 点集重叠在 NNN 点集中;
D:室性早搏伴反复搏动,NV≈VS,VS 层重叠在 NV 层中,SNN 点集重叠在 NVN 点集中;E:室性早搏二联律;
F:室性早搏代偿不完全,房性早搏;G:短暂房性心动过速

点评:本例主导心律较慢(平均心室率 57 bpm),容易发生插入性室性早搏;室性早搏的联律间期相对较短也为室房逆传创造了条件;逆传的 P⁻ 波再次下传心室便形成了反复搏动,P⁻ 波侵入窦房结,便会重整其节律。本例 SNN 点集的主轴斜率大于 0.5,室性早搏代偿不完全是逆传 P⁻ 滞后重整窦性心律的证据。Lorenz 散点图中,SNN 点集融入 NNN 点集中,提示 SN≈NN,也是反复搏动重整窦性心律的证据。插入性早搏与反复搏动的心电图表现类似,容易混淆,鉴别的要点是前者室性早搏后为窦性 P 波下传,后者是逆向 P 波下传心室,但重叠在室性早搏 ST - T 中的 P 波极性有时并不容易判断,而心电散点图却各具特征,容易区分,尤其是差值散点图几乎没有重叠点集。查看 Lorenz 散点图时需要单独显示正常 Lorenz 散点图,可以发现反复搏动的特征点集 VSN 垂直分布,与 VN′N 倾斜分布明显不同,也可快速识别;从时间散点图中查看反复搏动,需要医师具有丰富的经验,隐藏室性散点后,可能发现水平分布的 VS 层。类似的散点图还可见于成对室性早搏,室性早搏、房性早搏连发等。

【病例 42】吴某,女,33 岁。插入性室性早搏合并室性反复搏动。

时间散点图特征(图 2 - 42 - 1A、图 2 - 42 - 1B、图 2 - 42 - 1C、图 2 - 42 - 1D):贯穿全程的 NN 层高低起伏,略高时其下有绿色的 NV 层,几乎水平走向,与之伴行的 VN 层几乎全在 NN 层之下。隐藏 NV 层(图 2 - 42 - 1B)发现,部分时段 VN′层与 NN 层同步起伏,部分时段无起伏(双向虚线箭头标示),符合折返机制,提示反复搏动,记为 VS 层。测量发现,NN 层与 VN′层高度差约等于 NV 层高度(NN - VN′≈NV),NN 层与 VS 层高度差大于 NV 层高度(NN - VS > NV)。图 2 - 42 - 1C、

图2-42-1D是不同时段的1 h放大图,是图2-42-1A的子图。比较图2-42-1C、图2-42-1D,短时间内有无起伏不易判断,似乎无法区分室性反复搏动与插入性室性早搏,但三层之间的数量关系暴露了其中的关系即图2-42-1C黑色两层的间距大于绿色层高度,是室性反复搏动的特征;图2-42-1D黑色两层的间距等于绿色层高度,是插入性室性早搏的特征。

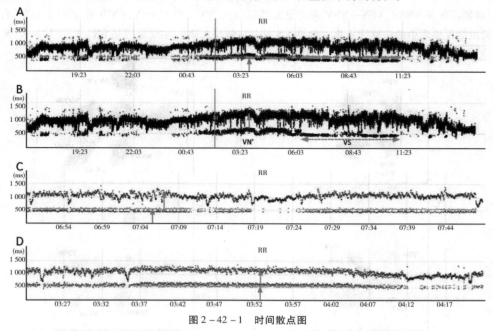

图2-42-1 时间散点图

A:全程时间散点图;B:全程图隐藏室性点;C:1 h时间散点图(06:49—07:19);D:1 h时间散点图(03:22—04:22)

Lorenz散点图特征(图2-42-2A、图2-42-2C、图2-42-2E):图2-42-2A是全图,图2-42-2C、图2-42-2E是其1 h子图,全图的特征是子图特征的合并。图2-42-2C中窦性心律点集(NNN)纵行分布于等速线,位置较高;绿色的早搏点集(NVS)较局限,位置最低;长短周期区的早搏前点集(NNV)水平分布,短长周期区的早搏后点集(VSN)垂直分布,表明NV、VS周期均相对固定,体现了折返机制,是室性反复搏动的特征性散点图。图2-42-2E与图2-42-2C类似,不同的是绿色的早搏点集(NVN')向垂直方向延伸,短长周期区的早搏后点集(VN'N)倾斜分布,表明VN'与NN正相关,是插入性室性早搏的特征。图2-42-2A则几乎是图2-42-2C、图2-42-2E的合并,显著的特征是垂直分布的VNS与倾斜分布的VN'N交叉分布于短长周期区,局限性的NVS完全重叠在垂直分布NVN'中无法分辨。另外,短长周期区有散在的室性早搏点集(NVN),长短周期区有倾斜分布的散在早搏后点集(VNN)。

差值散点图特征(图2-42-2B、图2-42-2D、图2-42-2F):图2-42-2B是全图,图2-42-2D、图2-42-2F是其1 h子图。图2-42-2D、图2-42-2F图中红色箭头分别来源于图2-42-2C、图2-42-2E中的临界有向连通图。Lorenz散点图的散点图特征决定了差值散点图各特征点集的位置及走向。图2-42-2D的主要特征为x轴负侧的NNVS基本水平走向,y轴正侧的NNVS

垂直分布;图2-42-2F 的主要特征为 x 轴负侧的 NNVN′左上倾斜,y 轴正侧的 NNVN′倾斜分布。图2-42-2B 几乎是图2-42-2D、图2-42-2F 的合并,两图重叠后,除起点集外,其余特征点集几乎均有错位,但仍然符合表2-41-1 中的规律。本例第Ⅳ象限有大量插入性早搏三联律点集,明显分裂为左、右两部分,能否区分 VN′NV、VSNV? 从图2-42-2A、图2-42-2B 中的红色箭头可以观察到,VN′N→NNV、VSN→NNV 两向量虽然均指向 NNV,由于 VSN、VN′N 点集的中心左、右错开,所以第Ⅳ象限中的三联律点集左侧是 VN′NV,右侧是 VSNV,主要原因是 SN-VS>N′N-VN′。

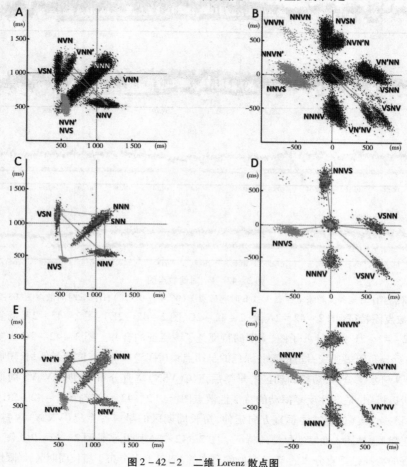

图2-42-2 二维 Lorenz 散点图

A:全程 Lorenz 散点图;B:全程差值散点图;C:1 h Lorenz 散点图(06:49—07:19);
D:1 h 差值散点图(06:49—07:19);E:1 h Lorenz 散点图(03:22—04:22);F:1 h 差值散点图(03:22—04:22)

动态心电图诊断(图2-42-3):基础心律为窦性心律(平均心率为 72 bpm,最慢心率为 50 bpm,最快心率为 117 bpm,心搏总数为 94 184 个);心率变异性正常(SDNN 为 142,SDANN 为 131,SDNN Index 为 67,r-MSSD 为 31,三角指数为 33.1);频发室性早搏(7888 个),部分室性早搏呈插入性,部分室性早搏伴反复搏动,有时呈二联律(19 阵)、三联律(285 阵);偶发房性早搏(8 个)。

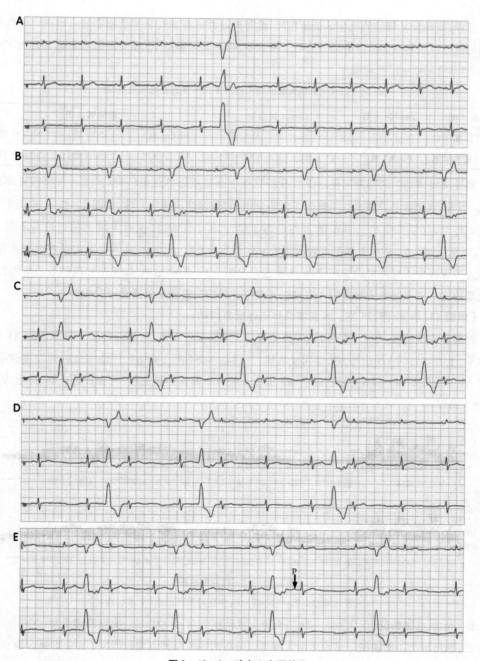

图 2 - 42 - 3　动态心电图片段
A:单发室性早搏;B:室性早搏二联律;C:室性早搏反复搏动三联律;D:频发室性
早搏伴反复搏动;E:插入性室性早搏三联律

点评:室性反复搏动的机制是折返机制,这与折返性成对室性早搏的机制是一样的。室性反复搏动与折返性成对室性早搏有类似的散点图表现,唯一的区别是 VS 相关的散点名称替换为 VV,具体列表(表 2 - 42 - 1)比较如下。

表 2 - 42 - 1　室性反复搏动与成对室性早搏的心电散点图类比

散点图	时间散点图	Lorenz 散点图		差值散点图		
室性反复搏动	VS 层(黑)	VSN(黑)	SNN(黑)	NNVS(黑)	VSNN(黑)	SNNN(黑)
成对室性早搏	VV 层(绿)	VVN(绿)	VNN(黑)	NNVV(绿)	VVNN(绿)	VNNN(黑)

室性反复搏动中的部分黑色点集在分析软件中会变成绿色点集(不同厂家可能会设置不同颜色)。另外,本例标Ⅱ导联室性早搏的 T 波有切迹,容易误认成逆向 P 波,如图 2 - 42 - 3E 图中有明确的窦性 P 波(箭头指示),其前的室性早搏 T 波中的亦有切迹,说明 T 波上的切迹并不是逆向 P 波;而反复搏动时,逆向 P 波到底在哪里? 一定是重合在 T 波当中,具体位置实际上也很难确定。但散点图表现出了反复搏动的规律性,不见逆向 P 波,也不影响诊断,如果是片段体表心电图,诊断只能靠猜测。散点图的宏观视野在鉴别插入性室性早搏与室性反复搏动中有优势。

【病例 43】李某,男,58 岁。频发室性早搏伴反复搏动。

时间散点图特征(图 2 - 43 - 1):贯穿全程的 NN 层呈窄条带状,部分时段下有绿色的 NV 层基本水平,上有伴行的 VN 层与 NN 层同步起伏,三层基本等间距,提示有代偿完全的频发室性早搏。隐藏 NV 层(图 2 - 43 - 1B)发现,绿色 NV 层中重叠有不起伏的黑色层,符合折返机制,提示为反复搏动(VS)。

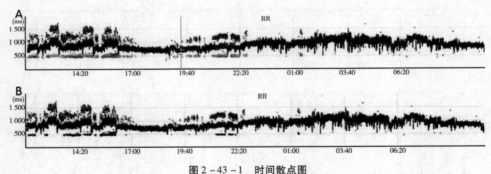

图 2 - 43 - 1　时间散点图

A:全程时间散点图(全心搏);B:全程时间散点图(正常心搏)

Lorenz 散点图特征(图 2 - 43 - 2A):调整刻度范围为 0 ~ 3000 ms。窦性心律点集(NNNN)呈棒球拍状,纵行分布于等速线。短长周期区有垂直分布的绿色早搏点集(NVN),其中重叠有垂直分布的蓝色点集,符合折返机制,提示为 VSN 集,部分绿色点集低至等速线,较局限,为 NVS 点集。长短周期区有水平分布的早搏前点集(NNS)与斜率约为 0.5 的早搏后点集(VNN)。另有少量紫色的房性早搏点集(NSN)及房性心律点集(SSS)。

差值散点图特征(图2-43-2B):调整刻度范围为0~±1500 ms。窦性心律点集(NNNN)中居原点。单发室性早搏的起点集(NNNV)、始点集(NVNN)、终点集(NVNN)、止点集(VNNN)大致对称于$y=x$线。第Ⅲ象限角分线有少量三联律点集(VNNV)。x轴负侧的VNNN点集中重叠有水平分布的绿色点集(NNVS),符合反复搏动规律,提示NV≈VS。y轴正侧有垂直分布的NVSN点集。x轴正侧有向右下倾斜的VSNN点集,其主轴斜率与NVNN点集相同(约为-0.5),似乎由NVNN点集左上移位形成(虚线箭头标示)。第Ⅳ象限有散在室性反复搏动三联律(VSNV)点集。

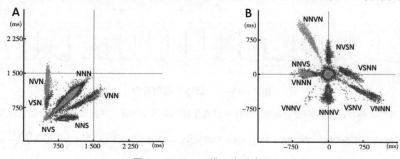

图2-43-2 二维心电散点图
A:全程Lorenz散点图;B:全程差值散点图

动态心电图诊断(图2-43-2):基础心律为窦性心律(平均心率为67 bpm,最慢心率为45 bpm,最快心率为118 bpm,心搏总数为93 680个);心率变异性正常(SDNN为138,SDANN为119,SDNN Index为61,r-MSSD为31,三角指数为46.3);频发室性早搏(3637个),部分室性早搏伴反复搏动,偶呈三联律(2阵),偶见插入性室性早搏;偶发房性早搏(43个),短暂房性心动过速(1阵);ST-T改变,提示心肌缺血。

点评:本例频发室性早搏,代偿不完全的室性早搏多数是反复搏动,仔细观察VSN点集,发现有部分点集右上延伸,逆向查看果然找到偶发的插入性室性早搏(图2-43-3C)。室性反搏动的逆向P波并不容易发现,典型散点图特征完全可能确诊室性反复搏动而不是插入性室性早搏,不必依赖逆向P⁻波的识别。VSNN点集的主轴斜率理论上为-0.5(图2-43-3D)。

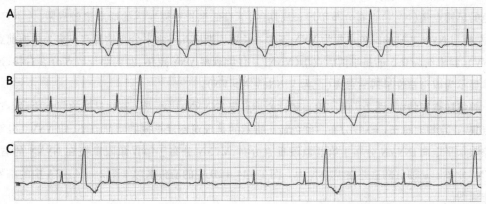

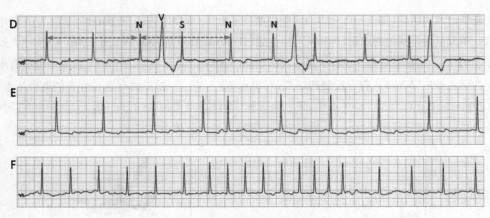

图 2 - 43 - 3 动态心电图片段

A:频发室性早搏伴反复搏动呈三联律;B:频发室性早搏三联律;C:插入性室性早搏;D:室性反复搏动,

VSNN 点集的坐标为(SN - VS,NN - SN),SN = 2NN - NV - VS,$k_{VSNN} = \dfrac{dy}{dx} = \dfrac{d(NV + VS - NN)}{d(2NN - NV - 2VS)} = -0.5$

(变量的系数之比,NV、VS 为定值,NN 为变量);E:偶发房性早搏;F:短暂房性心动

【病例 44】崔某,男,65 岁。频发室性早搏,成对室性早搏。

时间散点图特征(图 2 - 44 - 1):致密的 NN 层呈窄条带状,高低起伏,贯穿全程。部分时段下有绿色的 NV 层,上有伴行的 VN 层,代偿基本完全(三层等间距)。有时可见绿色层分裂为两层,可能有与 NV 周期不等的 VV 层。

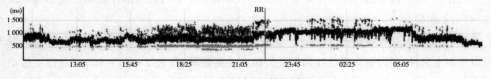

图 2 - 44 - 1 全程时间散点图

Lorenz 散点图特征(图 2 - 44 - 2A):窦性心律点集(NNN)纵向分布于等速线,位置、形态正常。绿色的早搏点集(NVN)垂直分布于短长周期区,下有低至长短周期区的绿点集较局限,为 NVV 点集,左侧与 NVN 并排的绿色点集为 VVN 点集。长短周期区几乎水平分布的致密点集为早搏前点集(NNV),斜率约为 0.5 的是早搏后点集(VNN)。仔细观察 VNN 点集,发现部分散点分裂右移,逆向技术显示为成对室性早搏后点集(记为 V′NN,V′N > VN)。

差值散点图特征(图 2 - 44 - 2B):窦性心律点集(NNNN)居原点。室性早搏的起点集、始点集、终点集、止点集对称于 y = x 线分布。红色箭头指示的是成对室性早搏的特征点集,即 NNVV 分布于Ⅳ象限水平走向,NVVN 分布于第Ⅱ象限垂直分布;VVNN 分布于第Ⅳ象限重叠在 NVNN 的右下,V′NNN 分布于 x 轴负侧重叠在 VNNN 中。图 2 - 44 - 2B 中的箭头来源于图 2 - 44 - 2A 中的临界有向连通图。

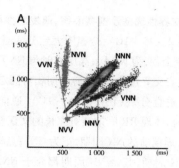 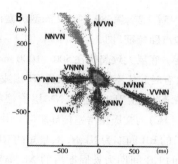

图2-44-2　二维散点图

A:全程 Lorenz 散点图;B:全程差值散点图

动态心电图诊断(图2-44-3):基础心律为窦性心律(平均心率为 69 bpm,最慢心率为 46 bpm,最快心率为 117 bpm,心搏总数为 94 541 个);心率变异性正常(SDNN 为 164,SDANN 为 155,SDNN Index 为 52,r-MSSD 为 29,三角指数为 39.2);偶发房性早搏(7 个);频发室性早搏 (2744 个),室性早搏成对(119 次),有时呈三联律(56 阵);ST-T 未见异常。

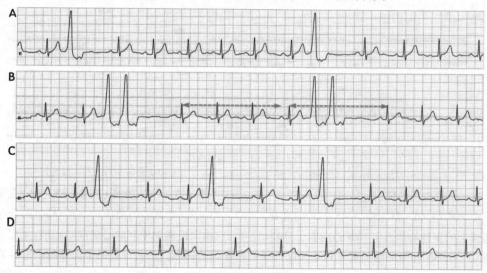

图2-44-3　动态心电图片段

A:频发室性早搏;B:频发室性早搏,室性早搏连发,夹有成对室性早搏的 NN 周期 <3NN,

提示成对室性早搏伴室房逆向传导并滞后重整窦性心律;C:室性早搏三联律;D:房性早搏

点评:本例为频发室性早搏合并室性早搏连发,其散点图分布规律与室性反复搏动类似,VV 层无起伏类似 VS 层,NVV 点集分布局限,类似反复搏动中的 NVS 点集,VVN 垂直分布,类似 VSN, NNVV 水平走向,类似 NNVS,NVVN 垂直分布,类似 NVSN,只是室性早搏连发时,显示为绿色,反复搏动时显示为蓝黑色。

【病例45】王某,男,89岁。文氏型房室传导阻滞,交界性逸搏及逸搏心律,偶发室性早搏

时间散点图特征(图2-45-1A、图2-45-1B、图2-45-1C):全程图大致分两层,层间距小于底层高度。底层大致起伏在500~1000 ms之间,贯穿全程,为NN层;高层有时与NN层同步起伏为N.N层,有时起伏不明显,提示为NJ层或JJ层(J代表交界性逸搏,逸搏周期相对固定)。1 h放大图显示无起伏的NJ层之下,NN层波浪状起伏,并垂直分裂(图2-45-1C),逆向技术显示(图2-45-1C)为文氏型房室传导阻滞合并交界性逸搏,体现RR间期渐短骤长的文氏规律。文氏周期中最长的RR间期为NJ、N.N,最短的RR间期为长周期前的NN周期,记为NN.;点标志长周期位置,次长的RR间期为长周期后的NN周期,记为.NN周期,其余NN周期都介于NN.与.NN之间。如果是文氏型3:2传导,NN层不会有分裂;如果是文氏型4:3传导,则NN层无波浪状起伏,只分两层(图2-45-1B、图2-45-3E)。

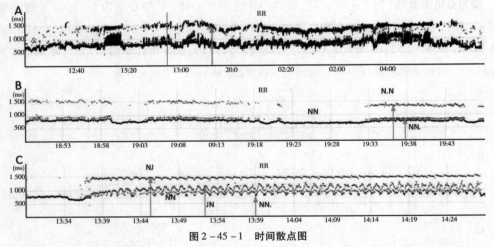

图2-45-1 时间散点图

A:全程时间散点图;B:1 h时间散点图(13:29—14:29);C:1 h时间散点图(18:48—18:48)

Lorenz散点图特征(图2-45-2A、图2-45-2C、图2-45-2E):全图(图2-45-2A)几乎是其1 h子图2-45-2C、图2-45-2E的合并。图2-45-2C是典型的文氏房室传导阻滞,分布于等速线上的窦性心律点集(NNN)向右上分裂出一部分,由文氏周期中间的心动周期形成,主要成分为NNN.与.NNN(阻滞前加速点),是文氏传导周而复始的标志。正上方有向上漂移的NN.N点集(阻滞前点集),向右漂移N.NN点集(阻滞后点集),且阻滞前、后点集不对称分布于等速线两侧,主轴斜率分别小于2、大于0.5(虚线以内)。图2-45-2E是二度房室传导阻滞合并交界性逸搏的典型图,其窦性心律点集(NNN)向右上显著延伸,主要成分为JNN点集,其主轴斜率约为0.33(图2-46-3C),这些阻滞前点集(JNJ、NNJ)变成水平分布,阻滞后点集(JNN)变成垂直分布,均是由于逸搏周期相对固定造成的。此外,全图除了图2-45-2C、图2-45-2E子图的特征,在等速线远端还有少量连续长周期,主要为N.N.N与NJJ成分,逆向技术未见JJJ点集出现。

差值散点图特征(图2-45-2B、图2-45-2D、图2-45-2F):差值散点图刻画的是Lorenz散点图内部的向量关系,其临界有向连通图决定了各特征点集的位置及走向。图2-45-2D是文氏

型房室传导阻滞的典型图,其窦性心律点集(NNNN)向左延伸(红色箭头指示),主要成分是
. NNNN,代表了文氏周期的周而复始;蓝色箭头指示的是长周期相关的点,NNN. N、NN. NN、N. NNN
分别分布于 y 轴正侧、第Ⅳ象限角分线上(. NN > NN.)、x 轴负侧略下;另外,第Ⅱ象限角分线附近
有散在 N. NN. N 点集,x 轴正侧有散在的 NN. N. N 点集。图 2 - 45 - 2F 是文氏型阻滞合并交界性逸
搏的典型图,NNNN 点集向左下延伸(红色箭头指示),主要成分是 JNNN,是逸搏夺获周而复始的标
志;蓝色箭头指示的特征点集是逸搏双夺获相关的点集(JNNJ、NNJN、NJNN),分别位于第Ⅱ、Ⅳ、
Ⅲ象限,主轴斜率分别约为 0. 5、- 3、- 0. 67(图 2 - 45 - 3C);y 轴正侧有成势的 NNNJ 点集,第Ⅱ、
Ⅳ象限角分线有逸搏夺获二联律(NJNJ、JNJN)。图 2 - 45 - 2B 是图 2 - 45 - 2D、图 2 - 45 - 2F 的合
并。在文氏型阻滞中,逸搏夺获二联律正处于第Ⅱ、Ⅳ象限角分线,NN. NN 略高,基本重叠于 NNJN
当中。

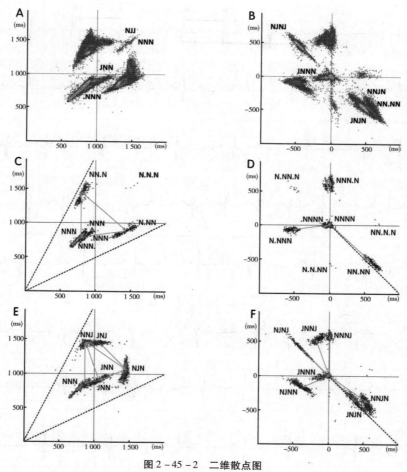

图 2 - 45 - 2 二维散点图

A:全程 Lorenz 散点图;B:全程差值散点图;C:1 h Lorenz 散点图(18:48—18:48);
D:1 h 差值散点图(18:48—18:48);E:1 h Lorenz 散点图(13:29—14:29);F:1 h 差值散点图(13:29—14:29)

　　动态心电图诊断(图 2 – 45 – 3)：基础心律为窦性心律合并文氏型房室传导阻滞、交界性逸搏(平均心率为 67 bpm，最慢心率为 40 bpm，最快心率为 102 bpm，心搏总数为 94 159 个)；有时呈逸搏夺获二、三联律；心率变异性正常(SDNN 为 100，SDANN 为 98，SDNN Index 为 50，r – MSSD 为 80，三角指数为 22.7)；偶发室性早搏(3 个)；ST – T 改变。

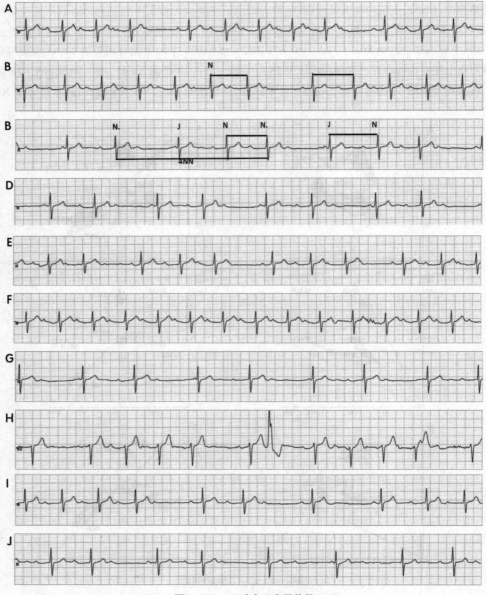

图 2 –45 –3　动态心电图片段

A：文氏型房室传导阻滞(6∶5房室传导阻滞)；B：文氏型房室传导阻滞(N. N >. NN > NN > NN.)；

C：逸搏夺获三联律（NJ > JN > NN．），JN = 4NN − NJ − NN．≈3NN − NJ，NN − JN≈NJ − 2NN，JN − NJ≈

$$3NN − 2NJ；k_{JNN} = \frac{dy}{dx} = \frac{dNN}{d(3NN − NJ)}．≈0.33；k_{NJNN} = \frac{d(NJ − 2NN)}{d(3NN − 2NJ)}≈ −0.67；k_{JNNJ} = \frac{d(NJ − NN)}{d(NJ − 2NN)} = 0.5；$$

$$k_{NNJN} = \frac{d(3NN − 2NJ)}{d(NJ − NN)} = −3（斜率为变量的系数之比，NJ 相对固定，NN 为变量）；D：逸搏夺获二联律；$$

E：文氏型 4∶3 传导阻滞；F：一度房室传导阻滞；G：交界性逸搏夺获二联律；H：文氏型房室传导阻滞，室性早搏；

I：文氏型房室传导阻滞，房性早搏未下传；J：文氏型房室传导阻滞，逸搏连发

点评：文氏型房室传导阻滞的散点图规律性较强。时间散点图大致分两层，层间距小于低层高度。Lorenz 散点图阻滞前、后点集不对称分布于等速线两边，窦性点集略向右上延伸，如果显著延伸，且阻滞前、后点集分别向右、向上走，提示合并逸搏夺获节律。差值散点图中便于查看逸搏夺获二联律（第 Ⅱ、Ⅳ 象限角分线）、三联律（特征性的"三轮风车"）。

【病例 46】陈某，女，53 岁。全程心房颤动，频发室性早搏。

时间散点图特征（图 2 − 46 − 1）：呈下界清晰、上界不清的宽条带状，略有起伏。

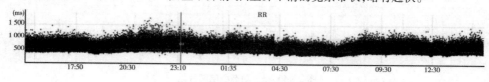

图 2 − 46 − 1　全程时间散点图

Lorenz 散点图特征（图 2 − 46 − 2A）：呈尖端指向坐标原点的扇形，其中重叠有绿色早搏点集（NVN）垂直分布。

差值散点图特征（图 2 − 46 − 2A）：弥漫性分布，外边界不清，大致呈尖端指向右下的等腰三角形，第 Ⅱ 象限重叠有弥散的绿色早搏始点集（NNVN）。

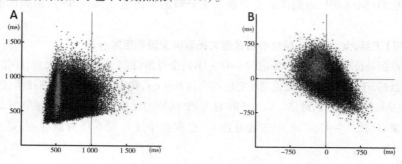

图 2 − 46 − 2　二维心电散点图

A：全程 Lorenz 散点图；B：全程差值散点图

动态心电图诊断（图 2 − 46 − 3）：基础心律为心房颤动（平均心率为 90 bpm，最慢心率为 55 bpm，最快心率为 163 bpm，心搏总数为 130 620 个）；心率瞬时变异性增大（SDNN 为 146，SDANN 为 72，SDNN Index 为 127，r − MSSD 为 180，三角指数为 39.8）；频发室性早搏（1852 个），呈多源性；ST − T 改变。

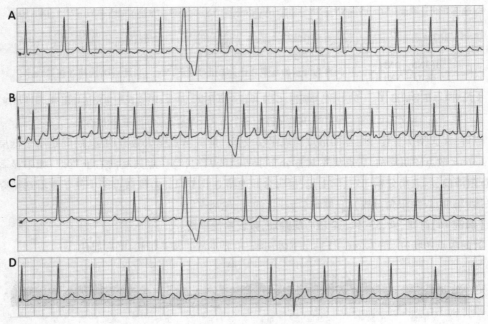

图 2 - 46 - 3　动态心电图片段

点评:典型心房颤动的散点图特征非常明显,可以一眼识别。但如果合并频发室性早搏,则必须借助于模板技术或叠加图技术查找,散点图寻找有困难。窦性心律时折返性室性早搏的联律间期相对固定,心房颤动时亦如此,早搏点集(NVN)垂直分布是其特征。本例联律间期较长,NVN 点集重叠在扇图当中,用绿色显示(DMS 公司软件)可观察到。如果联律间期缩短,NVN 点集可以左移直至离开扇图,同时在长短周期区会出现水平分布的早搏前点集(NNV),散点图分析就会有优势。

【病例 47】王某,女,77 岁。房性心动过速文氏型房室传导阻滞。

时间散点图特征(图 2 - 47 - 1A、图 2 - 47 - 1B):全程图(图 2 - 47 - 1A)大致分两层,起伏不明显,层间距大致等于低层高度。测量发现底层高度约 600 ms,频率 100 bpm,逆向技术显示心房频率约 200 bpm,是最快心室率的两倍。以 RR 间期与 PP 间期的比值命层名称,则底层为 2 层,高层为 4 层,1、3 层缺如(图 2 - 47 - 2B 中虚线补出)。全程图中还发现 6 层有散在点,是全程最长的 RR 间期。

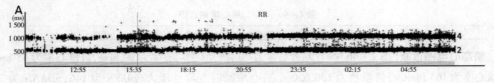

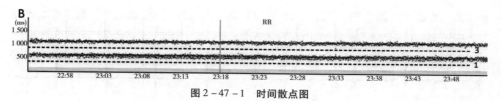

图 2 - 47 - 1 时间散点图

A:全程 Lorenz 散点图;B:1 h 时间散点图(22:53—23:53)

Lorenz 散点图特征(图 2 - 47 - 2A):总体看呈空间点阵,由于 Lorenz 散点图是时间散点图的反复折叠,其横、纵两个方向的分层规律均是时间散点图的分层规律,常以时间散点图的层名称组合命名 Lorenz 散点图的点阵名称。横 2 层纵 2 层就是 22 点集,分布于等速线上;横 4 层纵 2 层就是 42 点集,分布于长短周期区;其余点集类同。测量发现 24 与 42、26 与 62、46 与 64 并不关于等速线对称,这类似窦性心律中的文氏型房室传导阻滞,阻滞前、后点集不对称分布于等速线两边。文氏型房室传导阻滞也存在于快速性房性心律失常。

差值散点图特征(图 2 - 47 - 2B):中居原点的连续等周期向六方"漂移",它来源于 Lorenz 散点图中的临界有向(闭合)连通图,也遵循向量守恒定律。中居原点的连续等周期为 222、444 点集,顺时针走向的四边形连通图,对应横纵四方的特征点集为 224(12:00)、244(03:00)、442(06:00)、422(09:00)点集;四边形的双向对称线对应第 Ⅱ、Ⅳ 象限的 424(10:30)、242(04:30)点集。由于是文氏型房室传导阻滞,各特征点集均会略偏离标准位置。

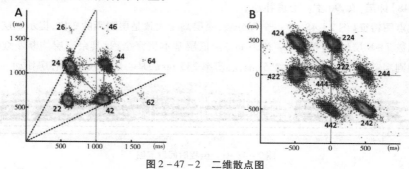

图 2 - 47 - 2 二维散点图

A:全程 Lorenz 散点图;B:全程差值散点图

动态心电图诊断(图 2 - 47 - 3):基础心律为房性心动过速伴文氏型房室传导阻滞(平均心率为 78 bpm,最慢心率为 48 bpm,最快心率为 109 bpm,心搏总数为 84 941 个),心率变异性增大(SDNN 为 239,SDANN 为 112,SDNN Index 为 188,r - MSSD 为 23,三角指数为 12.0);ST - T 改变。

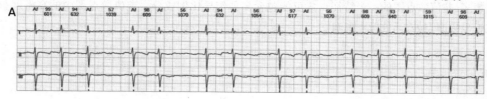

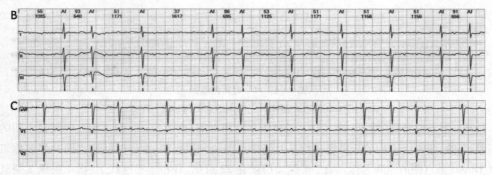

图 2 - 47 - 3　动态心电图片段

点评:本例心房率 200 bpm 左右,符合房性心动过速的频率范围,但散点图与心房扑动类似,也是空间点阵。实际上心房扑动、房性心动过速的频率划分是人为的,并不代表它们的发生机制就不一样,200 bpm 的房性心动过速完全可以是折返机制,这样就与房内折返的心房扑动没多大区别,要不要鉴别并不重要,射频消融都可以根治。换句话说,心房扑动的频率也可低于 250 bpm,只是称呼不同而已。在房率较慢时,空间点阵较稀疏,能看清各点阵的分布规律。本例 Lorenz 散点图虽然是空间点阵,但并不是标准的"田"字格,而是略有变形,体现了文氏型房室传导阻滞的规律性,对这个经典图谱有深入理解,有利于认识更复杂的心房扑动散点图。

【病例 48】钟某,女,90 岁。心房扑动。

时间散点图特征(图 2 - 48 - 1):全程分层,底层高度大致是层间距的 2 倍,提示底层为第 2 层,向上数可以数 7 ~ 8 层(刻度范围 0 ~ 2000 ms)。低层基本贯穿全程,其余高层均断断续续,符合心房扑动不规则房室传导。层间距约 255 ms,心房率 235 bpm,是心房率较慢的心房扑动。

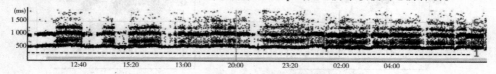

图 2 - 48 - 1　全程时间散点图

Lorenz 散点图特征(图 2 - 48 - 2A):调整刻度范围为 0 ~ 3000 ms。较规则的空间点阵,近原点的点集密集,远离原点的点集稀疏,大致对称于等速线。等速线上的最低点集为 22 点,最高点集为 2′10(加撇便于区分横、纵坐标),最右侧点集为 10′2。

差值散点图特征(图 2 - 48 - 2B):调整刻度范围为 0 ~ ±2000 ms。大致对称于 $y = -x$ 线。由于点集多,差值散点图的一个特征点集可能包含多种传导比例成分。差值散点图中的高密度影集中在近坐标原点处,远处散点稀疏。

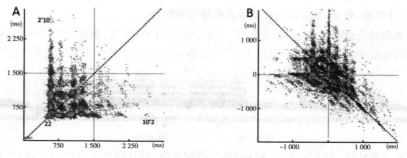

图 2 - 48 - 2　二维散点图

A:全程 Lorenz 散点图;B:全程差值散点图

动态心电图诊断(图 2 - 48 - 3):基础心律为心房扑动(房室传导比例 2:1 ~ 10:1)(平均心率为 84 bpm,最慢心率为 48 bpm,最快心率为 118 bpm,心搏总数为 120 031 个);心率瞬时变异性增大(SDNN 为 174,SDANN 为 121,SDNN Index 为 92,r - MSSD 为 200,三角指数为 7.0);偶发室性早搏(4 个),成对室性早搏(1 次),ST - T 改变;大于 1.5 s 的长 RR 间期是 898 次,其中大于 2.0 s 的长 RR 间期是 146 次,最长的 RR 间期是 2.8 s,提示二度房室传导阻滞。

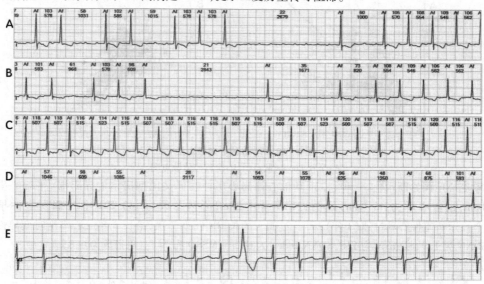

图 2 - 48 - 3　动态心电图片段

点评:心房扑动伴不规则房室传导,RR 间期显著不齐,类似心房颤动。室率较快时,F 波不容易发现。室率较慢时,由于可能合并交界性逸搏、文氏型房室传导阻滞等因素,FR 间期不固定,RR 间期之间的倍数关系也不容易得出,心房扑动似乎只能诊断为心房颤动,但查看散点图,二者的区别一目了然。时间散点图分层是心房扑动,宽条带无分层是心房颤动;Lorenz 散点图空间点阵是心房扑动,扇图是心房颤动。不纯性心房扑动/心房颤动则是两种成分的重叠,有心房扑动、心房颤动虽然均可射频消融根治,但心房扑动的效果更好。如果术前能明确诊断,则有利于治疗方案选择及预后评估。

【病例49】李某,男,86 岁。心房扑动伴文氏型房室传导。

时间散点图特征(图 2 - 49 - 1):全程分层,部分时段达 6 ~ 8 层,最低层约 240 ms,表明最快平均心室率 250 bpm,提示心房扑动 1∶1 房室传导,为第 1 层;层间距约为第 1 层高度。

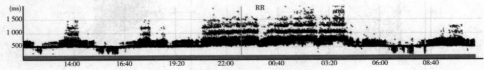

图 2 - 49 - 1 全程时间散点图

Lorenz 散点图特征(图 2 - 49 - 2A):总体呈空间点阵,最高层达第 8 层,目测似乎对称于等速线,但测量发现并不对称(各特征点集与对称的辅助虚线距离不等)。等速线上的特征点集 11、22、33、44、55、66 基本等间距,等速线两边的 12 与 21、23 与 32、24 与 42、34 与 43、25 与 52、53 与 35 等均不对称于等速线,且部分点集向等速线延伸,这是文氏型房室传导阻滞的标志。11 点集中重叠有少量绿色的室性早搏点集,提示短期室性心动过速。

差值散点图特征(图 2 - 49 - 2A):调整刻度范围为 0 ~ ±1500 ms。总体呈空间点阵,近原点密集,远处稀疏,多数点集向左上、右下走向。

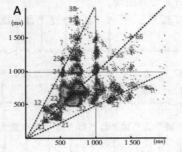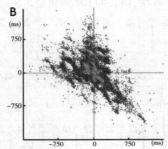

图 2 - 49 - 2 二维心电散点图

A:全程 Lorenz 散点图;B:全程差值散点图

动态心电图诊断(图 2 - 49 - 3):基础心律为心房扑动伴文氏型房室传导阻滞(平均心率为 100 bpm,最慢心率为 46 bpm,最快心率为 161 bpm,心搏总数为 143 204 个);偶发室性早搏(21 个),短暂室性心动过速(3 阵);大于 2.00 s 的长 RR 间期 7 次,最长 3.8 s;心率瞬时变异性增大(SDNN 为 119,SDANN 为 118,SDNN Index 为 60,r - MSSD 为 74,三角指数为 6.8)。

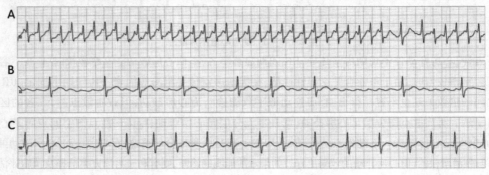

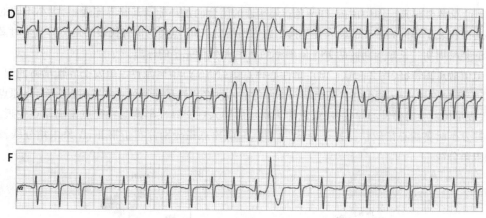

图 2 - 49 - 3 动态心电图片段

点评:心电散点图不仅是分析动态心电图的高效工具,也是表达心脏节律的简洁语言。心电片段图对心房扑动伴文氏型房室传导阻滞的诊断虽然准确无误,也算简洁,但信息量远没有心电散点图丰富。Lorenz 散点图不仅能看出心房扑动伴文氏型房室传导阻滞,而且能看出所有的传导比例及其多少的对比;时间散点图还能看出不同比例的房室传导都发生在什么时刻,持续了多久,相对少见的 1∶1 房室传导也能一眼认出。在散点图的宏观视野下,心房扑动 1∶1 房室传导一般不会误诊为室上心动过速,不规房室传导也不易误诊为心房颤动等。

【病例 50】董某,女,54 岁。频发交界性早搏,部分呈插入性,偶发房性早搏。

时间散点图特征(图 2 - 50 - 1):NN 层呈窄条带,高低起伏,贯穿全程。下有蓝色的早搏层(NJ)起伏不明显,与之伴行的黑色代偿间期层多在 NN 层之下,并随 NN 层同步起伏,提示插入性早搏(JN′层)。测量显示,NN 层与 JN′层高度差约等于 NJ 层高度,符合插入性早搏特点(NN - JN′ = NJ)。NN 层高时(心率慢时),JN′层在 NJ 之上;NN 层低时(心率快时),JN′层与 NJ 层大致重叠(图 2 - 50 - 1B),也是 JN′层随 NN 起伏的证据,不同于反复搏动。NN 层上有散在的 JN 点。

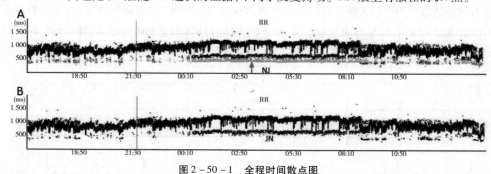

图 2 - 50 - 1 全程时间散点图

A:全心搏;B:正常心搏

Lorenz **散点图特征**(图 2 - 50 - 2A):窦性心律点集(NNN)位置形态正常。蓝色早搏点集(NJN)分高、中、低三层,高层 NJN 代偿间歇完全,基本垂直分布;中、低层的 NJN′代偿间期小于 NN 周期,为插入性交界性早搏。图中用蓝、红两色首尾相连的闭合向量环标示其临界连通图,大小不同的临界连通图代表了不同频率下的插入性早搏。连通图指向 NNN 点集的位置代表的是早搏发生时窦性心律的频率周期。长短周期区的 JNN 倾斜率约 0.5,是代偿完全的标志。

差值散点图特征(图 2 - 50 - 2B):窦性心律点集(NNNN)中居原点。单发交界性早搏的起、始、终、止点集对称于 $y = x$ 线分布。蓝色箭头指示的插入性交界性早搏特征点集顺时针分布,离原点较远,代表早搏发生时窦性心律较慢;红色箭头指示的插入性交界性早搏的特征点集离原点较近,代表早搏发生时窦性心律较快。另有少量二联律、三联律点集分别分布于第 Ⅱ、Ⅳ 象限角分线及第 Ⅲ 象限角分线。

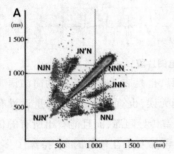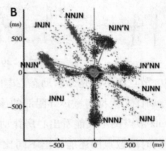

图 2 - 50 - 2 二维心电散点图

A:全程 Lorenz 散点图;B:全程差值散点图

动态心电图诊断(图 2 - 50 - 3):基础心律为窦性心律(平均心率为 63 bpm,最慢心率为 47 bpm,最快心率为 125 bpm,心搏总数为 88 219 个);心率变异性正常(SDNN 为 157,SDANN 为 143,SDNN Index 为 60,r - MSSD 为 28,三角指数为 52.9);频发交界性早搏(3311 个),可见大量插入性早搏,有时呈二联律(6 阵);偶发房性早搏(1 个);ST - T 改变。

点评:本例早搏形态大致正常,易被误诊为房性早搏。插入性交界性早搏易被误诊为成对房性早搏,然而散点图中单发早搏的早搏后点集(JNN)斜率约为 0.5,表明代偿间歇完全,提示交界性早搏;再看到差值散点图中插入性早搏的典型表现,"成对房性早搏"印象即刻否定;回头再看动态心电图片段(图 2 - 50 - 3),早搏的形态略高,与 P 波下传的 QRS 波形态略有差异,插入性交界性早搏确诊无疑。

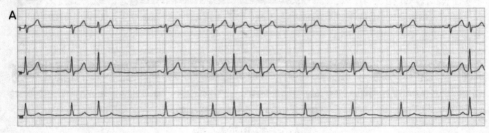

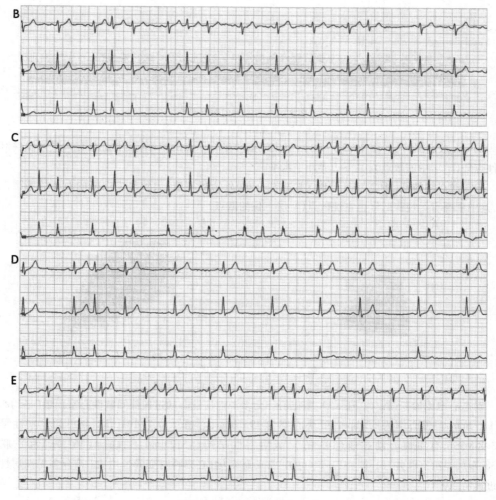

图 2 - 50 - 3　动态心电图片段

A：交界性早搏（JNNJ 点集）；B：插入性交界性早搏，普通交界性早搏；

C：插入性交界性早搏三联律；D：插入性交界性早搏，房性早搏；E：交界性早搏二联律

【病例 51】徐某，女，79 岁。多源性房性心动过速合并间歇性心室预激，室性并行心律（瑞康宏业病例）。

　　时间散点图特征（图 2 - 51 - 1）：呈下界清晰、上界不清的宽条带状，高低起伏不明显。1 h 放大图显示其中混有大量高低不等的红色散点（NV 或 VV），提示频发性早搏联律间期不固定。

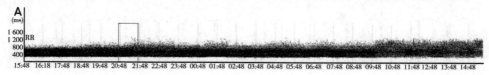

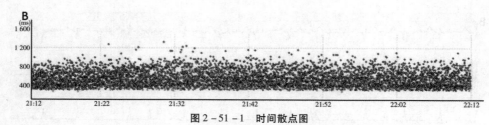

图 2 - 51 - 1　时间散点图

A:全程时间散点图;B:1 h 时间散点图

Lorenz 散点图特征(图 2 - 51 - 2A):呈尖端指向坐标原点的扇形,其中重叠有大量弥漫性红色室性点集(V 居中的散点),其下边界几乎水平。

差值散点图特征(图 2 - 51 - 2B):弥散性分布,外边界不清,大致呈尖端指向右下的等腰三角形,其中重叠有无规律的红色室性散点(V 居三位的散点)。

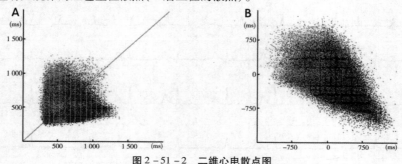

图 2 - 51 - 2　二维心电散点图

A:全程 Lorenz 散点图;B:全程差值散点图

动态心电图诊断(图 2 - 51 - 3):基础心律为多源性房性心动过速伴间歇性心室预激(平均心率为 116 bpm,最慢心率为 62 bpm,最快心率为 195 bpm,心搏总数为 161 932 个);频发室性早搏(23 488 个),有室性心动过速(143 阵)、成对室性早搏(1512 阵)、二联律(363 阵)和三联律(238 阵),提示室性并行心律;ST - T 可见异常动态变化;心率瞬时变异性增大(符合多元性房性心动过速特点)。

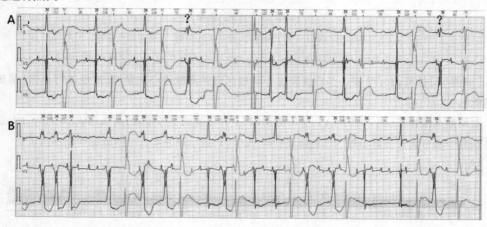

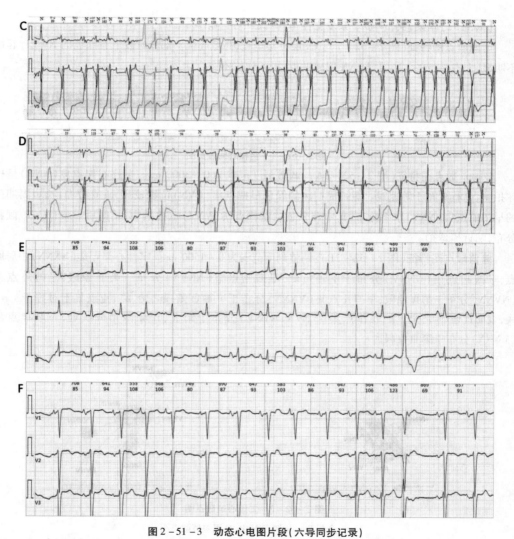

图 2 - 51 - 3　动态心电图片段(六导同步记录)

A:多源性房性心动过速,频发室性早搏,有时呈二联律;B:多源性房性心动过速不规则房室传导;

C:多源性房速合并间歇性预激(旁路前传);D:多源性房性心动过速频发室性早搏呈并行心律;

E、F:多源性房性心动过速,室性早搏

　　点评: 多源性房性心动过速是起源部位不固定的快速性房性心律失常,其心电图特征是 P 波形态多变,PP 间期、PR 间期、RR 间期均不固定,部分 P 波不能下传心室,总体看类似心房颤动,但 PP 间期有等电位线,其散点图表现与心房颤动几乎完全一样;室性并行心律在窦性心律背景下为联律间期不固定,在多源性房性心动过速背景也是一样,但室性早搏之间有倍数关系;还有一种宽大畸形的波群,RR 绝对不齐。符合多源性房性心动过速的 RR 间期规律提示与 P'波有关,似乎有固定的短 P'R 间期,考虑为间歇性预激。

【病例52】李某,女,51岁。频发室性早搏代偿不完全。

时间散点图特征(图2-52-1):NN层贯穿全程,高低起伏。部分时段下有绿色的NV层,起伏不明显,上有伴行的VN层,与NN层较贴近,提示代偿不完全。

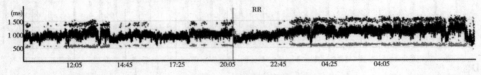

图2-52-1 全程时间散点图

Lorenz散点图特征(图2-52-2A):调整刻度范围为0~3000 ms。窦性心律点集(NNN)呈棒球拍状,纵行分布于等速线。短长周期区的绿色早搏点集(NVN)位置较高,垂直分布;长短周期区的早搏前点集(NNV)水平分布,其中有少量二联律点集(VNV)重叠其中;早搏后点集(VNN)倾斜分布,贴近棒球拍。

差值散点图特征(图2-52-2B):调整刻度范围为0~1500 ms。窦性心律点集(NNNN)中居原点,早搏起点集(NNNV)分布于y轴负侧,早搏始点集(NNNV)分布于第Ⅱ象限,早搏终点集(NVNN)分布于第Ⅳ象限,早搏止点集(VNNN)分布于x轴负侧,起、始、终、止点集不对称于y=x线,表明代偿不完全。二联律点集(VNVN、NVNV)分布于第Ⅱ、Ⅳ象限角分线处,三联律点集(VNNN)分布于第Ⅲ象限。

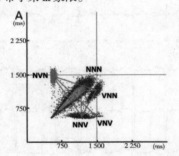 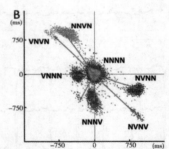

图2-52-2 二维心电散点图

A:全程Lorenz散点图;B:全程差值散点图

动态心电图诊断(图2-52-3):基础心律为窦性心律(平均心率为58 bpm,最慢心率为41 bpm,最快心率为112 bpm,心搏总数为84 190个);心率变异性正常(SDNN为139,SDANN为117,SDNN Index为72,r-MSSD为55,三角指数为40.4);频发室性早搏(1818个),有时呈二联律(8阵)、三联律(1阵);ST-T改变。

点评:多数情况下室性早搏的代偿间歇完全,房性早搏的代偿间歇不完全。在主导心率较慢时,室性早搏的代偿间歇有时也不完全,会有与房性早搏一样的散点图表现。本例VN层贴近NN层,早搏后点集(VNN)主轴斜率大于0.5并贴近NNN点集,差值散点图中起、始、终、止点集不对称于y=x线分布,这些均是代偿不完全的标志。散点图表达的是动态心电图的节律信息,忽略了形态信息。究竟是房性早搏还是室性早搏? 需要逆向查看动态心电图片段才能确诊。为什么主导心率慢时室性早搏易发生代偿不完全? 因为联律间期相对固定的折返性室性早搏在 NN 周期延长时,相当于提前程度增大($\frac{NN-NV}{NN}$),较早出现的室性早搏有机会逆向传至心房并不同程度地重整窦房结的频率周期(滞后重整),与房性早搏代偿不完全的机制完全一样(图 2 - 52 - 3C)。

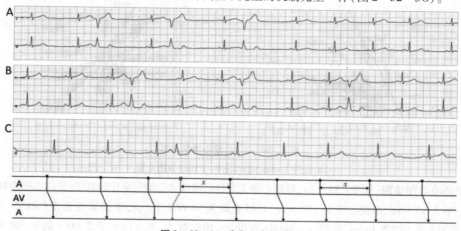

图 2 - 52 - 3 动态心电图片段

A:室性早搏二联律;B:室性早搏三联律;C:单发室性早搏代偿不完全(滞后重整)

【病例 53】杨某,女,69 岁。频发室性早搏,文氏型房室传导阻滞。

时间散点图特征(图 2 - 53 - 1):NN 层贯穿全程,高低起伏。部分时段下有无起伏的绿色的 NV 层,上有伴行的 VN 层与 NN 层同步起伏,三层间距基本相当,表明代偿完全;VN 层之上有时可见更高的 N.N 层,高度略小于 NN 层的两倍。

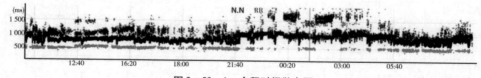

图 2 - 53 - 1 全程时间散点图

Lorenz 散点图特征(图 2 - 53 - 2A):调整刻度范围为 0 ~ 3000 ms。窦性心律点集(NNN)形态正常,位置略高。短长周期区绿色的早搏点集(NVN)垂直分布,长短周期区的早搏前点集(NNV)水平分布,早搏后点集(VNN)倾斜率约为 0.5,提示室性早搏代偿完全。NNN 向上漂移为 NN.N(阻滞前点集),向右漂移为 N.NN(阻滞后点集),沿等速线上移为 N.N.N(连续 2:1 阻滞点集),阻滞前、后点集不对称于等速线,表明长短周期之间无倍数关系,符合文氏型房室传导阻滞。

差值散点图特征(图 2 - 53 - 2B):窦性心律点集(NNNN)中居原点。室性早搏的起点集(NNNV)、始点集(NNVN)、终点集(NVNN)、止点集(VNNN)对称于 $y=x$ 线分布于双轴负侧及第Ⅱ、Ⅳ象限,三联律点集(VNNV)分布于第Ⅲ象限角分线,阻滞点集漂移六个方向,即 x 轴正侧的 NN.N.N 左上倾斜,是文氏型房室传导阻滞的标志,y 轴正侧的 NNN.N 垂直分布,x 轴负侧的 N.NNN 水平分布于 NNNV 左侧,y 轴负侧的 N.N.NN 分布于 NNNV 的下方,第Ⅱ象限角分线是

N. NN. N,第Ⅳ象限角分线为 NN. NN。如果室性早搏与文氏型阻滞的长周期相邻,则室性早搏的特征点集也要发生漂移。本例第Ⅰ象限的散在点集为 NVNN 上移而成 NVN. N,第Ⅲ象限的散在点集为 NNNV 左移而成的 N. NNV(虚线箭头标示)。

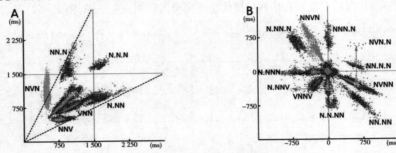

图 2 - 53 - 2 二维心电散点图

A:全程 Lorenz 散点图;B:全程差值散点图

动态心电图诊断(图 2 - 53 - 3):基础心律为窦性心律伴文氏型房室传导阻滞(平均心率为 68 bpm,最慢心率为 32 bpm,最快心率为 113 bpm,心搏总数为 94 667 个);心率变异性正常(SDNN 为 134,SDANN 为 119,SDNN Index 为 53,r – MSSD 为 28,三角指数为 28.2);大于 2.00 s 的长 RR 间期是 43 个;频发室性早搏(9469 个),有时呈二联律(10 阵)、三联律(555 阵);ST – T 未见异常。

点评:文氏型房室传导阻滞与室性早搏的散点图各具特征。两种心律并存时,除了各自的特征点集,还可能出现两者相邻的特征点集,往往使散点图复杂化,如 NVN. N、N. NNV 点集不是每个病例都出现,如果不熟悉的散点出现,就在其水平或垂直方向找其同名不带点的特征点集,从而了解其含义。

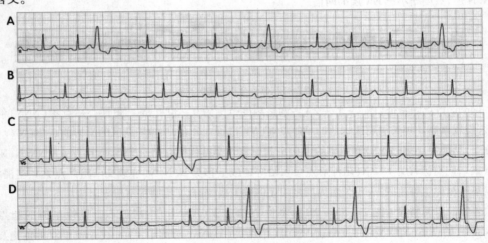

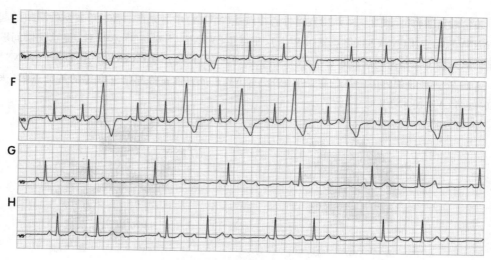

图 2 - 53 - 3　动态心电图片段

A:室性早搏;B:文氏型房传导室阻滞;C:NVVN;D:N.NNV;E:室性早搏三联律;

F:室性早搏二联律;G:连续 2:1 房室传导阻滞;H:文氏型 3:2 房室传导阻滞

【病例 54】张某,男,42 岁。频发室性早搏,部分呈插入性,室性并行心律。

时间散点图特征(图 2 - 54 - 1A、图 2 - 54 - 1B):相对致密的 NN 层高低起伏,下有绿色的 NV 层几乎持续全程,分散为宽条带,上有与之伴行的 VN 层,与 NN 层同步起伏,较为贴近,提示频室性早搏联律间期不固定、代偿间歇不完全,符合室性并行心律。隐藏室性散点(图 2 - 54 - 1B),NN 层之下有更密集的 VN′层,提示有大量插入性室性早搏。

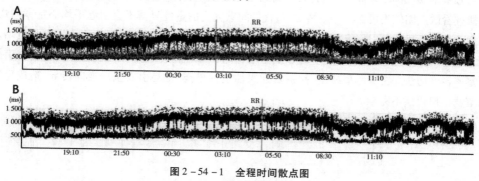

图 2 - 54 - 1　全程时间散点图

A:全心搏;B:正常心搏

Lorenz 散点图特征(图 2 - 54 - 2A):窦性心律点集(NNN)呈棒球拍状,位置较高。短长周期区的早搏点集(NVN)弥散性分布,等速线近端的绿色早搏点集(NVN′)大致呈密集的三角形,表明普通室性早搏与插入性室性早搏联律间期均不固定,是并行心律的特征。长短周期区的早搏后点集(VNN)倾斜分布,贴近棒球拍,表明代偿间歇不完全。早搏前点集(NNV)水平分布,向上延伸至 NNN 点集。

差值散点图特征(图2－54－2B):窦性心律点集(NNNN)中居原点。普通单发室性早搏的起点集(NNNV)、始点集(NNVN)、终点集(NVNN)、止点集(VNNN)不对称于$y = x$线,提示代偿间歇不完全。插入性室性早搏的起点集(NNNV)、始点集(NNVN′)、终点集(NVN′N)、止点集(VN′NN)顺时针走向,分布于横纵四方。红色箭头指示的VN′NV是插入性室性早搏三联律的特征点集(来源于临界向量VN′N→NNV)。

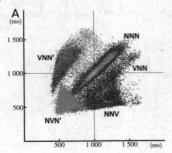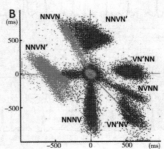

图2－54－2　二维心电散点图

A:全程Lorenz散点图;B:全程差值散点图

动态心电图诊断(图2－54－3):基础心律为窦性心律(平均心率为62 bpm,最慢心率为40 bpm,最快心率为131 bpm,心搏总数为90 991个);心率变异性正常(SDNN为166,SDANN为139,SDNN Index为79,r－MSSD为41,三角指数为39.1);频发室性早搏(13 156个)呈并行心律,可见大量插入性室性早搏,有时呈二联律(1阵)、三联律(915阵);ST－T改变。

点评:从散点图上看,窦性心律点集(NNN)位置较高,平均心室率小于60 bpm,但分析软件统计的平均心室率62 bpm,实际上这是包含早搏的平均心室率,并不能反映窦房结的自律性,真正的窦性心律查看散点图较为可靠。一般情况下,代偿间歇完全的室性早搏不会引起平均心室率增快,代偿不完全的房性早搏可以轻度提高平均心室率,连续的插入性早搏能引起平均心室率的倍增。本例有大量插入性室性早搏,是引起平均心室率增快的主要原因;室性早搏代偿不完全,也会引起平均心室率轻度增快。主导心率减慢,易引发插入性室性早搏,也易引发室房逆向传导,造成反复搏动及室性早搏代偿不完全。

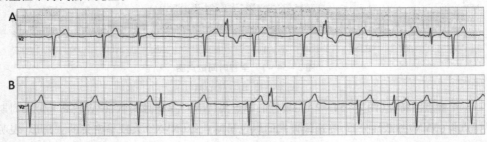

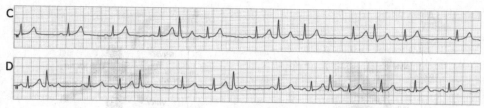

图 2 - 54 - 3 动态心电图片段

A:插入性室性早搏三联;B:插入性室性早搏呈多源性;

C:窦性心动过缓,插入性室性早搏;D:频发室性早搏,部分呈插入性

【病例55】薛某,女,58 岁。频发室性早搏,部分呈插入性。

时间散点图特征(图2 - 55 - 1A、图2 - 55 - 1B):相对致密的 NN 层高低起伏,下有绿色的 NV 层基本无起伏,上有与之伴行的 VN 层,时断时续,与 NN 层同步起伏,三层基本等间距,提示频发室性早搏联律间期相对固定,代偿间歇完全。隐藏室性散点(图 2 - 55 - 1B),显露重叠在 NV 层中的 VN′层,时断时续,与 NN 层同步起伏,提示有大量插入性室性早搏。

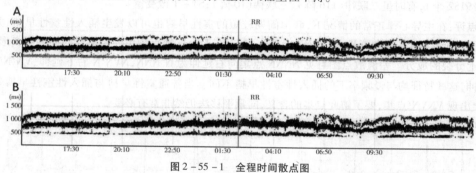

图 2 - 55 - 1 全程时间散点图

A:全心搏;B:正常心搏

Lorenz 散点图特征(图 2 - 55 - 2A):分布于等速线上的棒球拍状窦性心律点集(NNN)向上分裂出部分散点(N′NN),高度在正常范围。短长周期区的绿色早搏点集垂直分布,有高、低两部分,高位是代偿完全的 NVN 点集,低位是无代偿的 NVN′点集,二者之间是黑色的 VN′N 点集;长短周期区的早搏前点集(NNV)水平分布,其中重叠有部分二联律点集(VNV),早搏后点集(VNN)的主轴斜率约为 0.5,是普通室性早搏代偿完全的标志。

差值散点图特征(图 2 - 55 - 2B):窦性心律点集(NNNN)中居原点。普通单发室性早搏的起点集(NNNV)、始点集(NNVN)、终点集(NVNN)、止点集(VNNN)对称于 $y = x$ 线,提示代偿间歇完全;插入性室性早搏起点集(NNNV)于 y 轴负侧较低位置,始点集(NNVN′)于 x 轴负侧左上走向,终点集(NVN′N)于 y 轴正侧右下延伸,止点集(VN′NN)于 x 轴正侧右上延伸。红色箭头指示的 VNVN′是普通室性早搏与插入性室性早搏形成的二联律(来源于临界向量 VNV→NVN′)。二联律点集仍在第 Ⅱ、Ⅳ 象限角分线处,三联律点集(VNNV)在第 Ⅲ 象限角分线处。

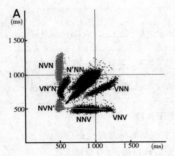 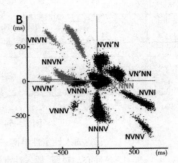

图 2 - 55 - 2　二维心电散点图

A:全程 Lorenz 散点图;B:全程差值散点图

动态心电图诊断(图 2 - 55 - 3):基础心律为窦性心律(平均心率为 73 bpm,最慢心率为 51 bpm,最快心率为 102 bpm,心搏总数为 105 334 个);心率变异性降低(SDNN 为 80,SDANN 为 71,SDNN Index 为 33,r - MSSD 为 30,三角指数为 20.2);偶发房性早搏(13 个),有 1 次成对;频发室性早搏(9182 个),有时呈二联律(116 阵)、三联律(10 阵);ST - T 改变。

点评:在主导心律正常的情况下,联律间期较短的室性早搏也可以发生插入性室性早搏,并且容易引起干扰性 PR 间期延长,导致 N'N < NN。表现在 Lorenz 散点图上便是窦性心律点集变形,出现向上分裂的成分。差值散点图可见 NNNN 点集向右延伸为 N'NNN,NVN'N 右下延伸、VN'NN 左上延伸,这些特征均与慢频率下的插入性室性早搏不同。当普通室性早搏与插入性室性早搏邻近时,会出现 VNVN'点集,要了解此点集的含义,向量平移法仍然非常有必要。

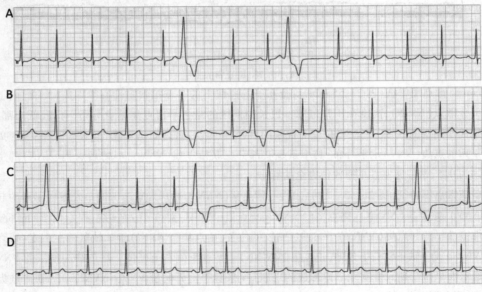

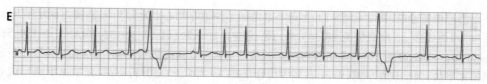

图 2 - 55 - 3　动态心电图片段

A:室性早搏;B:室性早搏二联律;C:插入性室性早搏;D:房性早搏;E:室性早搏,成对房性早搏

【病例56】刘某,女,77 岁。频发房性早搏呈并行心律伴节律重整,偶发室性早搏。

时间散点图特征(图 2 - 56 - 1):致密的 NN 层(黑色)呈窄条带状,高低起伏、贯穿全程;低位的 NS 层(紫色)分散为下界清晰、上界不清的宽条带状,紧贴 NN 层之下,略有起伏;NN 层之上只见散在的 SN 层,有少量更高的 N.N 隐约可见。

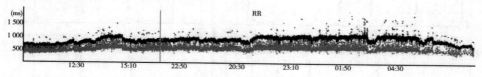

图 2 - 56 - 1　全程时间散点图

Lorenz 散点图特征(图 2 - 56 - 2A):窦性心律点集(NNN)呈棒球拍状,分布于等速线。早搏点集(NSN,粉色)水平向右延伸至 NNN;早搏前点集(NNS)垂直向上延伸至 NNN,二者对称分布于等速线两边,形成高低不等的曲尺状结构;早搏后点集(SNN)重叠在 NNN 中,SNS 完全重叠在 NNS 中,都表明 SN = NN,是节律重整的表现。另外,短长周期区可见少量室性早搏点集(NVN,绿色)和少量代偿不完全的房性 NSN 点集(跳出曲尺结构),等速线近端有少量房性连发点集(SSS、NSS),远端有散在长周期相关的散点,逆向技术显示为房性心动过速终止后房性早搏未下传。

差值散点图特征(图 2 - 56 - 2B):窦性心律点集(NNNN)中居原点。房性早搏的起点集(NNNS)、始点集(NNSN)、终点集(NSNN)分别分布于 09:00、10:30、03:00 方向,形成特征性斜倒的"Y"形结构,止点集完全叠在原点的 NNNN 中,这是房性早搏伴等周期代偿的表现。第Ⅳ象限角分线有成势的二联律点集(NSNS)。其余点集是普通房性早搏与室性早搏,还有长周期相关的散点,此处不再赘述。

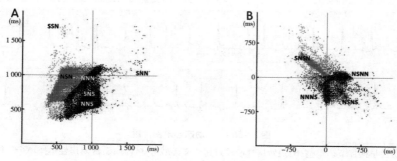

图 2 - 56 - 2　二维心电散点图

A:全程 Lorenz 散点图;B:全程差值散点图

　　动态心电图诊断(图2-56-3):基础心律为窦性心律(平均心率为73 bpm,最慢心率为39 bpm,最快心率为101 bpm,心搏总数为98 343个);心率变异性正常(SDNN为137,SDANN为129,SDNN Index为26,r-MSSD为22,三角指数为34.0);有3个大于2.00 s的长周期,为房性早搏终止后或房性早搏未下传;偶发室性早搏(94个);频发房性早搏(19 825个)呈并行心律(伴节律重整),成对房性早搏(67次),短暂房性心动过速(35阵);有时呈二联律(367阵)、三联律(65阵);ST-T改变。

　　点评:即刻节律重整的心电图表现是等周期代偿,即SN=NN,散点图表现为SN层融入NN层,早搏后点集(SNN)融入窦性心律点集(NNN)中,早搏止点集(SNNN)融入窦性心律点集(NNNN)中,从而使常见的早搏散点图分层、分形规律变得十分特殊。时间散点图只见两层;Lorenz散点图对称于等速线分布,差值散点图对称于$y=-x$线分布,呈斜倒的"Y"形结构。

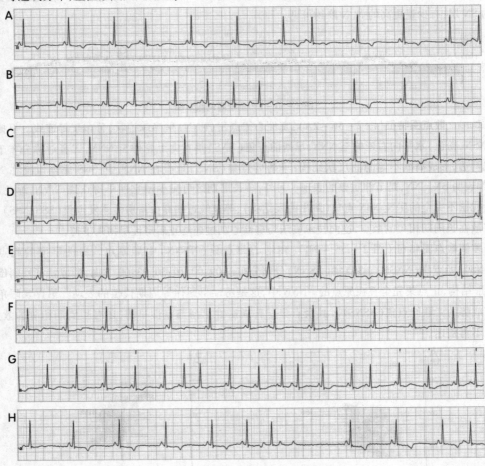

图2-56-3　动态心电图片段

A:房性早搏伴节律重整;B:短暂房性心动过速伴文氏型房室传导;C:成对房性早搏单个下传;
D:短暂房性心动过速不规则下传;E:频发房性早搏,偶发室性早搏;F:房性早搏伴节律重整;
G:成对房性早搏;H:短暂房性心动过速,不规则下传

【病例 57】刘某,男,48 岁。频发室性早搏,少量插入性室性早搏。

时间散点图特征(图 2 – 57 – 1):NN 层高低起伏,贯穿全程。部分时段分为三层,下为绿色的 NV 层,基本水平分布;上为黑色的 VN 层,与 NN 层同步起伏。三层基本等间距,即 VN – NN = NN – NV,表明频发室性早搏代偿间期完全。

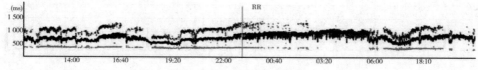

图 2 – 57 – 1 全程时间散点图

Lorenz 散点图特征(图 2 – 57 – 2A):窦性心律点集(NNN)呈棒球拍状,纵行分布于等速线。绿色的早搏点集(NVN)垂直分布于短长周期区。长短周期区的早搏前点集(NNV)水平分布于 NNN 之下。早搏后点集(VNN)的主轴斜率约为 0.5,提示代偿间歇完全。

差值散点图特征(图 2 – 57 – 2B):窦性心律点集(NNNN)中居原点。早搏起点集(NNNV)分布于 y 轴负侧;早搏始点集(NNVN)分布于第 Ⅱ 象限,主轴斜率为 – 2;早搏终点集(NVNN)分布于第 Ⅳ 象限,主轴斜率约为 – 0.5;早搏止点集(VNNN)分布于 x 轴负侧。四个点集总体上对称于 y = x 线。第 Ⅱ、Ⅳ 象限角分线处的点集分线分别是 VNVN、NVNV 点集,为二联律,第 Ⅲ 象限角分线是三联律点集(VNNV)。其余散点为偶发房性早搏及插入性室性早搏,不成势,此处不再赘述。

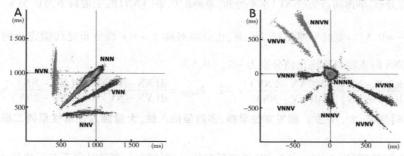

图 2 – 57 – 2 二维心电散点图

A:全程 Lorenz 散点图;B:全程差值散点图

动态心电图诊断(图 2 – 57 – 3):基础心律为窦性心律(平均心率为 78 bpm,最慢心率为 53 bpm,最快心率为 115 bpm,心搏总数为 113 592 个);偶发房性早搏(3 个);频发室性早搏(4487 个),有时呈二联律(68 阵)、三联律(11 阵);心率变异性正常(SDNN 为 134,SDANN 为 124,SDNN Index 为 36,r – MSSD 为 22,三角指数为 36.2);ST – T 改变。

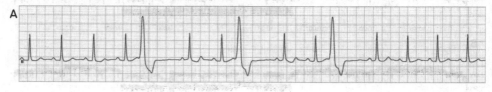

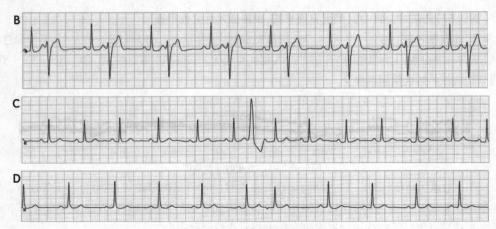

图 2 – 57 – 3　动态心电图片段

A:室性早搏三联律;B:室性早搏二联律;C:插入性室性早搏;D:房性早搏

　　点评:多数室性早搏的代偿间歇完全,主要是由于低位激动在逆传过程中干扰了一次预期可以下传的窦性激动,从而造成 NV + VN = 2NN。此关系式中 NV 间期相对固定(折返机制),VN 就随 NN 周期的变化而变化,所以 VN、NN、NV 三层等间距,NV 层无起伏,VN 层与 NN 层同步起伏。早搏点集(NVN)垂直分布,早搏前点集(NNV)水平分布,早搏后点集(VNN)的主轴斜率为 0.5 $\left[k_{VNN} = \dfrac{dNN}{dVN} = \dfrac{d(NN)}{d(2NN - NV)} = 0.5 \right]$。室性早搏的起、始、终、止点集对称于 $y = x$ 线分布是代偿完全的标志,其中 NNVN 与 NVNN 的主轴斜率理论值分别为 -2、-0.5。

$$k_{NNVN} = \frac{d(VN - NV)}{d(NV - NN)} = \frac{d(2NN - 2NV)}{d(NV - NN)} = -2 \quad k_{NVNN} = \frac{d(NN - VN)}{d(VN - NV)} = \frac{d(NV - NN)}{d(2NN - 2NV)} = -0.5$$

　　【病例 58】李某,女,78 岁。频发室性早搏,多数呈插入性,大量插入性室性早搏二联律;偶发房性早搏。

　　时间散点图特征(图 2 – 58 – 1):NN 层高低起伏、位置较高。部分时段下有绿色的 NV 层,起伏不明显,其中重叠有伴行的黑色 VN'层。隐藏早搏点集(图 2 – 58 – 1B),可见 VN 层与 NN 层同步起伏;仔细观察发现,NN 层时有间断,代之以低位的 NV 层与 VN'层(图 2 – 58 – 1C),提示插入性室性早搏二联律。另可见少量紫色的 NS 层,没发现伴行 SN 层,提示节律重整。

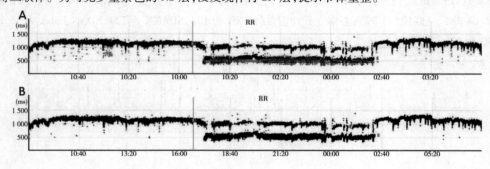

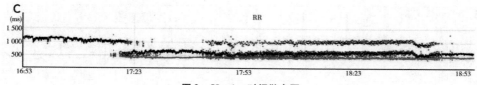

图 2 – 58 – 1　时间散点图

A:全程时间散点图(全心搏);B:全程时间散点图(正常心搏);C:1 h 时间散点图(16:53—18:53)

Lorenz 散点图特征(图 2 – 58 – 2A):窦性心律点集(NNN)形态正常,位置较高。绿色的早搏点集(NVN′)垂直分布于较低位置,其中重叠有大量二联律点集(VN′V)。短长周期区可见倾斜分布的早搏后点集(VN′N),长短周期区有水平分布的早搏前点集(NNV)。少量绿色点位置较高,为NVN、VVN 点集。另外,还有散点的紫色早搏点集(NSN)。

差值散点图特征(图 2 – 58 – 2B):窦性心律点集(NNNN)中居原点,其中重叠有大量的插入性早搏二联律点集 VN′VN′、N′VN′V,分别向第Ⅱ、Ⅳ象限角分线伸展。红色箭头指示单发插入性室性早搏的特征点集,各向量来源于图 2 – 58 – 2A 中的临界连通有向图,起点集(NNNV)同普通室性早搏分布于 y 轴负侧,始点集(NNVN′)在 x 轴负侧向左上延伸,终点集(NVN′N)在 y 轴正侧向右下延伸,止点集(VN′NN)在 x 轴正侧向左上延伸。NVN′N 点集上方有少量绿色散点是成对室性早搏(NVVN),左侧是少量紫色 NSNN 点集。

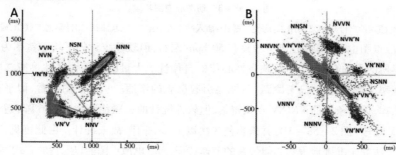

图 2 – 58 – 2　二维心电散点图

A:全程 Lorenz 散点图;B:全程差值散点图

动态心电图诊断(图 2 – 58 – 3):基础心律为窦性心律(平均心率为 73 bpm,最慢心率为45 bpm,最快心率为 70 bpm,分析的心搏总数 107 145 个),心率变异性降低(SDNN 为 74,SDANN 为71,SDNN Index 为 34,r – MSSD 为 25,三角指数为 19.0);偶发房性早搏(99 个),成对房性早搏(3 次);频发室性早搏(27 870 个),成对室性早搏(23 次),多数呈插入性,有时呈二联律(2945 阵)、三联律(6 阵);ST – T 可见异常动态变化。

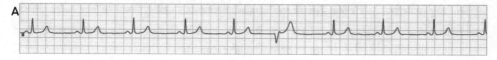

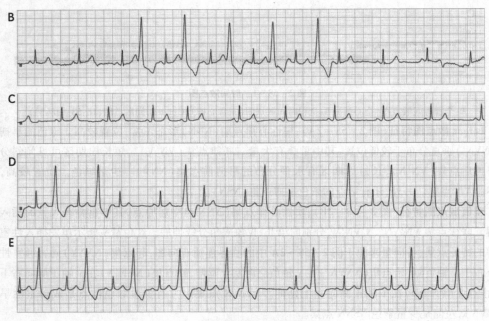

图 2 - 58 - 3 动态心电图片段

A:室性早搏;B:插入性室性早搏二联律;C:房性早搏;D:插入性室性早搏二、三联律;E:室性早搏二联律,成对室性早搏

点评:从散点图上看,窦性心律平均只有 50 bpm 左右,但软件统计的平均心室率为 73 bpm,这是因为包含早搏的平均心室率,不反映窦性心律的自律性。大量的插入性室性早搏二联律会造成部分时段心室率倍增,心率的显著跳跃,可能会引起患者的不适。从散点图上看,似乎有大量的插入性早搏三联律,第Ⅳ象限的 VN′NV 点集密集,但软件统计的三联律阵次只有 6 阵,逆向查看发现有大量 VN′NV 片段(图 2 - 58 - 3D)并未重复 3 次以上,未成律,故未统计。由此可见,不论是数字还是文字,均无法完全准确地表达心律失常的节律特征,而心电散点图能以独特的方式,全方位、多角度地表达心脏的节律信息。逆向技术的介入,使临床医师有可能快速分析海量的动态心电图数据。

【病例 59】张某,男,90 岁。**心房颤动合并高度房室传导阻滞,几乎完全性房室分离,交界性逸搏及逸搏心律。**

时间散点图特征(图 2 - 59 - 1):高位 NN 层波动在 1.5 s 附近,下有分散的 NV 层断断续续,未见明确的 VN 层,提示节律重整。

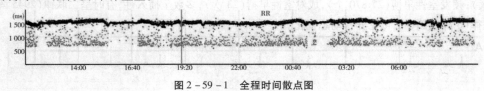

图 2 - 59 - 1 全程时间散点图

Lorenz 散点图特征(图 2 - 59 - 2A):主导节律呈短棒状,分布于等速线远端。在 1.5 s 附近,绿色的早搏点集(NVN)水平分布于短长周期区,早搏前点集(NNV)垂直分布于长短周期区,总体上形

成曲尺状结构,提示节律重整。等速线近端有散在的蓝黑色散点。逆向技术显示,全程 P 波消失,代之以 f 波,心房颤动伴心室规则,提示主导节律为交界性逸搏心律。

差值散点图特征(图 2 - 59 - 2B):主导节律(NNNN)中居原点,早搏起点集(NNNV)分布于 y 轴负侧,早搏始点集(NNVN)分布于第Ⅱ象限角分线,早搏终点集(NVNN)分布于 x 轴正侧,早搏止点集(VNNN)基本重叠在 NNNN 中,总体上呈斜倒的"Y"形结构。

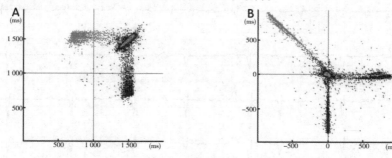

图 2 - 59 - 2　二维心电散点图

A:全程 Lorenz 散点图;B:全程差值散点图

动态心电图诊断(图 2 - 59 - 3):基础心律为心房颤动 + 交界性逸搏心律(平均心率为 39 bpm,最慢心率为 34 bpm,最快心率为 45 bpm,心搏总数为 54 833 个),提示高度房室传导阻滞,几乎完全性房室分离;频发室性早搏(1829 个)提示并行心律,成对室性早搏(15 次);心率变异性显著降低(SDNN 为 42,SDANN 为 39,SDNN Index 为 15,r - MSSD 为 22,三角指数为 6.8)。

点评:全程心房颤动合并规律缓慢的逸搏心律,提示高度或三度房室传导阻滞。从散点图上看,主导心律几乎全是逸搏心律,但近端的几个散点又能找到房室传导的证据(图 2 - 59 - 3A),所以只能诊断高度房室传导阻滞。几乎完全性房室分离,但心室夺获的比例太少,平均心室率只有 39 bpm,是永久起搏器植入的绝对指征。实际上并不是所有的高度房室传导阻滞都需要植入永久起搏器,要根据平均心室率、逸搏与夺获的比例等分析确定,而这些信息查看心电散点图可以一目了然。

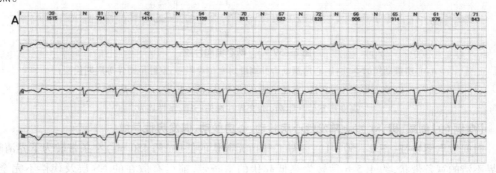

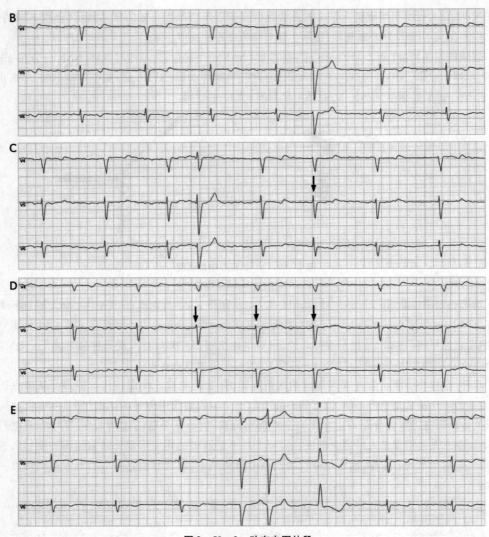

图 2 - 59 - 3　动态电图片段

A:心房颤动短时夺获;B:心房颤动合并高度房室传导阻滞,室性早搏伴等周期代偿;

C:高度房室传导阻滞,室性早搏,偶见夺获(箭头指示);D:心房颤动,

高度房室传导阻滞;E:交界性逸搏心律,室性连发

【病例 60】周某,男,81 岁。阵发性心房扑动、心房颤动,偶发房性早搏。

时间散点图特征(图 2 - 60 - 1):主导心律由无起伏的低位(约 450 ms)窄条带转为下界清晰、上界不清的宽条带状,约 4.5 h 后转为高低起伏的窄条带,前后有散在的 NS 层及代偿不完全的 SN 层。

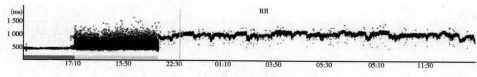

图2-60-1 全程时间散点图

Lorenz **散点图特征**(图2-60-2A、图2-60-2C):棒球拍与扇图的重叠分布于等速线,符合窦性心律合并阵发性心房颤动的特征;扇图的尖端可见类圆形高密度影,是阵发性心房扑动的表现。隐藏心房扑动、心房颤动散点(图2-60-2C),显露窦性心律背景下少量的房性早搏散点,显示联律间期不固定,代偿间歇不完全。

差值散点图特征(图2-60-2B、图2-60-2D):弥漫性分布,外边界不清,基本呈斜倒的等腰三角形,原点处可见类圆形高密度影。隐藏心房扑动、心房颤动散点(图2-60-2D),显露窦性心律点集(NNN)中居原点,房性早搏的起点集(NNNS)、始点集(NNSN)、终点集(NSNN)、止点集(SNNN)不对称于 $y=x$ 线。

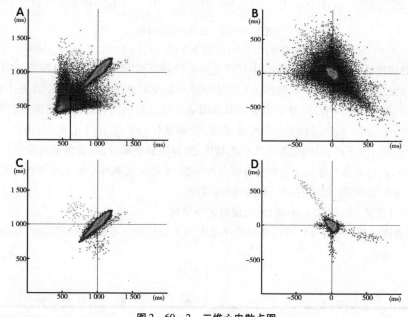

图2-60-2 二维心电散点图

A:全程 Lorenz 散点图;B:全程差值散点图;C:全程 Lorenz 散点图(隐藏心房颤动点);

D:全程差值散点图(隐藏心房颤动点)

动态心电图诊断(图2-60-3):基础心律为窦性心律+阵发性心房扑动/心房颤动(平均心率为74 bpm,最慢心率为49 bpm,最快心率为149 bpm,心搏总数为107 674 个);偶发房性早搏(62 个);心率变异性增大(SDNN 为261,SDANN 为230,SDNN Index 为47,r-MSSD 为92,三角指数为11.8);ST-T 改变。

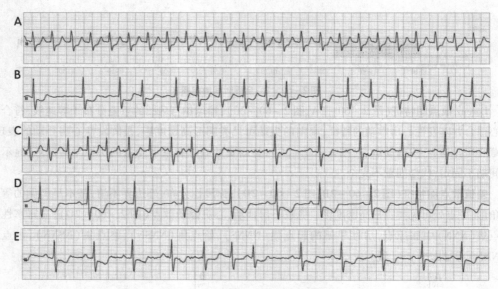

图 2 - 60 - 3　动态心电图片段

A:心房扑动;B:心房颤动;C:心房扑动恢复窦性心律;D:窦性心律;E:房性早搏

　　点评:心房扑动、心房颤动,窦性心律三种主导心律相互交替,散点图各具特征,一目了然。三种主导心律的变异性大小排序:心房扑动 < 窦性心律 < 心房颤动,而心率变异性的统计学数据是三种主导心律的综合,大小均没有参考价值。散点图能清楚地显示三种成分的比例及其变异性。窦性心律平均心率约 60 bpm,"棒球拍"形态正常,提示窦性心律变异性正常;心房扑动的频率约 130 bpm,为连续 2:1 下传,时间散点图几乎无起伏,变异性显著降低;心房颤动扇图位置低,平均心率约 100 bpm,瞬时变异性增大。三种成分糅合在一起,平均心室率及心率变异性指标均失去意义。只有进一步查看散点图,才能把握全局,做到心中有数。

　　【病例 61】王某,女,54 岁。心房扑动,偶发室性早搏。

　　时间散点图特征(图 2 - 61 - 1):主导节律基本为无起伏的水平线,上有散在的高层点,高低层之间无倍数关系。

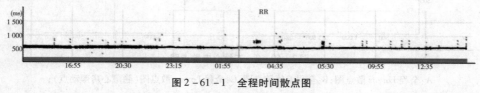

图 2 - 61 - 1　全程时间散点图

　　Lorenz 散点图特征(图 2 - 61 - 2A):呈不标准的空间点阵。主导节律为分布于等速线上的类圆形散点集,高度约 540 ms(平均心室率为 110 bpm)。逆向技术显示房室传导比例为连续 2:1。PP 之间无等电位线,PP = 270 ms(心房心率为 220 bpm),符合心房扑动。记连续 2:1 传导为 22 点集,以 3 倍的 PP 周期描记 33 点集,发现实际的 33 点集偏离等速线,表明并无连续的 3:1 房室传导。实际的 33 点集是文氏周期的结束与开始相邻(图 2 - 61 - 3E,文氏周期中的长周期小于 2PP 周期),同理,23 与 32、24 与 42 均偏离标准位置,向等速线靠拢,是文氏型房室传导阻滞的特点。

差值散点图特征(图 2 - 61 - 2B):连续等周期分布于原点,长短周期的交替分布于四周。箭头所指的特征点集表达的是相邻 Lorenz 散点的连通关系,心房扑动的散点集名称就是三个相邻 RR 间期的数量。从图中可以看出,长短长周期交替分布于第 Ⅱ 象限(323),短长短周期交替分布于第 Ⅳ 象限(232、242),等周期的突变分布于坐标轴四方。

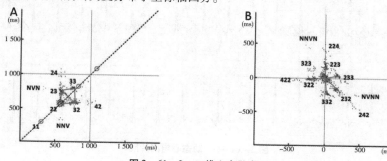

图 2 - 61 - 2 二维心电散点图

A:全程 Lorenz 散点图;B:全程差值散点图

动态心电图诊断(图 2 - 61 - 3):基础心律为心房扑动伴文氏型房室传导阻滞(平均心率为 105 bpm,最慢心率为 85 bpm,最快心率是为 111 bpm,心搏总数为 150 169 个);完全性右束支传导阻滞;偶发室性早搏(3 个);心率变异性显著降低(SDNN 为 11,SDANN 为 8,SDNN Index 为 7,r - MSSD 为 11,三角指数为 2.8);ST - T 改变。

点评:由于文氏型房室传导阻滞,心房扑动的长短周期之间失去倍数关系,所以各特征点集不在标准网格的结点,而是均向等速线靠拢。只有连续等比例下传的特征点集,才会分布在等速线。偏离等速线的 33 点是两个不相等的文氏长周期相邻造成的。窦性心律背景下的文氏型房传导阻滞也有类似的表现。另外,本例心房频率平均为 220 bpm,比教材[1]定义的 240 ~ 350 bpm 的心房扑动频率略慢,但有典型的锯状 F 波,心房扑动的诊断不容置疑,合理的解释是心房扑动的频率可以低于 240 bpm。

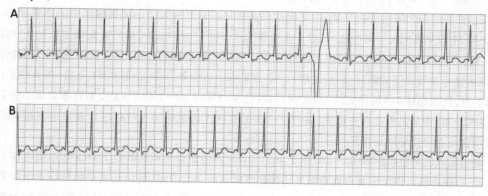

---

1 万学红,卢雪峰.诊断学[M].9 版.北京:人民卫生出版社,2018:514.

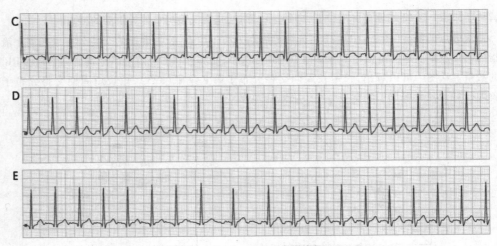

图 2 - 61 - 3 动态心电图片段

【病例 62】李某,男,48 岁。心房扑动,偶发室性早搏。

时间散点图特征(图 2 - 62 - 1):大致分两层,时有间断,略有起伏,层间距略小于低层的高度。

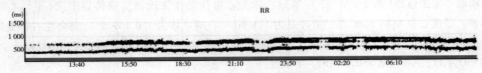

图 2 - 62 - 1 全程时间散点图

Lorenz 散点图特征(图 2 - 62 - 2A、图 2 - 62 - 2C):大致分为四个团块,呈不规则空间点阵。等速线上的 22 点集有较大的变异性,波动在 375 ~ 475 ms 之间,相当于心室率在 126 ~ 160 bpm 之间,则心房率在 254 ~ 320 bpm 之间,是心房扑动的频率范围。44 点集分裂为两部分,一部分沿等速线分布,是连续 4:1 片段形成,一部分向左漂移,缘于 44 周期前临 2:1 传导而发现文氏现象,造成第一个 4:1 周期缩短,故而 44 点左移。短长周期区的 24 点集与短长周期区的 42 点集,分别位于虚线以内,提示长短周期之间无倍数关系,是文氏型房室传导阻滞的标志。仔细观察图中的高密度影,发现 42 与 24 点集之间有对称的成分,沿心率均等线分布(图 2 - 62 - 2A 双向箭头标志),是 4:1 传导与 2:1 传导连续交替形成的二联律,其中的不对称成分,各自倾斜分布,是文氏型传导阻滞的标志(类似窦性心律背景下的阻滞前、后点集)。42 点集右上方分出一芽,正好在 44 点集(等速线上的)的正下方,代表连续 4:1 传导突转 2:1 传导的频次。2:1 传导与 4:1 传导反复交替过程就是不断重复图 2 - 62 - 2C 中的临界有向连通图(各特征点集的高密度影之间的先后顺序),而连通图端点的分布范围就是心房扑动周期变异性。

差值散点图特征(图 2 - 62 - 2B、图 2 - 62 - 2D):差值散点图刻画的是 Lorenz 散点图内部的向量关系,Lorenz 散点图中的有向连通图平移到差值散点图中的原点,各向量指向的特征点集就是原向量相关点集的合并。图 2 - 62 - 2B 中的 424 点集分布于第 II 象限角分线,就是 42→24 向量平移而来;242 点集分布于第 IV 象限角分线,就是 24→42 向量平移而来,其余特征点集类似。观察

图2-62-2C中的闭合临界连通图,发现四个特征点集的变形或分裂,均指向其来去方向,如22点集右上变形,指示其去向是24点集,24点集向右下的延伸,又像是迎接22点集的到来;同理,44点集向左游离的成分,像是出列迎接24点集的"仪仗队",42点集的右上"枝芽"又在迎接44点集的到来。如此的临界连通关系,决定了差值散点图中各特征点集的位置及走向,如244点集左上倾斜、444点集向右延伸、424点集右下分裂、442点集向右游离,均是文氏型房室传导阻滞的特征性表现。

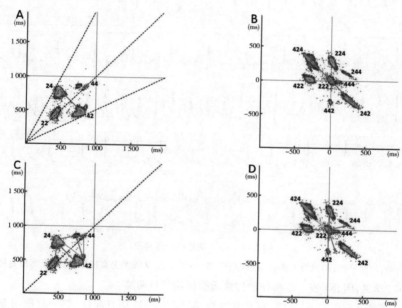

图2-62-2　二维心电散点图

A:全程 Lorenz 散点图(标志二联律);B:全程差值散点图(标志二联律);

C:全程 Lorenz 散点图(标志文氏型房室传导阻滞的临界连通图);

D:全程差值散点图(标志文氏型房室传导阻滞的特征点集)

动态心电图诊断(图2-62-3):基础心律为心房扑动伴不同比例房室传导(平均心率为109 bpm,最慢心率为65 bpm,最快心率为164 bpm,心搏总数为148 862 个);偶发室性早搏(10 个);心率变异性正常(SDNN 为188,SDANN 为158,SDNN Index 为88,r-MSSD 为171,三角指数为7.1);ST-T未见异常。

点评:本例心房扑动是2:1传导与4:1传导反复交替形成的2×2空间点阵,上例为2:1传导与3:1传导反复交替形成的2×2空间点阵,注意两者的差别。心房扑动时,快速的心房波(F波)以不同的房室传导比例下传心室。如果 FR 间期固定,将形成标准的网格状空间点阵,实际上这样的网格并不容易看到,更常见的是变形的网格点阵。这是因为快速 F 波总是以文氏型房室传导阻滞的规律下传心室,即 FR 间期逐波延长,最后脱落,周而复始,其结果使长短周期之间失去倍数关系。查看心电图片段,RR 绝对不齐,与心房颤动的 RR 间期规律性并无差别,但其中规律还是不同于心房颤动,非标准的空间点阵是心房扑动伴文氏型房室传导阻滞的特征性表现。从本例的分析可知,虽然各特征点集有分裂、变形,但其规律性也很明显,是"迎来送往"的表现,而不是来无影,去无踪,无从下手。

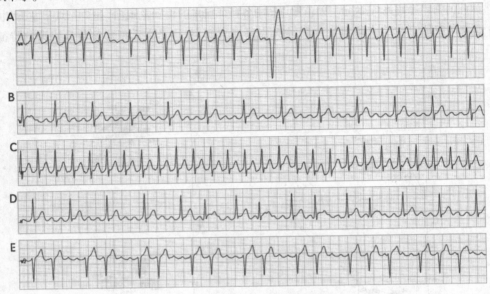

图 2 - 62 - 3 　动态心电图片段

A:心房扑动,室性早搏;B:最慢心率;C:最快心率;D:心房扑动,文氏型房室传导;E:文氏型房室传导阻滞

【病例 63】李某,男,85 岁。心房扑动伴文氏型房室传导阻滞。

时间散点图特征(图 2 - 63 - 1):黑色的主导节律(NN 层)略有起伏,部分时段明显分裂为高、低两层,高、低层之间无倍数关系。部分时段两层又合并成宽条带状。几乎全程可见绿色的 NV 层,与之伴行的 VN 层多数融入 NN 层,偶见游离的 VN 层。

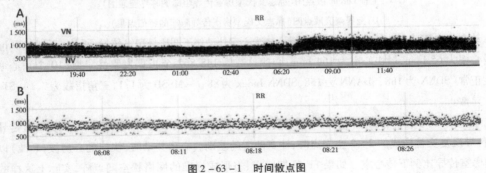

图 2 - 63 - 1 　时间散点图

A:全程时间散点图;B:30 min 时间散点图

Lorenz 散点图特征(图 2 - 63 - 2A、图 2 - 63 - 2C):逆向技术显示,最低点的房室传导比例为 2:1,提示为 22 点集。图 2 - 63 - 2A 中的高密度影显示 22 点集的高度基本在 500~600 ms,心室率

为 100～120 bpm,心房率为 200～240 bpm,心房波之间无等电位线,提示心房扑动。11 点集的理论高度为 275 ms,33 点集的理论高度为 825 ms,44 点集的理论高度为 1100 ms,以此高度在等速线上标注 11、22、33、44 点(图 2－63－2A),可以看出主导节律在等速线上节段性分布,但 23、32 明显不对称分布于等速线两侧,22 点集还有向右上伸出的成分"迎接"32 点集的到来,这些都是文氏型房室传导阻滞的标志。绿色的早搏点集(NVN)基本垂直分布于短长周期区,长短周期区有水平分布的早搏前点集(NNV)(最低层)。

　　差值散点图特征(图 2－63－2B、图 2－63－2D):近似心房颤动的弥散性分布,但有四个规律性很强的高密度影提示本例并非典型的心房颤动,而是心房扑动伴文氏型房室传导阻滞。其中 223 点集分布于 y 轴正侧,232 分布于第Ⅳ象限,322 分布于第Ⅲ象限,222 点集向左延伸,其位置与走向取决于图 2－63－2A 中的临界连界通向量环的走向。

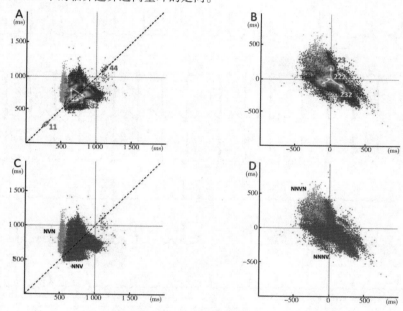

图 2－63－2　二维心电散点图
A:全程 Lorenz 散点图;B:全程差值散点图;C:全程 Lorenz 散点图(隐藏高密度影);
D:全程差值散点图(隐藏高密度影)

　　动态心电图诊断(图 2－63－3):基础心律为心房扑动伴文氏型房室传导阻滞(平均心率为 82 bpm,最慢心率为 60 bpm,最快心率为 111 bpm,心搏总数为 117 657 个);频发室性早搏(1709 个),1 次成对;心率变异性降低(SDNN 为 92,SDANN 为 68,SDNN Index 为 57,r－MSSD 为 84,三角指数为 15.1);ST－T 未见异常动态变化。

　　点评:本例快速性房性心律失常频率波动在 200～240 bpm 之间,如果没有高密度影显示(图 2－63－2C、图 2－63－2D),极似心房颤动合并频发室性早搏。高密度影提示本例为 2:1 传导与 3:1 传导反复交替,形成变形的 2×2 空间点阵。长短周期失去倍数关系,空间点阵显著变形,一方面是由于文氏型房室传导阻滞,FR 间期不固定造成,另一方面,FF 间期的变异性较大,也是其重要原因。本例 FF 间期的频率没有达到 250 bpm,但心电图中基线消失,代之以锯齿状 F 波(图 2 - 63 - 3),是心房扑动的典型表现,诊断为心房扑动比房性心动过速合适。房室传导比例变化时,RR 间期绝对不齐,极似心房颤动,只看心电图,亦误诊为心房颤动,但散点图还显示出了心房扑动的特征。心房扑动、心房颤动的内科治疗原则基本一样,但射频消融的预后有差别,故而散点图的宏观识别很有价值。

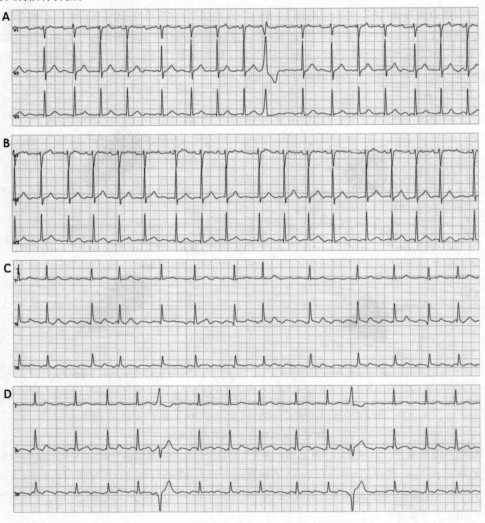

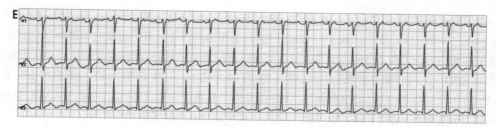

图2-63-3 动态心电图片段

【病例64】张某,男,69 岁。心房颤动伴高度房室传导阻滞,交界性逸搏及逸搏心律,室性逸搏,频发室性早搏。

时间散点图特征(图2-64-1):贯穿全程的主导节律(蓝色显示)位置较高,起伏在1.0 s 线以上。逆向术显示为 NJ 层、JJ 层(J 代表交界性逸搏)。部分时段下有提前程度不固定的黑色散点(图2-64-1B),为夺获层(JN 层、NN 层);部分时段下有联律间期相对固定的绿色早搏层(NV 层、VV 层)。2 h放大图(图2-64-1C)可见逸搏层有蓝(交界性逸搏)、绿(室性逸搏,U 表示)两种颜色,起伏程度不等,或合或分,互不相关。

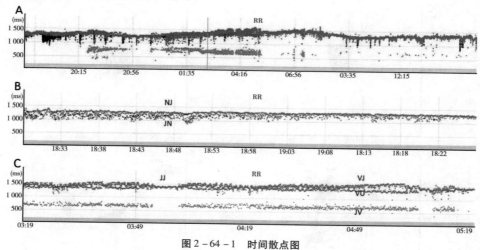

图2-64-1 时间散点图

A:全程图;B:1 h 子图(18:28—19:28);C:2 h 子图(03:19—05:19)

Lorenz 散点图特征(图2-64-2A、图2-64-2C、图2-64-2E):图2-64-2C、图2-64-2E 为图2-64-2A 的子图。图2-64-2C 为高位扇图,有清晰的曲尺状上外边界,是心房颤动伴高度房室传导阻滞+逸搏及逸搏心律的特征性表现。图2-64-2E 显示分布于等速线上的主导节律(JJJ、NJJ、UJJ),有部分散点向上延伸。逆向技术(图2-64-3A、图2-64-3C)显示为交界性逸搏心律中,室性早搏(V)与室性逸搏(U)连发形成的 VUJ 点集。由于室性逸搏周期(VU)相对固定,略短于交界性逸搏周期(UJ、JJ),所以 VUJ 与 VJJ 走向不同,前者垂直分布,后者倾斜分布,重叠在 JJJ 中。短长周期区是绿色早搏点集(JVJ、JVU),长短周期区是蓝色的早搏前点集(JJV、UJV)。全程图(图2-64-2A)还可见少量 JVV 点集→VVJ 点集。

差值散点图特征(图2-64-2B、图2-64-2D、图2-64-2F):图2-64-2D、图2-64-2F为图2-64-2B的子图。图2-64-2D弥散性分布(心房颤动特征),其中重叠有斜倒的"Y"形结构,是逸搏夺获的特征。图2-64-2F基本显示节律重整的室性早搏特点,起点集(JJJV)自y轴负侧,始点集(JJVJ、JJVU)于第Ⅱ象限角分线,终点集(JVUJ、JVJJ)于x轴正侧(JVUJ的垂直向上),止点集(VJJJ)于坐标原点(VUJJ左下延伸)。各特征点集的位置走向取决于图2-64-2E中的临界连通图的位置及走向。图2-64-2B中的红色箭头指向成对室性早搏的相关点集。

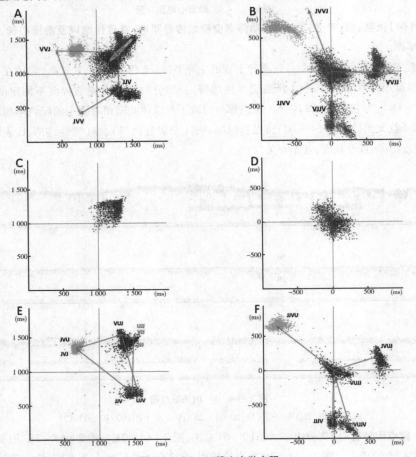

图2-64-2 二维心电散点图

A:全程Lorenz散点图;B 全程差值散点图;C:1 h Lorenz散点图(18:28—19:28);
D:1 h差值散点图(18:28—19:28);E:2 h Lorenz散点图(03:19—05:19);F:2 h差值散点图(03:19—05:19)

动态心电图诊断(图2-64-3):基础心律为心房颤动合并高度房室传导阻滞,交界性逸搏及逸搏心律(平均心率为45 bpm,最慢心率为38 bpm,最快心率为59 bpm,心搏总数为61 674个);频发室性逸搏(1044个);频发室性早搏(2431个),成对室性早搏(33次),短期室性心动过速(2阵);心率变异性降低(SDNN为96,SDANN为56,SDNN Index为79,r-MSSD为122,三角指数为21.5)。

　　点评：本例为全程心房颤动，但心房颤动的散点图特征丧失殆尽，主要表现为逸搏及逸搏心律的特征。频发室性早搏伴节律重整，也是逸搏心律的特征。约有一半室性早搏后续另一形态的室性逸搏，且室性逸搏周期（VU）略短于交界性逸搏周期（VJ）。在交界性逸搏心律的大背景下，室性逸搏相当于室性早搏，室性早搏+室性逸搏，相当于成对室性早搏。

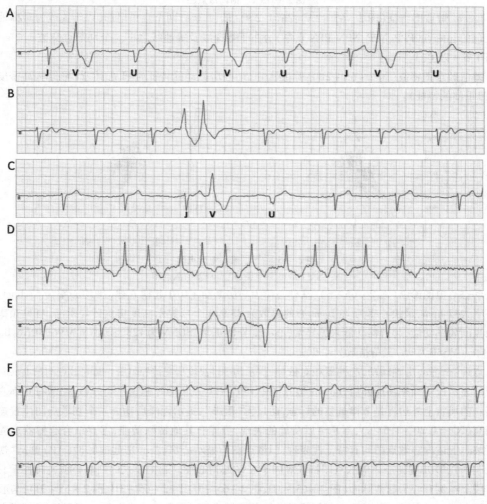

图 2 - 64 - 3　动态心电图片段

A：交界性逸搏心律合并室性早搏室性逸搏三联律；B：交界性逸搏心律，成对室性早搏；

C：交界性逸搏心律，室性早搏+室性逸搏；D：短暂室性心动过速；E：交界性逸搏心律，

短暂室性心动过速；F：心房颤动，一过性夺获；G：交界性逸搏心律，成对室性早搏

　　【病例 65】陈某，女，86 岁。心房颤动+DDI 起搏心律。

　　时间散点图特征（图 2 - 65 - 1）：顶层是致密的粉红色"起搏线"（PP 层、NP 层）水平分布，有昼低（1.0 s）夜高（1.2 s）之调节（持续约 30 min），分散的黑色夺获层（NN 层、PN 层）紧贴其下。

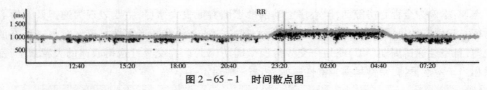

图 2 - 65 - 1   时间散点图

Lorenz 散点图特征(图 2 - 65 - 2A):高(1.2 s)、低(1.0 s)两个直角扇形(以等速线为对称轴)。粉红色的起搏点(PPP、NPP、NPN、PPN 点集)分布于等速线及等速线之下。个别散点突破 1.2 s 线,高至 1.5 s 以上。

差值散点图特征(图 2 - 65 - 2B):弥散性分布(心房颤动的特征),可见倒"Y"形结构高密度影(节律重整的特征)。

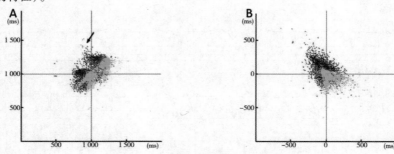

图 2 - 65 - 2   二维心电散点图
A:全程 Lorenz 散点图;B:全程差值散点图

动态心电图诊断(图 2 - 65 - 3):基础心律为心房颤动 + DDI 起搏心律(平均心率为 57 bpm,最慢心率为 47 bpm,最快心率为 76 bpm,心搏总数为 83 923 个),提示高度房室传导阻滞;可见频率应答及夜间频率功能,起搏器功能未见异常;心率变异性正常(SDNN 为 123,SDANN 为 96,SDNN Index 为 74,r - MSSD 为 95,三角指数为 4.9)。

点评:全程心房颤动,起搏器相对依赖,提示病理性高度房室传导阻滞。时间散点图与 Lorenz 散点图均显示夜间频率功能开启,Lorenz 散点图中 PPP、NPP 点集沿等速线连续分布,提示有频率应答功能。曲尺状上外边界是节律重整的标志,曲尺无"重影",提示无滞后功能。个别散点图位置连续性增高(NP = 1.20 ~ 1.53 s),不是滞后功能的表现,可能有其他特殊功能,需要结合起搏器远程控制了解。上述内容散点图均有特征性表现,但散点图不显示心房波,心房起搏脉冲(AP)更是"视而不见",所以 DDI 起搏心律的散点图特征等同于 VVI 起搏心律。起搏模式的判断必须逆向查看心电图片段。本例有心房起搏脉冲(图 2 - 65 - 3D、图 2 - 65 - 3E、图 2 - 65 - 3H、图 2 - 65 - 3I),与心室波(VP 与 N)无固定联系,是房室不同步的双腔起搏模式 DDI。要快速确定 DDI 而不是 VVI,逆向技术查找不是最好的办法,查看 AP 模版最直截了当。只有全面了解散点图的特点,才能最大程度地发挥散点图的优势。

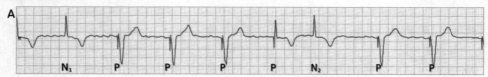

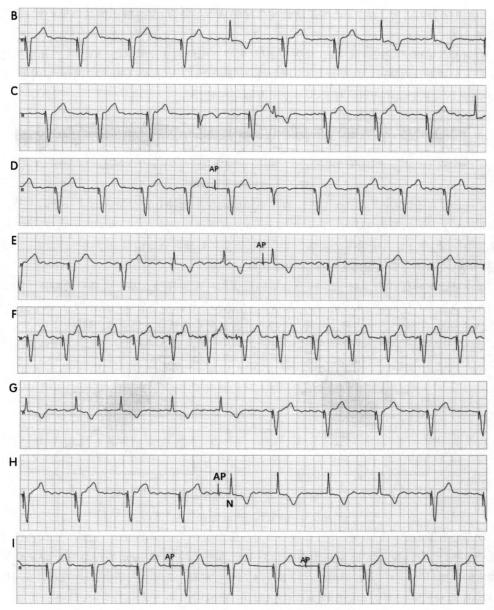

图 2 – 65 – 3　动态心电图片段

A：心房颤动 + DDI 起搏心律，提示高度房室传导传导阻滞，$N_1P = PP = 1.2$ s(50 bpm)，$N_2P > PP = 1.5$ s；
B：心房颤动 + DDI 起搏心律，提示高度房室传导传导阻滞，NP = PP = 1.2 s；C：高位室性早搏或交界性早搏；
D：DDI 起搏心律，室性融合波，PP = 1.0 s(60 bpm)；E：心房颤动 + DDI 起搏心律；F：心室起搏心律
PP = 0.8 s(75 bpm)；G：心房颤动转 VVI 起搏心律；H：心房颤动 + DDI 起搏心律，NP = PP，AP 与其后
自身心搏 N 无固定联系；I：DDI 起搏心律，AP 与 VP 无固定联系

【病例66】陈某,男,68 岁。心房颤动合并高度房室传导阻滞,交界性逸搏及逸搏心律;频发室性早搏。

时间散点图特征(图 2 - 66 - 1):大致分两层,低层为绿色的室性早搏层(NV、VV),顶层为宽条带状。上界清晰,相对致密,起伏在1.5 s 线附近,为逸搏层(JJ、NJ 层);下界不规则,时断时续,为夺获层(NN、JN),提示 RR 间期绝对不齐,符合心房颤动的特征。

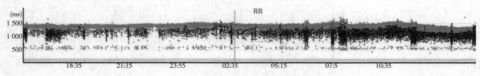

图 2 - 66 - 1 时间散点图

Lorenz 散点图特征(图 2 - 66 - 2A):边界不清的高位扇图拥有相对清晰的曲尺状的上外边界(横部为 NNJ、JNJ,折部为 NJJ、JJJ,竖部为 NJN、JJN),提示主导心律为心房颤动伴病理性二度、高度房室传导阻滞,合并有大量逸搏及逸搏心律。短长周期区有垂直分布的绿色室性早搏点集(NVN),长短周期区有水平分布的蓝黑色早搏前点集(NNV)。

差值散点图特征(图 2 - 66 - 2B):分布于原点周围的弥散性散点是心房颤动的特征。第 II 象限的绿色点集为心房颤动中的室性早搏(NNVN、VNVN),第 IV 象限角分线的成势散点代表室性早搏二联律的频次(NVNV)。逸搏相关的散点重叠在弥散性的心房颤动点集中不易辨认。

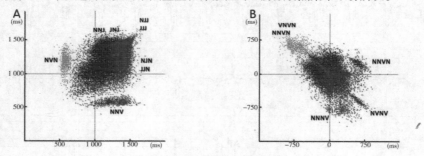

图 2 - 66 - 2 二维心电散点图

A:全程 Lorenz 散点图;B:全程差值散点图

动态心电图诊断(图 2 - 66 - 3):基础心律为心房颤动伴二度、高度房室传导阻滞,交界性逸搏及逸搏心律(平均心率为 45 bpm,最慢心率为 37 bpm,最快心率为 92 bpm,心搏总数为 63 800 个);频发室性早搏(1058 个),室性早搏成对(3 次),有时呈二联律(52 阵)、三联律(2 阵);心率变异性正常(SDNN 为 135,SDANN 为 61,SDNN Index 为 107,r - MSSD 为 146,三角指数为 15.7);ST - T 改变。

点评:普通心房颤动的时间散点图呈上界不清、下界清晰的宽条带状。当清晰的下界侵蚀殆尽、仅残留断断续续的高位条带时,意味着房室交界区对心房颤动波(F 波)的"过滤"作用加强,也就是有效不应期异常延长,发生了二度、高度房室传导阻滞。当残存的高位条带有相对固定且清晰的上边界时,提示存在逸搏及逸搏心律的保护机制,至于是室性逸搏还是交界性逸搏,需要逆向查看动态心电图片段。Lorenz 散点图表现为高位扇图合并曲尺状的上外边界,也是心房颤动合并二度、高度房室传导阻滞的特征。早搏点集(NVN)、早搏前点集(NNV)分布于扇图之外,表明明显缩短的 NV 周期没有经过房室结传导,此特点可确定宽大畸形的 QRS 波群为室性早搏而不是与心房颤动伴差异性传导。相比而言,心房颤动的差值散点图特征不多,主要显示心房颤动 RR 间期绝对不齐,对逸搏与早搏的表达不如时间散点图与 Lorenz 散点图细致。另外,本例心率变异性指标在正常范围内,是心房颤动中逸搏心律成分增多的缘故。如果患者的心率变异性指标逐年降低,提示房室传导阻滞程度在加重。

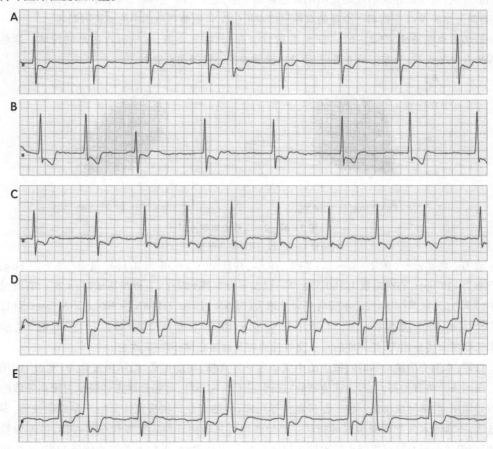

图 2 - 66 - 3 动态心电图片段

A:心房颤动,单发室性早搏;B:心房颤动合并高度房室传导阻滞,交界性逸搏心律;

C:心房颤动;D:室性早搏二联律;E:室性早搏三联律

【病例 67】李某,男,73 岁。**全程心房颤动,交界性逸搏,频发室性早搏。**

时间散点图特征(图 2 - 67 - 1):呈宽条带状,下界清晰,略有起伏。多数时段上界不清,夜间时段(10:30—06:30)有清晰致密的上界,提示有逸搏及逸搏心律(JJ、NJ 层)。可见少量绿色早搏点(NV 层)重叠在下界附近。

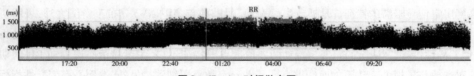

图2-67-1　时间散点图

　　Lorenz散点图特征(图2-67-2A):尖端指向原点的锐角扇图,位置大致正常。上外边界为清晰的曲尺状,提示散在的不规则长周期被相对固定的逸搏周期"拦截",是心脏自我保护的一种机制,类似天然的VVI起搏器。少量的室性早搏点集(NVN)重叠在扇图中的短长周期区。

　　差值散点图特征(图2-67-2B):弥散性分布,外边界不清,有平行六边形的轮廓。绿色的NNVN、NVNV点集,分布于第Ⅱ象限,重叠在弥散性的心房颤动点集中。

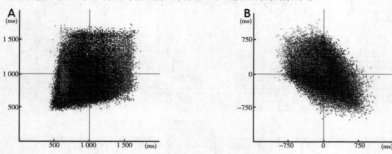

图2-67-2　二维心电散点图

A:全程Lorenz散点图;B:全程差值散点图

　　动态心电图诊断(图2-67-3):基础心律为心房颤动(平均心率为70 bpm,最慢心率为37 bpm,最快心率为119 bpm,心搏总数为100 550个);偶发室性早搏669个,室性早搏成对(4次),有时呈二联律(5阵)、三联律(4阵);心率瞬时变异性增大(SDNN为170,SDANN为109,SDNN Index为139,r-MSSD为186,三角指数为32.3);大于1.5 s的长RR间期为1572次(最长1.73 s),提示心房颤动伴二度房室传导阻滞,长间期后可见交界性逸搏及逸搏心律;ST-T改变。

　　点评:本例心房颤动的时间散点图中宽条带下界清晰,高度正常,提示房室结的"滤过"作用正常。夜间条带略有抬高,上界出现清晰的"逸搏层"(JJ、NJ层),可能是迷走神经张力增高导致的负向传导作用,严格地说也是一种二度房室传导阻滞,但迷走性二度房室传导阻滞是功能性的,多为一过性,不属于永久起搏器植入的指征。部分时段可见逸搏连发成交界性逸搏心律,虽是保护机制,但缓慢的逸搏心律也可能干扰预期可以下传的室上性激动,再加上隐匿性传导的影响,短暂房室分离在所难免,不应理解为一过性三度房室传导阻滞。本例室性早搏(NVN)重叠在扇图当中,总体上看垂直分布,NV间期接近扇图的"不应期界线"时,从散点图上鉴别室性早搏与差异性传导有困难。心房颤动伴差异性传导的宽QRS波也可以几乎垂直分布,此时必须结合心电图综合考虑。

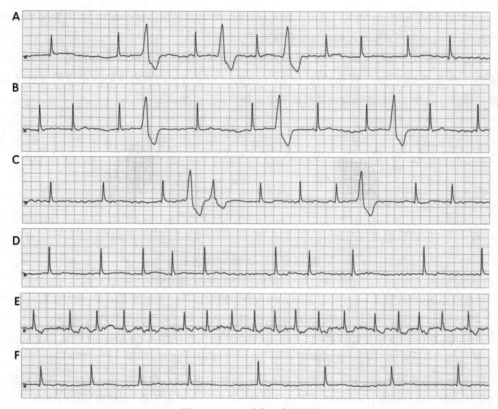

图 2 - 67 - 3 动态心电图片段

A:室性早搏二联律;B:室性早搏三联律;C:室性早搏连发;

D:心房颤动伴交界性逸搏;E:最快心率;F:最慢心率(交界性逸搏心律)

【病例68】许某,男,88 岁。心房颤动合并高度房室传导阻滞,交界性逸搏及逸搏心律;偶发室性早搏。

时间散点图特征(图 2 - 68 - 1):心房颤动的宽条带几乎"剥落"殆尽,高位逸搏层(NJ、JJ 层,蓝色显示)相对致密,略有起伏,持续全程。部分时段无夺获层(NN、JN 层),提示长时间的逸搏心律伴完全性房室分离。

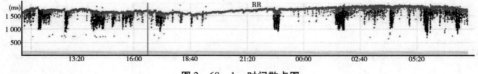

图 2 - 68 - 1 时间散点图

Lorenz 散点图特征(图 2 - 68 - 2A):调整刻度范围为 0～3000 ms。高位扇图的轮廓尚在,只是散点稀疏,密集中心为 1.5 s 线之外的曲尺状逸搏夺获节律(横部为 NNJ、JNJ,折部为 NJJ、JJJ,竖部为 NJN、JJN),曲尺结构的存在,提示本例高度房室传导阻滞,而不是三度房室传导阻滞。短长周期区有少量的室性早搏点集(NVN),长短周期区有对称分布的早搏前点集(NNV),提示室性早搏伴节律重整,表明室性早搏发生在逸搏心律的背景之下。

差值散点图特征(图2-68-2B):调整刻度范围为0~1500 ms。弥散性分布的心房颤动点集较稀疏,其中重叠有斜倒的"Y"形结构(03:00、06:00、10:30方向的高密度影),是逸搏夺获伴节律重整的标志。此方位的远端是室性早搏伴节律重整的特征点集。

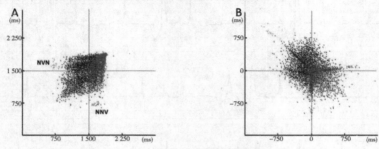

图2-68-2 二维心电散点图

A:全程Lorenz散点图;B:全程差值散点图

动态心电图诊断(图2-68-3):基础心律为心房颤动伴高度房室传导阻滞,交界逸搏及逸搏心律(平均心率为34 bpm,最慢心率为31 bpm,最快心率为63 bpm,心搏总数为44 596个);大于2.00 s的停搏为1个;偶发室性早搏(25个);心率变异性正常(SDNN为149,SDANN为108,SDNN Index为69,r-MSSD为112,三角指数为31.5);ST-T未见异常。

点评:时间散点图中夺获的心房颤动宽条带间断性出现,是心房颤动伴高度房室传导阻滞、几乎完全性房室分离的证据;Lorenz散点图是时间散点图的按序反复折叠,高位扇图虽然稀疏,但显示了心房颤动RR间期绝对不等的特点;重心上移为曲尺状的逸搏夺获节律,体现了心脏的自我保护机制,但平均心室率只有34 bpm,不能满足人体的生理需要,是植入永久起搏器的绝对指征。散点图表达的高度房室传导阻滞、逸搏心律、几乎完全性房室分离等心律失常最为直观、详细,这是文字报告和统计数字均无法比拟的。

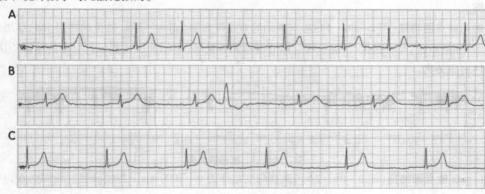

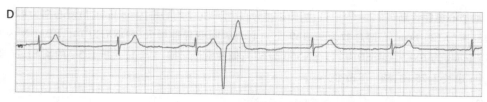

图 2 - 68 - 3　动态心电图片段

A:心房颤动;B:交界性逸搏心律,室性早搏伴节律重整;

C:心房颤动 + 交界性逸搏心律,房室分离;D:心房颤动 + 交界性逸搏心律,室性早搏

【病例 69】王某,女,80 岁。心房颤动,偶发室性早搏。

时间散点图特征(图 2 - 69 - 1):呈下界清晰、上界不清的宽条带状,略有起伏。

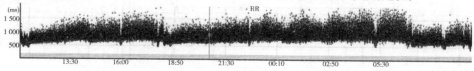

图 2 - 69 - 1　时间散点图

Lorenz 散点图特征(图 2 - 69 - 2A、图 2 - 69 - 2C、图 2 - 69 - 2D):呈尖端指向原点的锐角扇图,外上边界不清,位置正常。图 2 - 69 - 2A 为全图,图 2 - 69 - 2C、图 2 - 69 - 2D 为其子图,其中图 2 - 69 - 2C 的高度 < 图 2 - 69 - 2D 的高度,图 2 - 69 - 2C 的扇角 < 图 2 - 69 - 2D 的扇角,表明在不同时段,房室交界区的不应期是动态的。

差值散点图特征(图 2 - 69 - 2B):弥散为边界不清的、斜倒的等腰三角形,体现心室率的绝对不齐。

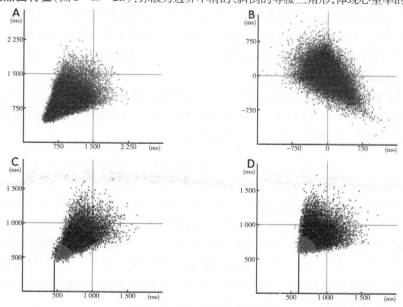

图 2 - 69 - 2　二维心电散点图

A:全程 Lorenz 散点图;B:全程差值散点图;C:分时段 Lorenz 散点图(11:06—14:21);

D:分时段 Lorenz 散点图(18:57—22:33)

167

动态心电图诊断(图 2 - 69 - 3):基础心律为心房颤动(平均心率为 68 bpm,最慢心率为 42 bpm,最快心率为 126 bpm,心搏总数为 95 169 个);心率瞬时变异性增大(SDNN 为 141,SDANN 为 98,SDNN Index 为 100,r - MSSD 为 111,pNN50 为 62);偶发室性早搏(3 个);大于 1.5 s 的长 RR 间期为 846 个(最长 2.25 s);ST - T 改变。

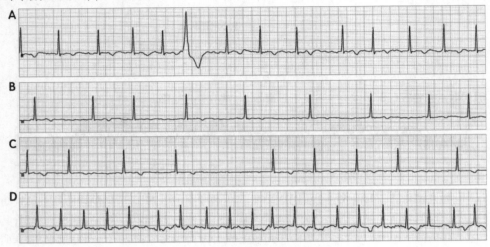

图 2 - 69 - 3　动态心电图片段

A:心房颤动,室性早搏;B:最慢心率(42 bpm);C:最长 RR 间期(2.25 s);D:最快心率(126 bpm)

点评:心房颤动的时间散点图有清晰的下边界,反映房室交界区的有效不应期。此界线前后波动,表明房室交界区的有效不应期是动态的。宽条带显著的波动形成的 Lorenz 散点图扇角较小(图 2 - 69 - 2C),轻微的波动形成的 Lorenz 散点图扇角较大(图 2 - 69 - 2D),这是神经 - 体液因素综合调节的结果,而不应理解为房室双径路传导。

【病例 70】王某,男,87 岁。二度房室传导阻滞,交界性逸搏及逸搏心律。

时间散点图特征(图 2 - 70 - 1):NN 层贯穿全程,起伏在底层,部分时段向上分离出夺获层(JN 层)。蓝色的顶层断断续续,略有起伏(波动在 1.5 s 线上下)。

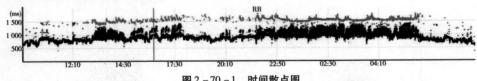

图 2 - 70 - 1　时间散点图

Lorenz 散点图特征(图 2 - 70 - 2A):窦性心律点集(NNN)为略"瘦"的棒球拍,有向右上延伸的逸搏双夺获节律(JNN 点集,白色箭头指示),主轴斜率约为 0.33。横、纵 1.5 s 线的远端有曲尺状的逸搏夺获节律,其中等速线上的连续长周期是逸搏心律(JJJ、NJJ 点集),横部为 NNJ、JNJ 点集,竖部为 NJN、JJN 点集,其先后次序用红色箭头标示。

差值散点图特征(图 2 - 70 - 2B):连续等周期(NNNN、JJJJ 点集)中居原点,向左下延伸的成分为 JNNN 点集(白色箭头指示);第Ⅱ、Ⅳ象限角分线是逸搏夺获二联律成分(NJNJ、JNJN 点集);x 轴正侧有少量 NNJJ 点集，y 轴负侧有少量 JJJN 点集；第 Ⅱ、Ⅲ、Ⅳ 象限的"三轮风车"结构是逸搏双夺获的特征点集（JNNJ、NJNN、NNJN 点集，其主轴斜率分别约为 0.5、−0.67、−3）。

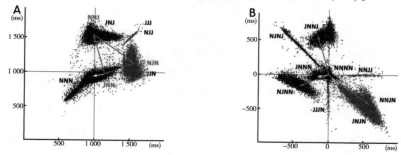

图 2 − 70 − 2　二维散点图

A：全程 Lorenz 散点图；B：全程差值散点图

　　动态心电图诊断（图 2 − 70 − 3）：基础心律为窦性心律伴文氏型房室传导阻滞，交界性逸搏及逸搏心律（平均心率为 64 bpm，最慢心率为 38 bpm，最快心率为 102 bpm，心搏总数为 89 903 个）；偶发室性早搏（7 个）；心率变异性降低（SDNN 为 91，SDANN 为 86，SDNN Index 为 38，r − MSSD 为 21，三角指数为 29.1）；ST − T 未见异常。

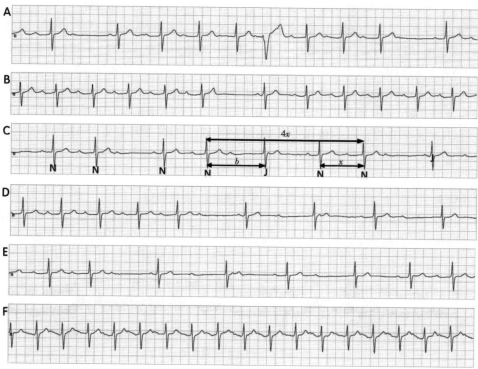

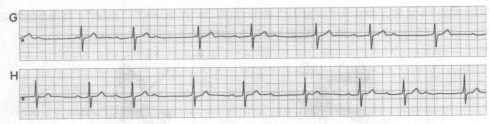

图 2 - 70 - 3　动态心电图片段

A:文氏型房室传导阻滞,室性早搏;B:文氏型房室传导阻滞,房性早搏未下传;

C:文氏型房室传导阻滞;JNN 的主轴斜率约为 0.33 $\left[k_{JNN}=\dfrac{dy'}{dx'}=\dfrac{d(x)}{d(4x-x-b)}\approx 0.33\right]$,

NJNN 的主轴斜率约为 -0.67 $\left[k_{NJNN}=\dfrac{dy'}{dx'}=\dfrac{d(x-4x+x+b)}{d(4x-x-b-b)}\approx -0.67\right]$,

JNNJ 的主轴斜率为 0.5 $\left[k_{JNNJ}=\dfrac{dy'}{dx'}=\dfrac{d(b-x)}{d(x-4x+x+b-b)}=0.5\right]$,

NNJN 的主轴斜率为 -3 $\left[k_{NNJN}=\dfrac{dy'}{dx'}=\dfrac{d(4x-x-b-b)}{d(b-x)}=-3\right]$;

D:文氏型房室传导阻滞,交界性逸搏心律;E:文氏型房室传导阻滞,交界性逸搏心律;

F:最快心率;G:逸搏夺获二联律;H:文氏型房室传导阻滞,交界性逸搏

点评:逸搏夺获节律的散点图特征非常明显,即时间散点图中 NJ 层、JJ 层高处顶层,瞬时变异性较小,夺获层(JN 层)紧贴 NN 层之上。Lorenz 散点图中逸搏双夺获(JNN)表现为窦性心律点集(NNN)向右上延伸(斜率约为 0.33),逸搏夺获节律为特征性的曲尺状结构。差值散点图中的逸搏三夺获(JNNN)表现为窦性心律点集(NNNN)左下延伸,逸搏双夺获表现为特征性的"三轮风车"结构,x 轴正侧(NNJJ 点集)及 y 轴负侧(JJJN)的特征点集代表窦性心律与逸搏心律交替的频次。本例几乎无 N. N 层,Lorenz 散点图中阻滞前(NN. N)、后(N. NN)点集几乎缺如,差值散点图中可见大量逸搏夺获二联律(第 Ⅱ、Ⅳ 象限角分线),这在时间散点图与 Lorenz 散点图中不易判断。

【病例 71】任某,女,57 岁。二度 Ⅱ 型窦房传导阻滞,交界性逸搏。

时间散点图特征(图 2 - 70 - 1):低位的 NN 层贯穿全程,上下起伏,高位的 N. N 层断断续续,同步起伏,高、低层之间有倍数关系(N. N ≈ 2NN)。有时见 N. N 层之下有蓝色的逸搏层(NJ、JJ 层)。

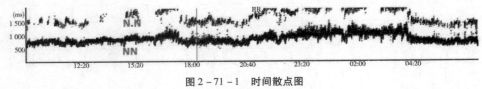

图 2 - 71 - 1　时间散点图

Lorenz 散点图特征(图 2 - 71 - 2A):调整刻度范围为 0 ~ 3000 ms。窦性心律点集(NNN)分布于等速线,阻滞前(NN. N)、后(N. NN)点集对称分布于等速线两边,主轴斜率分别约为 2、0.5,等速

线远端的连续长周期为 N. N. N 点集。N. NN 向上延伸的成分为 JNN 点集,NN. N 向右延伸的成分为 NNJ 点集,表明 N. N > NJ(相当于 NN. N 下移),JN > NN(相当于 N. NN 上移)。

差值散点图特征(图 2 - 71 - 2B):调整刻度范围为 0 ~ ±1500 ms。窦性心律点集(NNNN)中居原点,有长周期插入,则 NNNN 散居六个方向。其中 03:00(NN. N. N)、06:00(N. N. NN)、10:30(N. NN. N)的特征点集代表短周期点集分散在长周期区中;04:30(NN. NN)、09:00(N. NNN)、12:00(NNN. N)的点集代表长周期点集分散在短周期区中,且这三个特征点集分别向左下(JNNJ)、右下(NJNN)、左上(NNJN)延伸,形成特征性的"三轮风车"结构,是逸搏双夺获的标志。

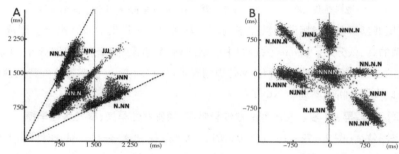

图 2 - 71 - 2 二维心电散点图

A:全程 Lorenz 散点图;B:全程差值散点图

动态心电图诊断(图 2 - 71 - 3):基础心律为窦性心律合并二度 Ⅱ 型房室传导阻滞(平均心率为 66 bpm,最慢心率为 32 bpm,最快心率为 108 bpm,心搏总数为 88 195 个);偶发室性早搏(1 个);偶发房性早搏(1 个);偶发交界性逸搏(378 个);心率变异性增大(SDNN 为 240,SDANN 为 161,SDNN Index 为 171,r - MSSD 为 107,三角指数为 35.5);ST - T 无异常变化。

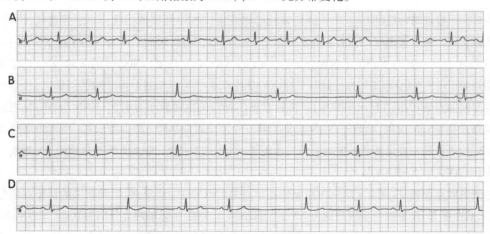

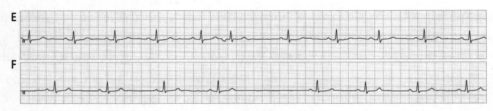

图 2 - 71 - 3 动态心电图片段

A:二度Ⅰ型房室传导阻滞;B:二度Ⅰ型房室传导阻滞;交界性逸搏(JN > NN,NJ < N.N);

C:逸搏夺获二联律;D:逸搏夺获三联律;E:房性早搏;F:房性早搏未下传

点评:二度Ⅱ型房室传导阻滞的散点图规律性较强,长、短周期的排列组合会形成时间散点图中成倍数关系的高、低分层。Lorenz 散点图中的阻滞前、后点集对称于等速线分布,主轴斜率约为2、0.5。差值散点图中窦性心律点集(NNNN)周围有带点的"六瓣花"。掌握这些特征性极强的散点图表现,就可以快速分析此类动态心电图。

【病例 72】弓某,男,64 岁。文氏型房室传导阻滞,频发室性早搏;偶发房性早搏。

时间散点图特征(图 2 - 72 - 1):致密的 NN 层高低起伏、贯穿全程。部分时段向上分裂出同步起伏的 N.N 层,N.N < 2NN,符合文氏型房室传导阻滞的分层特点。绿色的 NV 层断断续续,起伏不明显,分布于 NN 层之下,其上有伴行的 VN 层,与 NN 层同步起伏。

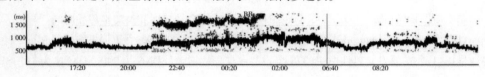

图 2 - 72 - 1 时间散点图

Lorenz 散点图特征(图 2 - 72 - 2A):窦性心律点集(NNN)呈棒球拍状分布于等速线,位置、形态大致正常。短长周期区的 NN.N 点集分布于 $y = 2x$ 线之下;长短周期区的 N.NN 点集分布于 $y = 0.5x$ 线之上,NN.N 与 N.NN 不对称分布于 $y = x$ 线两侧,是文氏型房室传导阻滞的特征,连续 2:1 阻滞点集(N.N.N)分布于等速线远端。绿色的早搏点集(NVN)垂直分布于短长周期区,长短周期区的早搏前点集(NNV)呈水平分布,早搏后点集(VNN)的主轴斜率为 0.5。NNN 与 NN.N 之间的稀疏散点是 VN.N 点集,相当于 VNN 点集上移一个 NN 周期(虚线箭头指示)。最高的绿色点为 NV.N,代表普通室性早搏后的窦性 P 波发生阻滞(图 2 - 72 - 3D),即夹有室性早搏的 NN 周期约等于 3NN(NV + V.N ≈ 3NN)。

差值散点图特征(图 2 - 72 - 2B):窦性心律点集(NNNN)中居原点,阻滞相关的特征点集分居六方,其中第Ⅱ、Ⅳ象限角分线分别为 NN.NN、N.NN.N 点集,坐标轴四方分别为 NNN.N、NN.N.N、N.NN.N、N.NNN 点集。单发早搏的四分布特征点集为 NNNV(y 轴负侧,N.N.NN 内侧)、NNVN(第Ⅱ象限,主轴率为 -2)、NVNN(第Ⅳ象限,主轴斜率为 -0.5)、VNNN(x 轴负侧,N.NNN 内侧)对称于 $y = x$ 线。三联律点集(VNNV)分布第Ⅲ象限角分线处,其左侧有 N.NNV 点集,相当于 NNNV 点集左移一个 NN 周期。第 I 象限的稀疏散点为 NVN. N 点集,相当于 NVNN 点集上移一个 NN 周期。其余不成势的散点都是已知点集的"漂移"所致,图中箭头标示,此处不再赘述。

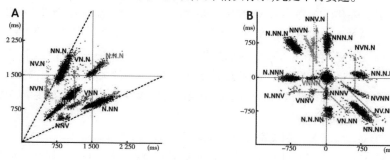

图 2 – 72 – 2　二维心电散点图

A:全程 Lorenz 散点图;B:全程差值散点图(a = VNN. N)

动态心电图诊断(图 2 – 72 – 3):基础心律为窦性心律,部分时段合并文氏型房室传导阻滞(平均心率为 74 bpm,最慢心率为 33 bpm,最快心率为 118 bpm,心搏总数为 106 145 个);偶发室性早搏(314 个),有时呈三联律(7 阵);偶发房性早搏(8 个);心率变异性正常(SDNN 为 131,SDANN 为 122,SDNN Index 为 42,r – MSSD 为 22,三角指数为 24.9);ST – T 未见异常。

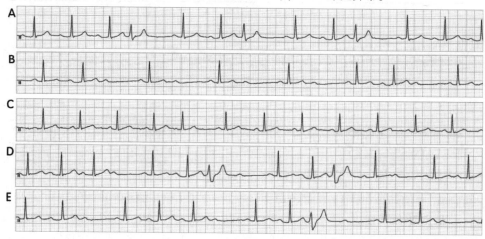

图 2 – 72 – 3　动态心电图片段

A:文氏型房室传导阻滞;B:连续 2∶1 房室传导阻滞;C:房性早搏;

D:文氏型房室传导阻滞,室性早搏与长周期相邻(NNV. N、N. NNV、NVN. N、VNN. N);

E:文氏型房室传导阻滞,室性早搏(N. NNV)

点评:房室传导阻滞的散点图特征规律性很强。时间散点图表现为 NN 层分裂为同步起伏的高(N. N)、低(NN)两层,N. N = 2NN,提示二度 Ⅱ 型房室传导阻滞;N. N < 2NN,提示二度 Ⅰ 型房室传导阻滞。Lorenz 散点图表现为 $y = 2x$ 线附近出现阻滞前点集(NN. N),$y = 0.5x$ 线附近出现阻滞后点集(N. NN),如果阻滞前、后点集对称于 $y = x$ 线,分别沿 $y = 2x$ 线、$y = 0.5x$ 线分布,提示二度 Ⅱ 型房

室传导阻滞;如果阻滞前、后点集不对称于 $y = x$ 线,分别低于 $y = 2x$ 线、高于 $y = 0.5x$ 线分布,提示二度 I 型房室传导阻滞。差值散点图表达阻滞的规律为已知特征点集的六方漂移,规律为前加"点"(代表长周期)左移($NNNN \rightarrow N.NNN, NNNV \rightarrow N.NNV$),后加点上移($NNNN \rightarrow NNN.N, VNNN \rightarrow VNN.N, NVNN \rightarrow NVN.N, VNNN \rightarrow VNN.N$),中间加点左下移($NNNN \rightarrow NN.NN, VNNN \rightarrow VN.NN$),前、后均加点左上移($NNNN \rightarrow N.NN.N$),前、中均加点下移($NNNN \rightarrow N.N.NN$),中、后均加点右移($NNNN \rightarrow NN.N.N, NN.N.N$ 点集左上延伸是文氏型房室传导阻滞的标志)。阻滞合并早搏的差值散点图看上去很复杂,但规律性极强,只要掌握无阻滞的早搏特征点集的分布规律,新出现的成势散点均是已知点集六方漂移的结果。

【病例 73】李某,女,38 岁。频发室性早搏代偿不完全。

时间散点图特征(图 2 - 73 - 1):NN 层上下起伏、贯穿全程。绿色的 NV 层基本水平,其上伴行的 VN 层与 NN 层同步起伏。白天三层基本等间距(图 2 - 73 - 1B),提示早搏代偿间歇完全;夜间(10:20 之后)VN 层与 NN 层贴近(图 2 - 73 - 1C),提示早搏代偿不完全。

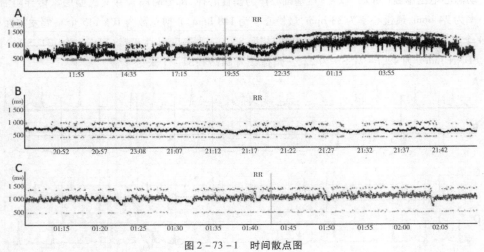

图 2 - 73 - 1　时间散点图

A:全程时间散点图;B:1 h 时间散点图(20:47—21:47);C:1 h 时间散点图(01:10—21:10)

Lorenz 散点图特征(图 2 - 73 - 2A_1、图 2 - 73 - 2B_1、图 2 - 73 - 2C_1):图 2 - 73 - 2A_1 为全程图,图 2 - 73 - 2B_1、图 2 - 73 - 2C_1 为其 1 h 子图。图 2 - 73 - 2B_1 显示 NNN 点集位置较低,早搏点集(NVN)垂直分布于短长周期区,长短周期区的早搏前点集(NNV)水平分布,早搏后点集(VNN)的主轴斜率为 0.5,提示窦性心律较快时室性早搏代偿间歇完全。图 2 - 73 - 2C_1 显示 NNN 点集位置较高,早搏点集(NVN)垂直分布于短长周期区,长短周期区的早搏前点集(NNV)水平分布,早搏后点集(VNN)贴近 NNN 点集,提示窦性心律较慢时室性早搏代偿不完全。图 2 - 73 - 2A_1 的特征是图 2 - 73 - 2B_1、图 2 - 73 - 2C_1 特征的合并。

差值散点图特征(图 2 - 73 - 2A_2、图 2 - 73 - 2B_2、图 2 - 73 - 2C_2):图 2 - 73 - 2A_2 为全程图,图 2 - 73 - 2B_2、图 2 - 73 - 2C_2 为其 1 h 子图。图 2 - 73 - 2B_2 对称于 $y = x$ 线,是代偿间歇完全的标

志。图 2 - 73 - 2C_2 不对称于 $y = x$ 线,是代偿不完全的标志。第 Ⅲ 象限可见少量三联律点集（VNNV）。图 2 - 73 - 2A_2 全程图基本是图 2 - 73 - 2B_2、图 2 - 73 - 2C_2 子图的合并。

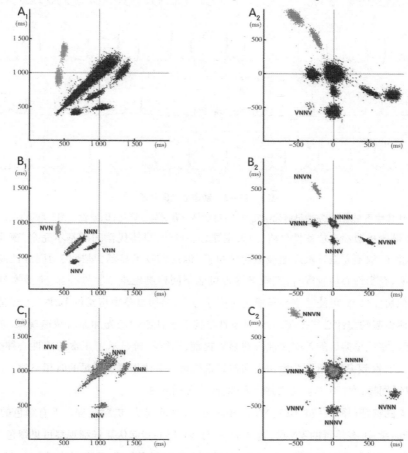

图 2 - 73 - 2　二维心电散点图

A_1:全程 Lorenz 散点图;A_2:全程差值散点图;B_1:1 h Lorenz 散点图(20:47—21:47);

B_2:1 h 差值散点图(20:47—21:47);C_1:1 h Lorenz 散点图(01:10—21:10)C_2:1 h 差值散点图(01:10—21:10)

动态心电图诊断(图 2 - 73 - 3):基础心律为窦性心律(平均心率为 77 bpm,最慢心率为 46 bpm,最快心率为 149 bpm,心搏总数为 108 397 个);心率变异性正常(SDNN 为 166,SDANN 为 168,SDNN Index 为 52,r - MSSD 为 27,三角指数为 43.2);频发室性早搏(3193 个),二联律(1 阵)、三联律(3 阵);偶发室性、房性早搏(13 个);ST - T 改变,提示心肌缺血。

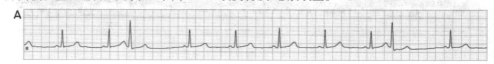

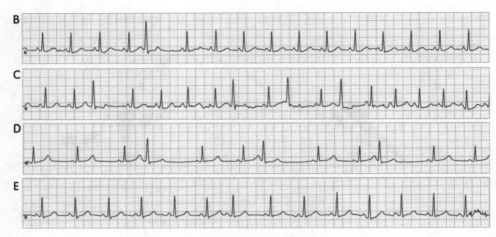

图 2-73-3 动态心电图片段

A:室性早搏代偿不完全;B:室性早搏代偿完全;C:室性早搏有时呈二联律;D:室性早搏三联律;E:房性早搏

点评:本例为单源性高位室性早搏,白天主导心率较快,早搏代偿间歇基本完全,夜间主导心律较慢,早搏代偿间歇不完全。散点图极似房性早搏,但逆向技术显示,早搏仍为同源性高位室性早搏。本例表明,在窦性心律较慢时,室性早搏也可能不同程度地重整窦性心律,造成室性早搏代偿不完全而类似房性早搏,可能是室性早搏逆向传导心房,滞后重整窦房结的节律。上述情况不能解释为室性早搏引起的窦性心律振荡,后者是室性早搏后窦性心律的先加速后减速现象,多为神经-体液调节所致;室性早搏后的首次窦性心搏显著提前,后续心搏显示了正常的窦性心律变异性(散点图无变形),有慢频率依赖性,为室房逆向传导重整窦性节律提供了充足的时相空隙。

【病例74】周某,女,56 岁。室性并行心律,部分呈插入性。

时间散点图特征(图 2-74-1):NN 层相对集中,高低起伏、贯穿全程。下有绿色的 NV 层,纵行分散,时断时续;上有伴行的 VN 层,宽窄不一,与 NN 层同步起伏。仔细观察可见绿色的 VN 层中重叠有黑色的 VN′层,隐藏室性层(NV、VV 层)发现 VN′层宽窄不等,略有起伏(图 2-74-1B)。

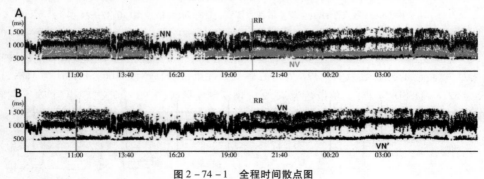

图 2-74-1 全程时间散点图

A:全心搏;B:正常心搏

　　Lorenz 散点图特征(图 2 − 74 − 2A):调整刻度范围为 0 ~ 3000 ms。窦性心律点集(NNN)呈棒球拍状,纵行分布于等速线。绿色的早搏点集(NVN)弥散性分布于短长周期区,部分绿色散点低至长短周期区(NVN′);NVN 点集重叠有蓝黑色的早搏后点集(VN′N),略有倾斜;长短周期区倾斜率为 0.5 的点集为早搏后点集(VNN),水平分布的点集为早搏前点集(NNV),其中重叠有 NVN 的对称成分为二联律点集(VNV)。

　　差值散点图特征(图 2 − 74 − 2B):调整刻度范围为 0 ~ ±1500 ms。窦性心律点集(NNNN)中居原点;单发室性早搏的起点集(NNNV)、始点集(NNVN)、终点集(NVNN)、止点集(VNNN)对称于 $y = x$ 线分布,提示代偿完全;插入性室性早搏的起点集(NNNV)、始点集(NNVN′)、终点集(NVN′N)、止点集(VN′NN)顺时针分布于坐标轴四方,其中 VN′NN 向左上方延伸,代表插入性早搏引起干扰性 PR 间期延长。第Ⅱ、Ⅳ象限有二联律点集(VNVN、NVNV),第Ⅲ象限有三联律点集(VNNV)。红色箭头(向量 VNV→NVN′)指示的特征点集(VNVN′)代表普通室性早搏与插入性室性早搏形成的二联律。

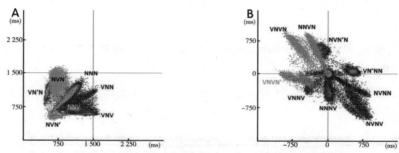

图 2 − 74 − 2　二维散点图

A:全程 Lorenz 散点图;B:全程差值散点图

　　动态心电图诊断(图 2 − 74 − 3):基础心律为窦性心律(平均心率为 64 bpm,最慢心率为 46 bpm,最快心率为 95 bpm,心搏总数为 91 653 个);偶发房性早搏(38 个),成对房性早搏(3 次),房性心动过速(1 阵);频发室性早搏(17 463 个),提示并行心律,部分呈插入性,成对室性早搏(136 次),二联律(941 阵)和三联律(289 阵);心率变异性正常(SDNN 为 134,SDANN 为 110,SDNN Index 为 64,r − MSSD 为 34,三角指数为 42.7);ST − T 可见异常动态变化,提示心肌缺血。

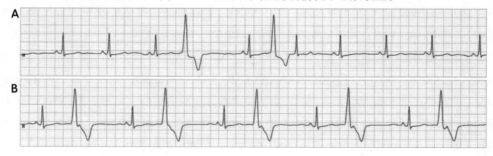

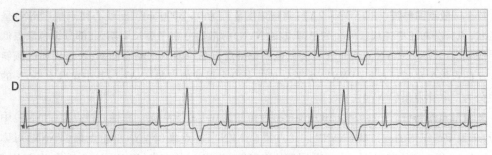

图 2 – 74 – 3　动态心电图片段

A:室性早搏,插入性室性早搏;B:室性早搏二联律;

C:室性早搏三联律;D:室性早搏呈并行心律

点评:普通室性早搏、插入性室性早搏、并行心律的散点图各具特征,互不掩盖,三种散点图联合运用,可快速识别。当普通室性早搏与插入性室性早搏相邻时,可出现 VNVN′点集,借助向量平行移法可明确其含义。

【病例 75】李某,男,66 岁。频发室性早搏,成对室性早搏,反复发作性短暂室性心动过速。

时间散点图特征(图 2 – 75 – 1):NN 层略有起伏、贯穿全程。下有绿色的 NV、VV 层,断断续续,基本水平;上有相伴的 VN 层,与 NN 层同步起伏。记录终止前转为绿色的 VV 层。

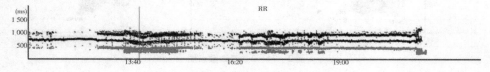

图 2 – 75 – 1　全程时间散点图(11:02—21:12)

Lorenz 散点图特征(图 2 – 75 – 2A):窦性心律点集(NNN)呈短棒状,纵行分布于等速线 600 ~ 800 ms 处(75 ~ 100 bpm)。绿色的室律点集(VVV)呈类圆形,分布于等速线近端 250 ~ 350 ms 处(约 200 bpm)。VVV 点集正上方是绿色的 VVN 点集(高、低两部分分别代表室性连发的代偿完全与不完全),右侧有绿色的 NVV 点集,代表窦性心律与室性心律的反复交替。NVV 点集正上方与 VVN 点集并排分布的是单发室性早搏点集(NVN)。长短周期区内水平分布的为早搏前点集(NNV)、二联律点集(VNV),倾斜分布的是早搏后点集(VNN)。

差值散点图特征(图 2 – 75 – 2B):连续等周期(NNNN、VVVV)中居原点;单发室性早搏的起点集(NNNV)、始点集(NNVN)、终点集(NVNN)、止点集(VNNN)对称于 $y = x$ 线分布。第Ⅱ、Ⅳ象限角分线有密集二联律点集(VNVN、NVNV),第Ⅲ象限角分线有密集的三联律点集(VNNV)。其余成势的点集均为室性连发反复发作的特征点集。其中红色箭头指示的是成对室性早搏反复发作的特征点集 NVVN′(第Ⅱ象限重叠在 NNVN 中)、VVN′V(第Ⅳ象限 NVNN 近端)、VN′VV(第Ⅲ象限近端的绿色散点);蓝色箭头指示的为短暂室性心动过速反复发作的特征点集 NVVV(NNNN

稍左延伸)、VVVN(y 轴正侧)、VVNV(第Ⅳ象限贴近 NVNV 点集)、VNVV(第Ⅲ象限远端的绿色点集,基本呈水平分布)。其余散布的绿色散点是联律间期不固定的多源性室性早搏形成,规律性不强。

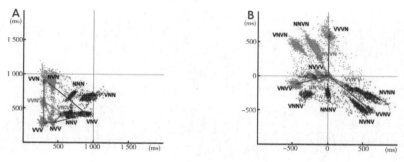

图 2 - 75 - 2　二维散点图

A:Lorenz 散点图;B:差值散点图

　　动态心电图诊断(图 2 - 75 - 3):有效佩戴时间为 11:02—21:12(10 h 10 min)。基础心律为窦性心律反复发作性室性心动过速(平均心率为 101 bpm,最慢心率为 79 bpm,最快心率为 98 bpm,心搏总数为 57 126 个);频发室性早搏(16 253 个),呈多源性,有 1119 次成对室性早搏和 1272 阵发性室性心动过速(21:05 转为持续性室速,血流动力学障碍,紧急抢救,终止记录);心率变异性显著降低(SDNN 为 24,SDANN 为 23,SDNN Index 为 10,r - MSSD 为 9,三角指数为 5.6);ST - T 改变,提示心肌缺血。

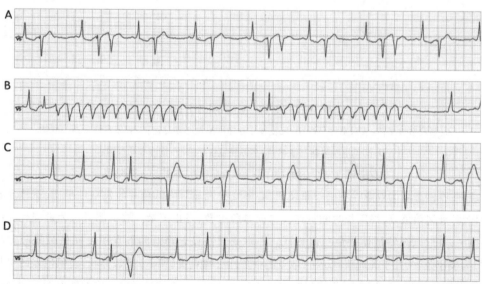

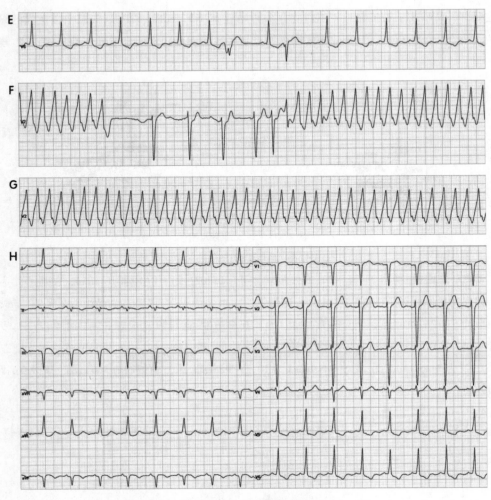

图 2 − 75 − 3　动态心电图片段

A:频发室性早搏,成对室性早搏;B:反复发作性短期室性心动过速;C:频发室性早搏二联律;

D:高位室性早搏三联律;E:多源性室性早搏;F:室性心动过速;

G:持续性室性心动过速;H:下壁心肌梗死,显著 ST − T 改变

点评:本例患者为亚急性下壁心肌梗死、心率变异性显著降低合并频发室性早搏,室性连发反复发作,猝死风险极高,终因长时间室速发作而紧急抢救、终止记录。故本例可认为是猝死前的动态心电图,其散点图特征便是危急值特征。心率变异性显著降低的散点图表现是时间散点图中NN 层为极窄条带,几乎无起伏;Lorenz 散点图中窦性心律点集(NNN)呈短棒状;差值散点图可见窦性心律点集(NNNN)呈小圆点,提示瞬时变异性显著降低。室性连发反复发作的散点图表现规律性极强,即时间散点图可见明确的 VV 层(本例 NV > VV,若 NV = VV,则两层重叠不容易分辨);Lorenz 散

点图可见密集的室性心律点集(VVV),NVV、VVN 点集是室性心律反复发作的标志,VNV 代表单发室性早搏反复发作,绿色的室性点集并排分布是其显著特征;差值散点图中的二联律、三联律代表单发室性早反复发作,y 轴正侧绿色的 VVVN 点集代表室性心律反复发作的频次,第Ⅲ象限 y 轴负侧之下水平分布的绿色 VNVV 点集是室性连发反复发作的标志,VVNV 虽然也是室性连发反复发作标志,但由于此点集与 NVNN 或 NVNV 点集接近,且颜色一致,不易区分,NVVV 与 VVVV 或 NNNN 点集虽有重叠,但绿色显示,也可大致了解室性心动过速发作的频次。另外,VVV 点集的高度还可以了解室性心律的频率。本例 VVV 点集基本在 300 ms 处,约合 200 bpm,会引起严重的血流动力学障碍,发现这样的散点图,常规报告动态心电图危急值。

【病例76】李某,女,27 岁。频发室性早搏呈并行心律。

时间散点图特征(图 2 - 76 - 1):全程分三层,NN 层居中,高低起伏,下有绿色的 NV 层较宽散,起伏不明显,上有伴行的 VN 层亦宽散,随 NN 层同步起伏。

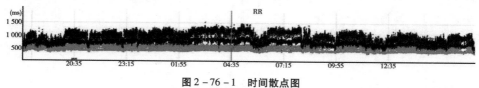

图 2 - 76 - 1　时间散点图

Lorenz 散点图特征(图 2 - 76 - 2A):窦性心律点集(NNN)呈棒球拍状,形态、位置正常,纵行分布于等速线。短长周期区有绿色的室性早搏点集(NVN),分布较宽阔;长短周期区的早搏前点集(NNV)大致水平分布;早搏后点集(VNN)倾斜分布。二联律点集(VNV)在 NVN 点集的对称位置,NNV、VNN、VNV 均延伸至 NNN 点集。

差值散点图特征(图 2 - 76 - 2B):窦性心律点集(NNNN)中居原点。单发室性早搏的起点集(NNNV)、始点集(NNVN)、终点集(NVNN)、止(VNNN)对称于 $y = x$ 线。二联律点集(VNVN、NVNV)分布于第Ⅱ、Ⅳ象限,偏离角分线,是并行心律性二联律的特征。三联律点集(VNNV)分布于第Ⅲ象限,范围较广。

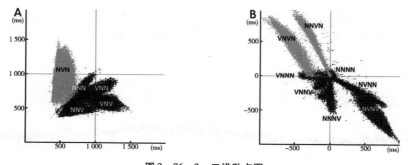

图 2 - 76 - 2　二维散点图

A:Lorenz 散点图;B:差值散点图

动态心电图诊断(图 2 – 76 – 3):基础心律为窦性心律(平均心率为 80 bpm,最慢心率为 56 bpm,最快心率为 134 bpm,心搏总数为 111 925 个);偶发房性早搏(7 个),频发室性早搏呈并行心律(31 879 个),成对室性早搏(12 次),二联律(2209 阵),三联律(431 阵);心率变异性降低(SDNN 为 91,SDANN 为 81,SDNN Index 为 45,r – MSSD 为 19,三角指数为 29.3);ST – T 未见明显异常动态变化。

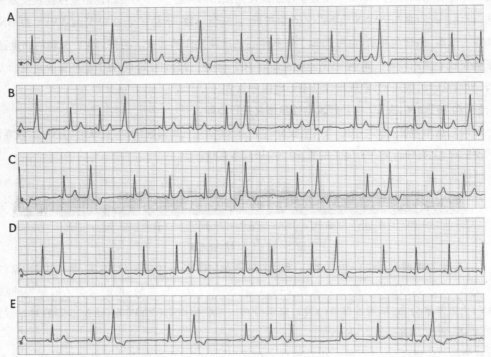

图 2 – 76 – 3　动态心电图片段

A:室性早搏三联律;B:室性早搏有时呈二联律;C:频发室性早搏,成对室性早搏;

D:室性早搏并行心律,房性早搏;E:室性早搏,成对房性早搏

点评:并行心律最显著的心电图特征是联律间期不固定,而联律间期不固定表现在时间散点图是 NV 层分散为宽条带、NVN 点集向等速线延伸,差值散点图中则表现为早搏的起、始、终、止点集延伸至原点,二联律、三联律点集偏离角分线等。牢记经典散点图的特征,是快速分析动态心电图的基础。

【病例 77】王某,男,12 岁。三度房室传导阻滞,交界性逸搏心律。

时间散点图特征(图 2 – 77 – 1):呈高低起伏的窄条带,波动在 500 ~ 1700 ms 之间。

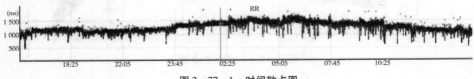

图 2 – 77 – 1　时间散点图

Lorenz **散点图特征**(图 2 – 77 – 2A):呈狭长的棒球拍状,纵行分布于等速线(波动在 500 ~ 1700 ms之间)。远端有少量散点跳出棒球拍,提示有少量长周期与主导周期无倍数关系。

差值散点图特征(图 2 –77 –2B):分布于原点,呈类圆形。04:30、09:00、12:00 方向有少量成势的散点,提示交界性自主心律有传出阻滞或交界性暂停。

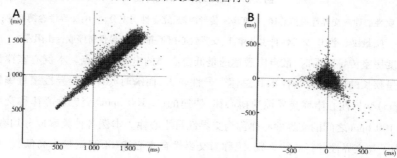

图 2 – 77 – 2 二维心电散点图
A:Lorenz 散点图;B:差值散点图

动态心电图诊断(图 2 – 77 – 3):基础心律为窦性心律 + 交界性自主心律、三度房室传导阻滞伴完全性房室分离(平均心率为 47 bpm,最慢心率为 40 bpm,最快心率为 117 bpm,心搏总数为 67 562 个);心率变异性正常(SDNN 为 144,SDANN 为 125,SDNN Index 为 62,r – MSSD 为 37,三角指数为 29.8);ST – T 未见异常。

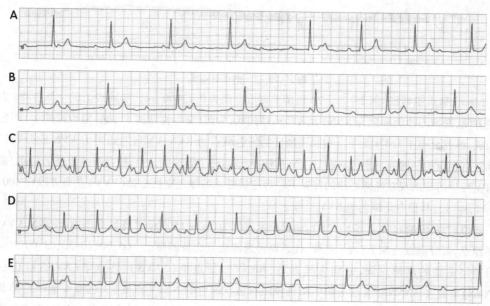

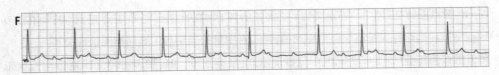

图2-77-3　动态心电图片段

A:窦性心律+交界性逸搏心律,三度房室传导阻滞,完全性房室分离;B:交界性逸搏心律;

C:最快心率;D:交界性自主心律;E:交界性心律不齐;F:交界性暂停或传出阻滞

点评:三度房室传导阻滞时,散点图表达的是低位心律的电生理特点。本例心室律为交界性心律,主导心律呈狭长的棒球拍状,提示其总体变异性较大,而瞬时心律的变异性接近窦性心律。缓慢的(<60 bpm)交界性心律称交界性逸搏心律,快速的(>100 bpm)交界性心律称交界性心动过速,界于60~100 bpm之间的交界性心律称为交界性自主心律。本例各种频率成分均有,总称为交界性心律。为了与交界性并行心律区别,统称为交界性自主心律(不强调频率高低)。从散点图上看,交界性自主心律也存在显著的心律不齐或传出阻滞。

【病例78】侯某,男,52岁。三度房室传导阻滞,室性逸搏心律+交界性逸搏心律,频发室性早搏,短暂室性心动过速。

时间散点图特征(图2-78-1):主导节律起伏在约1.5 s线以上,部分时段较宽,显示蓝、绿两色,提示缓慢的主导心律为两种形态的逸搏心律。低位有不连续的NV、VV层,部分绿色点高低不等,表明联律间期不固定,提示多源性室性早搏。

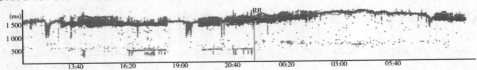

图2-78-1　时间散点图

Lorenz散点图特征(图2-78-2A):调整刻度范围为0~3000 ms。等速线上的主导节律(为了叙述方便,逸搏心律仍标记为NNN)大致呈棒球拍状,为蓝(交界性逸搏J)、绿(室性逸搏U)两色重叠而成,纵行分布于1.5 s上下。短长周期区的绿色散点为NVN、VVN(左边界为VVN成分),长短周期区有相应的早搏前点集(NNV),NVN、NNV大致对称于等速线分布,符合节律重整的特点,提示所有室性早搏均出现在逸搏心律的背景下。等速线近端的绿色室性心律(VVV)点集大致在400 ms(150 bpm)处,其稍右是绿色的NVV点集。

差值散点图特征(图2-78-2B):调整刻度范围为0~±1500 ms。连续等周期(NNNN、VVVV)中居原点,部分散点向左上、右下延伸,代表两种逸搏反复交替的频次。06:00、10:30、03:00方向分布有节律重整的早搏点集,分别为起点集(NNNV)、始点集(NNVN)、终点集(NVNN),止点集(VNNN)重叠在NNNN中无法分辨。第Ⅲ象限有散在绿色的NNVV点集(黑色箭头指示),第Ⅱ象限有少量绿色NVVN点集(黑色箭头指示),γ轴正侧为VVVN点集(红色箭头指示),均为室性连发的特征点集。

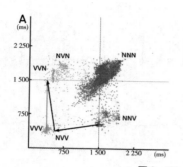

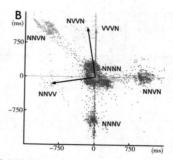

图 2 - 78 - 2　二维心电散点图

A:Lorenz 散点图;B:差值散点图

动态心电图诊断(图 2 - 78 - 3):基础心律为窦性心律合并三度房室传导阻滞,交界性逸搏心律 +
室性逸搏心律(平均心率为 36 bpm,最慢心率为 29 bpm,最快心率为 60 bpm,心搏总数为 50 124 个);频
发室性早搏(1745 个),成对室性早搏(25 次),室上心动过速(46 阵),二联律(2 阵);大于 2.0 s 的
长 RR 间期有 6 次(最长 2.14 s),为逸搏周期所致;ST - T 改变。

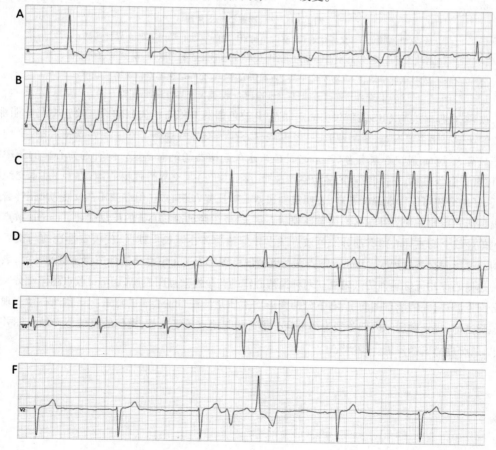

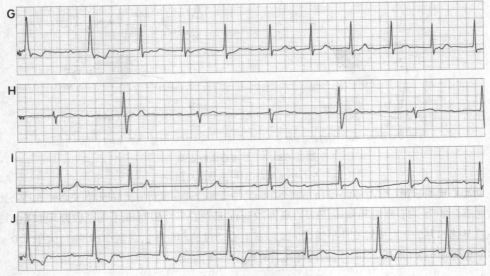

图 2-78-3　动态心电图片段

A：室性逸搏心律,交界性逸搏,室性早搏；B：短阵室性心动过速转交界性逸搏；

C：室性逸搏心律,短阵室性心动过速；D：交界性逸搏性逸搏二联律；E：室性逸搏心律,

成对室性早搏；F：成对室性早搏；G：最快心率；H：交界性逸搏室性逸搏三联律；

I：交界性逸搏心律；J：室性逸搏心律,偶发交界性逸搏心律

点评：全程 P 波与 QRS 波群失去固定联系(P 波色谱图 P 峰带消失),符合三度房室传导阻滞。低位的逸搏心律主要有宽、窄两种形态,考虑主导心律为交界性逸搏心律 + 室性逸搏心律,平均心室率只有 36 bpm,最快心室率为 60 bpm,是植入永久起搏器的绝对指证。两种逸搏心律的频率接近,体现了竞争机制。时间散点图显示室性逸搏心律(绿色)与交界性逸搏心律(蓝色)基本交织在一起,仔细分辨可以发现绿低蓝高,表明室性逸搏心律反复夺获心室,但夺获不久又主动退出(合并传出阻滞),退出后交界性逸搏心律重新控制心室,造成了两种逸搏心律的反复交替。Lorenz 散点图可见等速线上的主导心律有部分绿色散点跳出棒球拍游离在短长周期区,代表室性逸搏与交界性逸搏心律反复交替的频次。Lorenz 散点图与差值散点图都表达了室性早搏伴节律重整的特征,表明两种逸搏心律均无保护性传入阻滞。两种逸搏心律的竞争性散点图表现(Lorenz 散点图尾端分叉或部分向上游离,差值散点图向上、右下延伸变形),实质是两种自主心律的竞争。当窦性心律表现为类似形态时,提示窦房结内部分裂为两个频率接近的起搏点反复交替,类似的窦性节律散点图并不少见,其临床意义需要进一步研究。

【病例79】李某,男,91 岁。窦性心律 + DDDR 起搏心律,频发房性早搏、室性早搏。

时间散点图特征(图 2 - 79 - 1):本例为 DDD 起搏动态心电图,为了叙述方便,记 VP 心搏为"N",AVP 心搏为"P"。全程图显示主导心律为粉红(NN)、浅紫(NP、PP)两色交替/重叠,可分别显示为图 2 - 79 - 1B、图 2 - 79 - 1C 两图。图 2 - 79 - 1B 是 VP 心搏,主要是 VAT 跟踪模式的心搏,其高低起伏体现的是自身心律的变化规律。图 2 - 79 - 1C 是 AVP 心搏,主要是 DDD 起搏模式的心搏,其高低起伏体现起搏器的频率应答(R)功能。图 2 - 79 - 1D 是 30 min 全心搏子图,可以看到两色主导节律均高低起伏在 1.0 s 线以下,并平稳衔接,体现了 DDDR 起搏器智能的低限频率功能与频率应答功能。另外,全程图(图 2 - 79 - 1A)中可见时隐时现的紫色 NS、PS 层(箭头指示处较密集),上有浅紫色的 SP 层,表明房性早搏的代偿间期就是起搏器的低限频率周期;还有少量的绿色NV、PV 层,提示少量室性早搏。

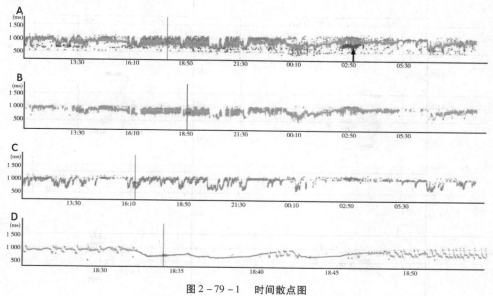

图 2 - 79 - 1　时间散点图

A:全程全心搏;B:全程 VP 心搏;C:全程 AVP 心搏;D:30 min 全心搏子图

Lorenz 散点图特征(图 2 - 79 - 2A、图 2 - 79 - 2C、图 2 - 79 - 2E):主导节律(NNN、PPP)双色显示,重叠在约 1.1 s 线以下,分别显示可见 NNN 节律(C)与 PPP 节律(E)的频率范围接近。短长周期区有少量绿色的室性早搏早期与紫色的房性早搏点集(联律间期不固定),长短周期区有相应的早搏前点集(NNV、NNS、PPV、PPS 等),早搏后点集(SNN、VNN、SPP、VPP 等)重叠在主导节律中。1.1 线以内有垂直分布的二联律点集(SNS、SPS)。房性早搏点集与二联律点集有对称趋势。

差值散点图特征(图 2 - 79 - 2B、图 2 - 79 - 2D、图 2 - 79 - 2F):连续等周期(NNNN、PPPP)双色显示,中居原点。向 y 轴正侧延伸的是 NNNP 点集,代表 VAT 工作模式与 DDD 工作模式转换的频次(N→P);向 y 轴负侧延伸的成分是早搏起点集(NNNS、NNNV、PPPS、PPPV 等)。早搏始点集分布于第 II 象限,绿色的是室性早搏(NNVN、PPVP 等),紫色的是房性早搏(NNSN、PPSP 等);早搏终点集(NSNN、NVNN、PSPP、PVPP 等)分布 x 轴正侧略下,第 Ⅱ、Ⅳ 象限角分线有大量的房性早搏二联律点集(SNSN、SPSP、PSPS、NSNS 等)。由于主导心律是 N、P 两种可能性,所以早搏的特征点集会体现 N、P 的排列组合,分别显示(图 2 - 79 - 2D、图 2 - 79 - 2F)可以很方便地选择 DDD 模式下的早搏与 VAT 模式下的早搏。

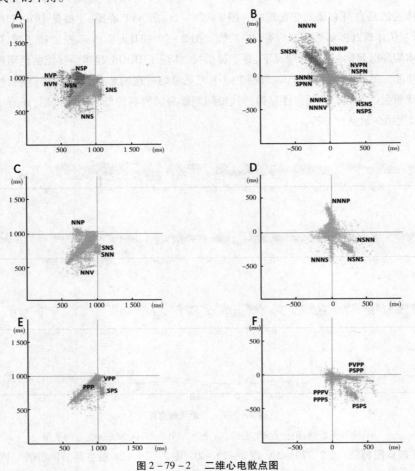

图 2 - 79 - 2　二维心电散点图

A:全程 Lorenz 散点图;B:全程差值散点图;C:全程 Lorenz 散点图(VP 心搏);

D:全程差值散点图(VP 心搏);E:全程 Lorenz 散点图(AVP 心搏);F:全程差值散点图(AVP 心搏)

动态心电图诊断(图 2 - 79 - 3):基础心律为窦性心律 + DDDR 起搏心律(平均心率为 69 bpm,最慢心率为 58 bpm,最快心率为 105 bpm,心搏总数为 93 884 个);频发房性早搏(1937 个);偶发室性早搏(139 个),有 1 次成对室性早搏;ST - T 改变,请结合临床;可见 VAT、DDD 工作方式,起搏器功能未见异常。

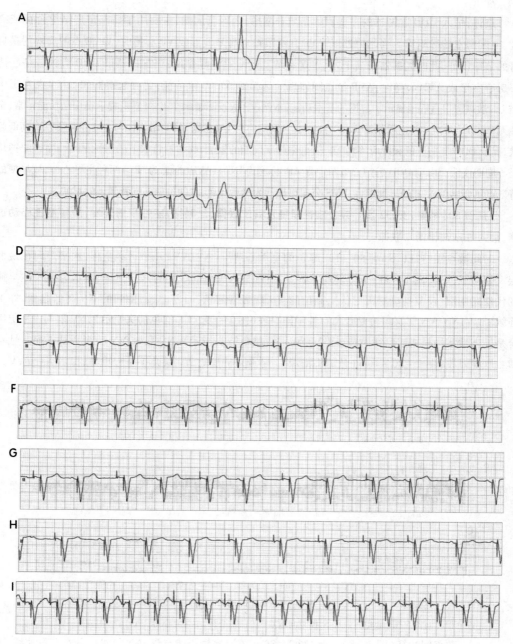

图 2-79-3　动态心电图片段

A:室性早搏伴节律重整(PP = VA = AA);B:DDD 起搏心律,室性早搏;C:窦性心律,VAT 起搏,成对室性早搏;

D:DDD 起搏心律,房性早搏;E:窦性心律 VAT 工作方式,房性早搏;F:VAT 模式转 DDD 模式;

G:DDD 起搏心律伴 VAT 跟踪二联律;H:最慢心率(60 bpm);I:最快心率(105 bpm)

点评:植入 DDD 起搏器的主要目的是填补漏搏,消除长周期,主要用于病态窦房结综合征或高度、三度房室传导阻滞。当起搏器以 VAT 方式跟踪自身 P 波形成 VP 心搏时,VP 散点图反映的是自身的节律特征,此时起搏器相当于"人工房室结",起房室传导作用;当起搏器以 DDD 方式顺序起搏心房心室形成 AVP 心搏时,AVP 散点图体现的是起搏器的节律特征,此时起搏器相当于"人工窦房结"。散点图很直观地显示了起搏的基本功能,本例 VP 散点图频率在正常范围,提示窦房结功能正常;全程无自身下传的心搏,提示原发病变为高度或三度房室传导阻滞。AVP 散点图频率 1.1 s 线以下高低起伏,提示 DDD 起搏器的频率应答功能。受低限频率周期的限制,起搏器背景下的房性早搏与室性早搏均是等周期代偿。由于 DDD 起搏心电图中有 AP(标志为"N")、AVP(标志为"P")两种主导心律,故早搏的特征点集会出现 N、P 的排列组合,DMS 公司可显示为两种颜色,方便选取不同背景下的早搏。

【病例 80】杨某,女,32 岁。频发室性早搏及其二联律、三联律,室性早搏连发,短暂室性心动过速,插入性室性早搏二联律。

时间散点图特征(图 2 - 80 - 1):绿色的室性心搏层(NV、VV)几乎贯穿全程,水平走向在最低层。隐藏绿色层(图 2 - 80 - 1B)发现,绿色层中重叠有黑色的 VN′层,高低起伏提示为插入性早搏的代偿间期层(反复搏动层无起伏),高位的 VN 层显著起伏,时断时续,中间的 NN 高低起伏,亦不连续。NV、NN、VN 三层组合是普通室性早搏时段(图 2 - 80 - 1A 红色箭头指示),NV 层与 VN′层组合是插入性室性早搏二联律时段(图 2 - 80 - 1C 黑色箭头指示),NV 层与 VN 层组合是普通室性早搏二联律时段(图 2 - 80 - 1C 红色箭头指示)。本例 VV 层与 NV 层几乎全程重叠,提示 NV = VV。

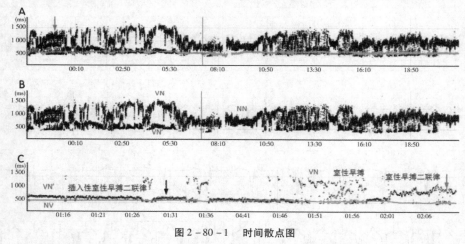

图 2 - 80 - 1　时间散点图

A:全程时间散点图(全心搏);B:全程时间散点图(正常心搏);C:全心搏 1 h 子图(01:11— 02:11)

Lorenz 散点图特征(图 2 - 80 - 2A,图 2 - 80 - 2C):窦性心律点集(NNN)纵向分布于等速线,变异性较小,散点相对稀少(逆向技术显示 2088 个)。短长周期区有密集的绿色点集(NVN、NVN′、VVN、VVN′),垂直分布;长短周期区有其对称成分(VNV、VN′V)水平分布,其中重叠有少量的 NNV 点集。主轴斜率约为 0.5 的是相对较少的 VNN 点集(逆向显示 1381 个)。

　　本例 NV = VV，Lorenz 散点图上 VVV 与 NVV 重叠在等速线近端，VVN 重叠在 NVN 中。本例有大量插入性早搏二联律，Lorenz 散点图中 VN′V 点集略高于 VNV 点集并延伸至短长周期区（图 2 – 80 – 2C）。NVN′重叠在绿色的 NVN 点集下部，与 VN′V 有对称趋势。VN′N 点集重叠在绿色点集之中，倾斜分布于短长周期区，隐藏绿色点集后可显示（图 2 – 80 – 2C）。

　　差值散点图特征（图 2 – 80 – 2B、图 2 – 80 – 2D）：连续等周期（NNNN、VVVV）中居原点。单发室性早搏的四分布特征点集，起点集（NNNV）、止点集（VNNN）在全心搏 Lorenz 散点图上不易发现，隐藏绿色点集后可以发现 y 轴负侧有少量的起点集，x 轴负侧有少量止点集；第 Ⅱ 象限有成势的始点集（NNVN），其主轴斜率约为 – 2；第 Ⅳ 象限有成势的终点集（NVNN），其主轴斜率约为 – 0.5，体现了室性早搏代偿间歇完全的特征。起、止点集与窦性心律点集接近或重叠提示单发室性早搏多出现在心率较快时，提前程度相对较小。第 Ⅱ、Ⅳ 象限角分线是密集的二联律点集（VNVN、NVNV、VN′VN、N′VN′V）。第 Ⅲ 象限角分线有成势的三联律点集（VNNV）。x 轴负侧的绿色点集（VNVV、VN′VV），基本呈水平走向，其中重叠有 NNVV 点集（NNV→NVV）。y 轴正侧的绿色点集垂直分布（NVVN、VVVN），黑色箭头指示的是 VN′VN 点集（插入性室性早搏与代偿完全的室性早搏所形成的二联律），虚线箭头指示的绿色点集似乎是 VNVN 点集右移形成。逆向技术显示插入性成对室性早搏后续代偿完全的室性早搏，四搏三期名称也是（V）VN′VN。如果删除成对室性早搏中的第二室性早搏，则变成对 VNVN 点集，所以此点集相当于 VNVN 点集右移 VV 个单位（横坐标由 VN – NV 周期缩短为 VN – 2VV，本例 NV = VV）。x 轴负侧上方也有向右下倾斜的稀疏散点，代表少量 VNVN′（代偿完全的室性早搏后续插入性室性早搏形成的二联律）。隐藏绿色点集（图 2 – 80 – 2D）可见，y 轴正侧有稀疏的 NVN′N，x 轴正侧有少量 VN′NN 点集，是单发插入性室性早搏的特征点集。

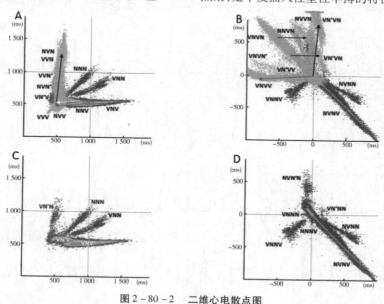

图 2 – 80 – 2　二维心电散点图

A：全程 Lorenz 散点图；B：全程差值散点图；C：全程 Lorenz 散点图（正常心搏）；
D：全程差值散点图（正常心搏）

动态心电图诊断（图 2 - 80 - 3）：基础心律为频发室性早搏二联律 + 室性早搏连发，短暂室性心动过速，少量窦性心律（平均心率为 87 bpm，最慢心率为 54 bpm，最快心率为 105 bpm，心搏总数为 126 856 个）；频发室性早搏（66 412 个），成对室性早搏（3424 次），短暂室性心动过速（682 个），部分室性早搏呈插入性，有时呈二联律（1452 阵）、三联律（136 阵）；心率变异性正常（SDNN 为 113，SDANN 为 84，SDNNIndex 为 36，r - MSSD 为 24）；ST - T 改变。

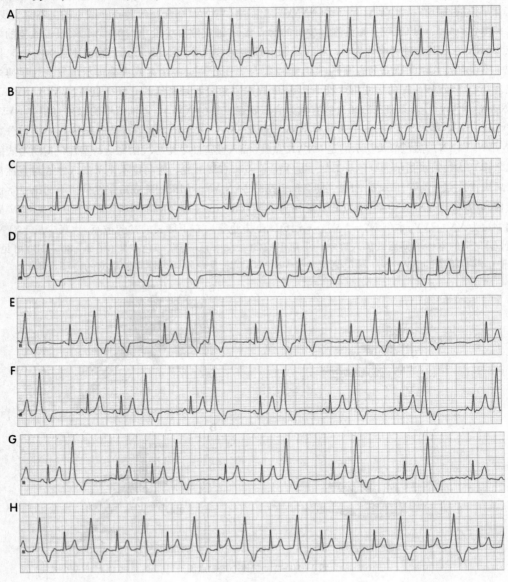

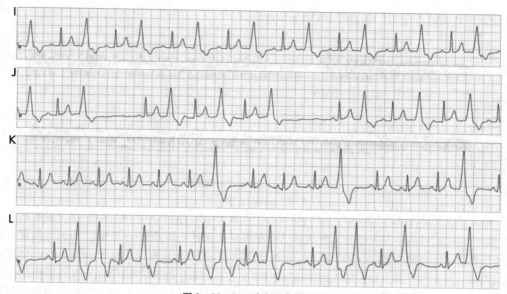

图 2 - 80 - 3　动态心电图片段

A:反复发作性短阵室性心动过速;B:短阵室性心动过速;C:插入性室性早搏三联律;D:室性早搏二联律(VN'VN、VNVN′);E:成对室性早搏呈三联律;F:室性早搏二联律;G:室性早搏三联律;H:插入性室性早搏二联律;I:插入性室性早搏二联律伴室性早搏 1 : 1 室房逆向传导;J:室性早搏二联律,部分室性;早搏呈插入性;K:小(提前程度小)室性早搏提前程度小,NNNV、VNNN 点集与 NNNN 点集重叠成分多;L:(V)VN′VN 片段

　　点评:本例动态心电图中等速线上的窦性心律点集只有 2000 多个,已经不占主导地位,既有普通室性早搏及其二联律、三联律,也有插入性室性早搏及其二联律、三联律,还有室性早搏连发、短暂室性心动过速,多种心律失常事件并存,反复交替,相对复杂,心电散点图却相对简洁,各特征点集特征明显。其中时间散点图能看到普通室性早搏二联律及插入性室性早搏二联律发生的时刻及持续时间(两层分布时段),而三层分布时段为普通室性早搏发生时段。至于是不是三联律,时间散点图则无法判断。由于 VV = NV,亦无法判断室性早搏连发发生的时刻。Lorenz 散点图最醒目的是早搏点集(NVN、NVN′)与二联律点集(VNV、VN′V)对称分布于等速线的两边,窦性心律点集(NNN)与室性心律点集(VVV)在等速线近端有重叠,两种节律在 500 ms 附近相互竞争,窦性心律点集在 600 ms 以上基本没有分布,而 500 ms 心率均等线附近却有大量插入性室性早搏二联律,表明本例窦性心动过缓时段几乎全为插入性室性早搏二联律,相当于本应出现在等速线远端的窦性心动过缓点集全部转到了等速线近端的插入性室性二联律点集(NVN′、VN′V)。窦性心动过缓合并插入性室性早搏二联律常被误诊为窦性心动过速合并普通室性早搏二联律。室性早搏中间是否重叠有窦性 P 波并不容易分辨,而散点图有全局的视角,可以看到主导心律的前后背景,从而准确地判断常见的室性早搏二联律合并的是窦性心动过缓还是窦性心动过速。

　　【病例 81】盛某,女,59 岁。频发室性早搏,部分呈插入性。

　　时间散点图特征(图 2 - 81 - 1):NN 层高低起伏、贯穿全程。其下有绿色的 NV 层水平分布,几乎持续全程;其上有伴行的 VN 层疏密不等、与 NN 层同步起伏。隐藏绿色层(图 2 - 81 - 1B)发现,

NN 层之下还疏密不等 VN′层,亦与 NN 层同步起伏。

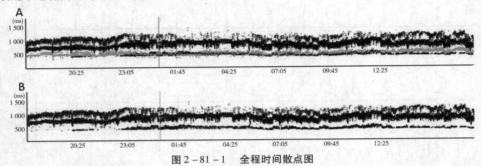

图 2-81-1　全程时间散点图
A:全心搏;B:正常心搏

Lorenz 散点图特征(图 2-81-2A):窦性心律点集(NNN)纵行分布于等速线,部分散点向左分离(横坐标缩短,快频率时较明显),代表插入性早搏后的窦性心律点集(N′NN)。短长周期区有密集的绿色的室性早搏点集(NVN),其下的绿色早搏点集(NVN′)分布于等速线近端(低于 NNN 点集),为插入性室性早搏点集。插入性早搏后点集(VN′N)分布于短长周期区,部分散点重叠在 NVN 中。长短周期区主轴斜率约为 0.5 的点集为室性早搏后点集(VNN),低位水平走向的点集是早搏前点集(NNV)。

差值散点图特征(图 2-81-2B):窦性心律点集(NNNN)中居原点,部分散点向右延伸,为插入性早搏后窦性心律点集(N′NNN),横坐标增大,表明 NN > N′N。单发室性早搏的起点集(NNNV)、始点集(NNVN)、终点集(NVNN)、止点集(VNNN)分别分布于 y 轴负侧、第 Ⅱ 象限(斜率为 -2)、第 Ⅳ 象限(斜率为 -0.5)、x 轴负侧;插入性室性早搏的起点集(NNNV)、始点集(NNVN′)、终点集(NVN′N)、止点集(VN′NN)分别分布于 y 轴负侧、x 轴负侧(斜率约为 -1)、y 轴正侧、x 轴正侧向左上延伸(延伸的程度代表插入性早搏引起干扰性 PR 间期延长的量)。第 Ⅲ 象限角分线在密集的三联律点集(VNNV),第 Ⅳ 象限角分线附近有少量插入性室性早搏三联律点集(VN′NV)。另外,y 轴正侧有少量绿色的 NVVN 点集,提示成对室性早搏。其余散点稀疏,此处不再赘述。

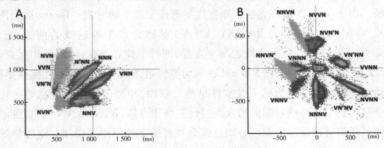

图 2-81-2　二维心电散点图
A:全程 Lorenz 散点图;B:全程差值散点图

动态心电图诊断(图 2-81-3):基础心律为窦性心律(平均心率为 75 bpm,最慢心率为53 bpm,最快心率为 104 bpm,心搏总数为 107 267 个);房性早搏(45 个),成对房性早搏(2 次),房性心动过速(2 阵);室性早搏(21 830 个),成对室性早搏(51 次),三联律(308 阵);心率变异性正常(SDNN 为101,SDANN 为90,SDNNIndex 为43,r-MSSD 为21,三角指数为27.4);ST-T 改变,提示心肌缺血。

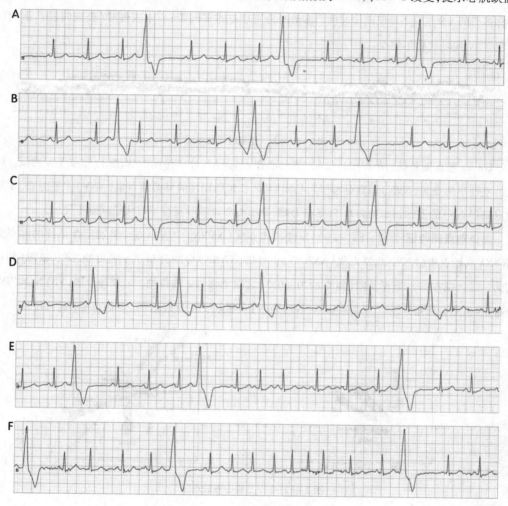

图 2-81-3 动态心电图片段

A:室性早搏;B:频发室性早搏,成对室性早搏,部分呈插入性;C:室性早搏三联律;

D:插入性室性早搏三联律;E:频发室性早搏,成对房性早搏;F:频发室性早搏,短暂房性心动过速

点评:代偿完全的室性早搏与插入性室性早搏共存,Lorenz 散点图上 VN′N 重叠在 NVN 中,有时不易发现。如果 NVN′位置较高,容易漏诊,但差值散点图特征明显,不易遗漏。时间散点图中,

NV 层与 VN′层重叠时,容易漏诊插入性室性早搏,但两层颜色不同,可分别显示;VN′层与 NN 层同步起伏,可以确定是插入性早搏,而非反复搏动。

【病例 82】邹某,男,54 岁。频发室性早搏二联律、三联律。

时间散点图特征(图 2 – 82 – 1):NN 层高低起伏,下有绿色的 NV 层水平分布,几乎持续全程,上有伴行的 VN 层随 NN 层同步起伏。多数时段三层基本等间距;心率较慢时(夜间时段),上两层间距变小,提示代偿不完全。

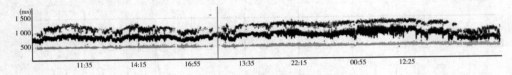

图 2 – 82 – 1　全程时间散点图

Lorenz 散点图特征(图 2 – 82 – 2A):窦性心律点集(NNN)呈棒球拍状,纵行分布于等速线。绿色的室性早搏点集(NVN)垂直分布于短长周期区,长短周期区的早搏前点集(NNV)水平分布,早搏后点集(VNN)的主轴斜率约为 0.5,尾端上翘,提示心率较慢时室性早搏代偿间歇不完全。

差值散点图特征(图 2 – 82 – 2B):窦性心律点集(NNNN)中居原点。单发室性早搏的起点集(NNNV)、始点集(NNVN)、终点集(NVNN)、止点集(VNNN)分别分布于 y 轴负侧、第Ⅱ象限(斜率约为 – 2,远端左移)、第Ⅳ象限(斜率约为 – 0.5,远端上移)、x 轴负侧。二联律点集(VNVN、NVNV)分布于第Ⅱ、Ⅳ象限角分线,三联律点集(VNNV)分布于第Ⅲ象限角分线(远端少量散点逆时针移位)。

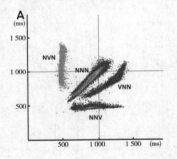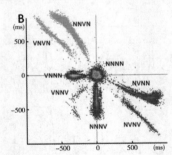

图 2 – 82 – 2　二维心电散点图

A:全程 Lorenz 散点图;B:全程差值散点图

动态心电图诊断(图 2 – 82 – 3):基础心律为窦性心律(平均心率为 70 bpm,最慢心率为 51 bpm,最快心率为 106 bpm,心搏总数为 99 215 个);偶发房性早搏(11 个),成对房性早搏(1 次),房性心动过速(1 阵)。频发室性早搏(7402 个),二联律(68 阵),三联律(12 阵);心率变异性降低(SDNN 为 93,SDANN 为 86,SDNNIndex 为 38,r – MSSD 为 21,三角指数为 25.2);ST – T 未见异常。

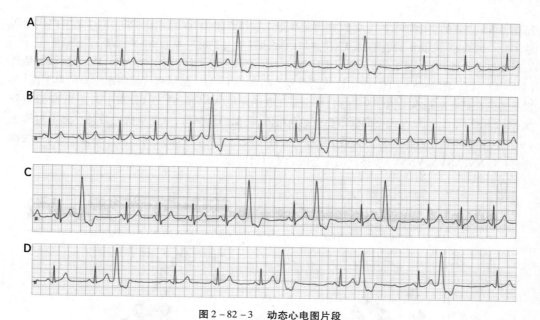

图 2 - 82 - 3　　动态心电图片段

A:窦性心动过缓合并室性早搏伴室房逆向传导;B:室性早搏代偿完全;C:频发室性早搏二联律代偿完全;

D:频发室性早搏二联律代偿不完全

点评:代偿完全的室性早搏规律性极强。时间散点图的特征是 VN、NN、NV 层三层等间距,Lorenz 散点图特征是 VNN 点集的主轴斜率为 0.5,差值散点图特征是起、始、终、止点集对称于 $y = x$ 线,代偿完全的 VNNV 点集分布于第Ⅲ象限角分线。当室性早搏的代偿间歇不完全时,则失去上述特点,而具有房性早搏的特征,逆向分析代偿不完全的室性早搏心电图片段(图 2 - 82 - 3A、图 2 - 82 - 3D),发现主导心律较慢时,联律间期相对固定的室性早搏提前率相对增大[(NN - NV)/NN×100%],从而使室性早搏有机会发生逆传并不同程度地重整窦性节律(室性早搏后有逆传 P⁻波,窦性 P 波未出现),造成室性早搏代偿不完全,这种室性早搏后窦性心搏提前的现象不应理解为窦性心律震荡现象。

【病例83】李某,女,38 岁。频发室性早搏,部分代偿不完全。

时间散点图特征(图 2 - 83 - 1A、图 2 - 83 - 1A₁、图 2 - 83 - 1A₂):图 2 - 83 - 1A 显示绿色的 NV 层几乎持续全程,起伏不明显,其上有伴行的 VN 层。白天 2 h 放大图(图 2 - 83 - 1A₁)显示三层等间距,提示室性早搏代偿间歇完全;夜间2 h 放大图(图 2 - 83 - 1A₂)显示上两层较贴近,提示室性早搏代偿间歇不完全。

Lorenz 散点图特征(图 2 - 83 - 1B、图 2 - 83 - 1B₁、图 2 - 83 - 1B₂):图 2 - 83 - 1B 特征基本是其图 2 - 28 - 1B₁、图 2 - 28 - 1B₂ 子图特征的合并。图 2 - 83 - 1B₁ 是代偿间歇完全的室性早搏典

型图,VNN 点集的主轴斜率约为 0.5,还可见少量二联律点集(VNV);图 2 – 83 – 1B$_2$ 是早搏代偿间歇不完全的典型图,类似房性早搏,VNN 点集的主轴斜率大于 0.5,贴近 NNN 点集。

差值散点图特征(图 2 – 83 – 1C、图 2 – 83 – 1C$_1$、图 2 – 83 – 1C$_2$):图 2 – 83 – 1C 特征基本是其图 2 – 83 – 1C$_1$、图 2 – 83 – 1C$_2$ 子图特征的合并。图 2 – 83 – 1C$_1$ 是早搏代偿间歇完全的典型图,单发早搏的特征点集基本对称于 $y = x$ 线,有少量二联律点集(VNVN、NVNV)分布于第 Ⅱ 、Ⅳ 象限角分线;图 2 – 83 – 1C$_2$ 是早搏代偿间歇不完全的典型图,类似房性早搏,单发早搏的特征点集不对称于 $y = x$ 线,另有少量三联律点集(VNNV)分布于第 Ⅲ 象限角分线与 y 轴负侧之间。总体上看,三联律事件(NVNN、NNVN、VNNV)像是代偿完全图的逆时针转位。

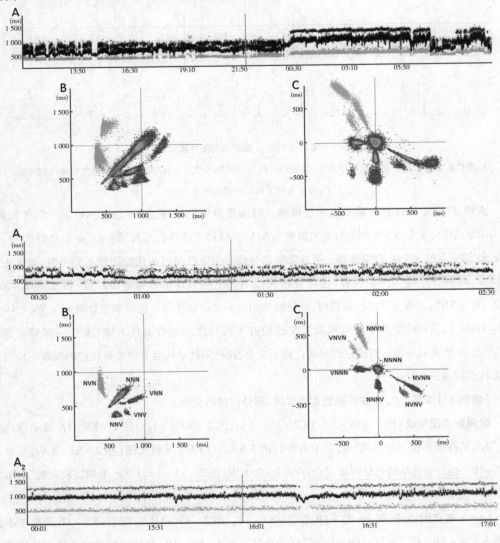

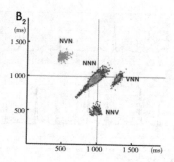 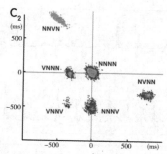

图 2 - 83 - 1 二维心电散点图

A:全程时间散点图;B:全程 Lorenz 散点图;C:全程差值散点图;A₁:时间散点图 2 h 子图(15:01—17:02);

B₁:Lorenz 散点图 2 h 子图(15:01—17:02);C₁:全程差值散点图 2 h 子图(15:01—17:02);

A₂:时间散点图 2 h 子图(00:30—02:31);B₂:Lorenz 散点图 2 h 子图(00:30—02:31);

C₂:差值散点图 2 h 子图(00:30—02:31)

动态心电图诊断(图 2 - 83 - 2):基础心律为窦性心律(平均心率为 82 bpm,最慢心率为 50 bpm,最快心率为 137 bpm,心搏总数为 114 688 个);偶发房性早搏(7 个);频发室性早搏 (9868 个),二联律(86 阵),三联律(31 阵);心率变异性正常(SDNN 为 164,SDANN 为 167,SDNNIndex 为 49,r - MSSD 为 24,三角指数为 35.3);ST - T 改变,提示心肌缺血。

点评:房性早搏与室性早搏的散点图鉴别诊断,主要看代偿间期的特点。一般情况下,室性早搏的代偿间歇完全,散点图表现为 VN 层与 NN 层的高度差等于 NN 层与 NV 层的高度差,早搏后点集(VNN)的主轴斜率为 0.5,NNVN、NVNN、VNNV 点集的主轴斜率分别为 - 2、- 0.5、1。房性早搏由于代偿间歇不完全,散点图表现为 SN 层与 NN 层的高度差小于 NN 层与 NS 层的高度差,早搏后点集(SNN)的主轴斜率大于 0.5 贴近等速线;NNSN、NSNN、SNNS 点集的主轴斜率分别为大于 - 2、- 0.5、1。当室性早搏代偿不完全时,便会出现房性早搏的散点图特点,此时需要进一步分析其原因。同一份病例中,既有代偿完全的室性早搏,又有代偿不完全的室性早搏,前者出现在 NN 周期较短时(图 2 - 83 - 2A、图 2 - 83 - 2C),室性早搏正好干扰了一次窦性 P 波的下传(室性早搏中重叠有窦性 P 波),从而造成完全性的代偿间歇;后者出现在 NN 较长时(图 2 - 83 - 2B),相当于室性早搏提前程度增大,其后未见窦性 P 波,推测室性早搏中重叠有逆传 P⁻ 波,并滞后重叠窦性节律,造成不完全性的代偿间歇。

A

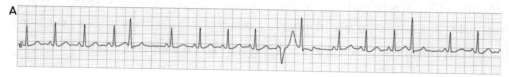

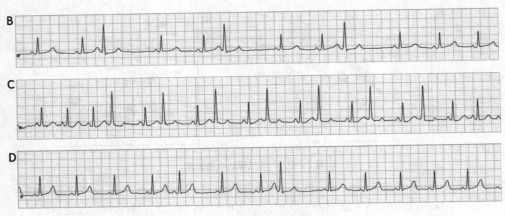

图 2 - 83 - 2　动态心电图片段

A:室性早搏,成对室性早搏;B:室性早搏三联律代偿间歇不完全;

C:室性早搏二联律代偿间歇完全;D:房性早搏,室性早搏

【病例 84】李某,女,61 岁。频发房性早搏,房性早搏连发,短暂房性动过速。

时间散点图特征(图 2 - 84 - 1):全程分层。低位的 NS、SS 层(紫色)起伏不明显,两层分裂,提示 NS > SS;高位的 SN、NN 层(黑色)同步起伏,较为贴近,表明代偿间歇不完全。

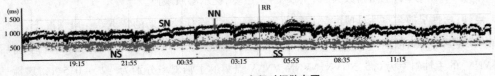

图 2 - 84 - 1　全程时间散点图

Lorenz 散点图特征(图 2 - 84 - 2A):窦性心律点集(NNN)呈棒球拍状,纵行分布于等速线。短长周期区房性早搏点集(NSN)较宽散,主轴略有倾斜,其正下方是紫色的 NSS 点集,左侧有垂直分布的 SSN(等速线之上)、SSS(等速线附近)点集;长短周期区有低位的 NNS 点集稍有倾斜,其远端重叠有二联律点集(SNS)。高位的早搏后点集(SNN)的主轴斜率大于 0.5,贴近棒球拍。

差值散点图特征(图 2 - 84 - 2B):连续等周期(NNNN、SSSS)中居原点。单发房性早搏的起点集(NNNS)、始点集(NNSN)、终点集(NSNN)、止点集(SNNN)分别分布于 y 轴负侧、第 Ⅱ 象限(斜率大于 -2)、第 Ⅳ 象限(斜率大于 - 0.5)、x 轴负侧。第 Ⅱ、Ⅳ 象限有密集的二联律点集(SNSN、NSNS),第Ⅲ象限有密集的三联律点集(SNNS)。箭头指示(来源于 NSS→SSN→SNS→NSS 向量环)的特征点集代表房性连发反复发作,其中 NSSN 点集垂直分布于 y 轴正侧稍左,SSNS 分布于第Ⅳ象限角分线右侧(贴近 NSNS),SNSS 分布于 x 轴负侧稍下(近端重叠有 NNSS 点集)。

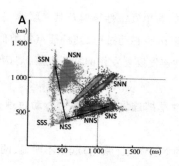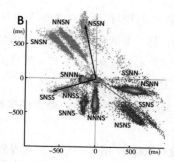

图 2 - 84 - 2　二维心电散点图

A:全程 Lorenz 散点图;B:全程差值散点图

动态心电图诊断(图 2 - 84 - 3):基础心律为窦性心律(平均心率为 70 bpm,最慢心率为 57 bpm,最快心率为 94 bpm,心搏总数为 100 038 个);房性早搏(15 673 个),成对房性早搏 (968 次)、房性心动过速(232 阵)、二联律(848 阵)、三联律(237 阵);偶发室性早搏(1 个);心率变异性降低(SDNN 为 76,SDANN 为 74,SDNNIndex 为 24,r - MSSD 为 17,三角指数为19.6);ST - T 改变,提示心肌缺血。

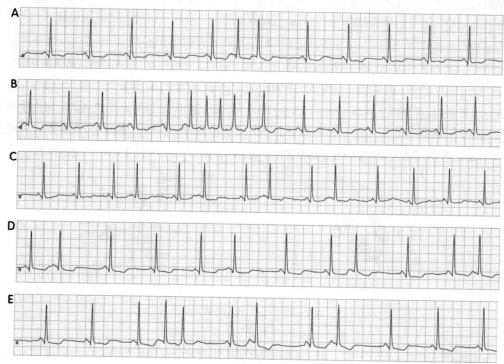

图 2 - 84 - 3　动态心电图片段

A:成对房性早搏;B:短暂房性心动过速;C:房性早搏二联律;D:房性早搏三联律;E:成对房性早搏(NNSS、SSNS 组合)

点评:单发房性早搏及其二联律、三联律的典型图谱,与单发室性早搏及其二联律、三联律的典型图谱对照记忆。本例合并有大量成对房性早搏及短暂房性心动过速,其特征点集类似成对室性早搏及短暂室性心动过速。箭头指示的特征点集是房性连发反复发作的特征点集,规律性较强,需记忆其位置及走向特点。

【病例85】郭某,女,71岁。频发性房性早搏,房性早搏连发,短暂房性心动过速;偶发室性早搏。

时间散点图特征(图2-85-1):全程分层。低位的NS、SS层(紫色)起伏不明显,两层较贴近,提示NS≈SS;高位的VN、NN层(黑色)同步起伏、较为贴近,表明代偿间歇不完全。

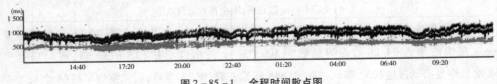

图2-85-1　全程时间散点图

Lorenz散点图特征(图2-85-2A):窦性心律点集(NNN)呈棒球拍状,纵行分布于等速线。房性早搏点集(NSN)倾斜分布于短长周期区,其中重叠有SSN点集,其下方是紫色的SSS、NSS点集。NNS点集稍有倾斜分布于NNN之下。早搏后点集(SNN)几乎平行于NNN点集,紧贴其右。

差值散点图特征(图2-85-2B):连续等周期(NNNN、SSSS)中居原点。单发房性早搏的起点集(NNNS)、始点集(NNSN)、终点集(NSNN)、止点集(SNNN)分别分布于y轴负侧、第Ⅱ象限(斜率大于-2)、第Ⅳ象限(斜率大于-0.5)、x轴负侧。第Ⅱ、Ⅳ象限有少量的二联律点集(SNSN、NSNS)。箭头指示(来源于NSS→SSN→SNN→NNS→NSS向量环)的特征点集代表成对房性早搏反复发作,其中NNSS点集分布于x轴负侧稍下,NSSN垂直分布于y轴正侧稍左(其右侧有成势的SSSN点集),SSNN分布于第Ⅳ象限并重叠在NSNN点集稍上,SNNS分布于第Ⅲ象限(红色箭头指示)。

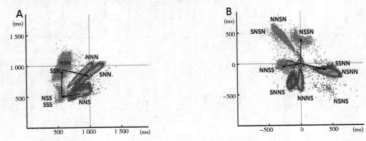

图2-85-2　二维心电散点图

A:全程Lorenz散点图;B:全程差值散点图

动态心电图诊断(图2-85-3):基础心律为窦性心律(平均心率为69 bpm,最慢心率为56 bpm,最快心率为90 bpm,心搏数为101 555个);偶发室性早搏(19个);频发房性早搏(21 211个)、成对房性早搏(941次)、房性心动过速(648阵)、二联律(2阵)、三联律(896阵);心率变异性正常(SDNN 为 169,SDANN 为 76,SDNNIndex 为 143,r – MSSD 为 128,三角指数为 29.4);
ST – T改变,提示心肌缺血。

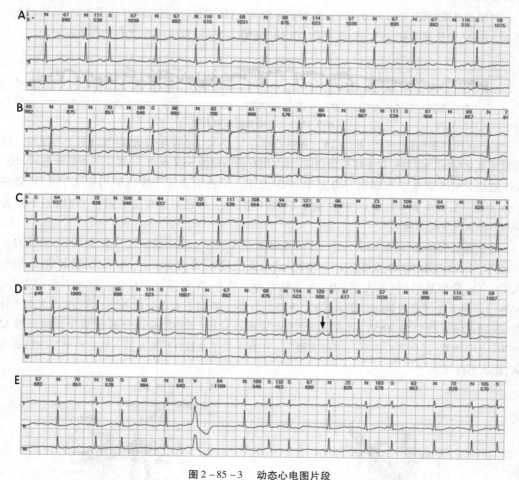

图 2 – 85 – 3 动态心电图片段

A:房性早搏三联律;B:房性早搏二联律;C:短暂房性心动过速(节律不齐);D:频发房性早搏,

短暂房性心动过速(房性心动过速中有房性早搏,箭头指示);E:室性早搏,成对房性早搏

点评:单发房性早搏及其二联律、三联律散点图是本例散点图的基本框架,在此基础上多出的
点集就是房性早搏连发的特征点集。时间散点图特征不明显,仅显示紫色层有时变粗,提示可能有
SS 层。Lorenz 散点图可见明确的 NSS、SSS 点集,且二者基本重叠,提示 NS≈SS,且 SS 周期不齐。
差值散点图看到密集的 NNSS、NSSN 点集,提示大量的成对房性早搏;SSSS 点集向第Ⅱ象限延伸,提
示房性心动过速中有房性早搏(另一起源);SNNS 是房性早搏三联律的特征点集,有时也是房性早
搏连发的桥梁。

【病例 86】李某,男,77 岁。频发房性早搏,房性早搏连发,短暂房性心动过速;偶发室性早搏,部分呈插入性。

时间散点图特征(图 2 - 86 - 1):NN 层贯穿全程,高低起伏,部分时段有分层现象,低位的 NS、SS 层(紫色)起伏不明显,高位的 SN 层随 NN 同步起伏,两层较为贴近,表明代偿间歇不完全。

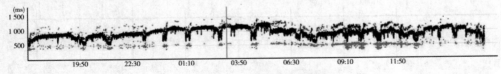

图 2 - 86 - 1　全程时间散点图

Lorenz 散点图特征(图 2 - 86 - 2A):窦性心律点集(NNN)呈棒球拍状,纵行分布于等速线。房性早搏点集(NSN)倾斜分布于短长周期区,其左侧有较明确的 SSN 点集,二者正下方是紫色的 SSS、NSS 点集。NNS 点集略有倾斜并分布于 NNN 之下。早搏后点集(SNN)倾斜率大于 0.5,紧贴 NNN 点集。另有少量绿色散点 NVN 重叠于 NSN 中,部分绿色点集位置较低(等速线稍下),为 NVN'(插入性室性早搏)。

差值散点图特征(图 2 - 86 - 2B):连续等周期(NNNN、SSSS)中居原点。单发房性早搏的起点集(NNNS)、始点集(NNSN)、终点集(NSNN)、止点集(SNNN)分别分布于 y 轴负侧、第 Ⅱ 象限(斜率大于 - 2)、第 Ⅳ 象限(斜率大于 - 0.5)、x 轴负侧。第 Ⅱ、Ⅳ 象限有少量的二联律点集(VNVN、NVNV)。第 Ⅲ 象限有成势的三联律点集(SNNS)。x 轴负侧稍下有成势的 NNSS、SNNS 点集水平分布。y 轴正侧有成势的 NSSN(稍左)、SSSN 点集垂直分布。SSNN 应该分布于第 Ⅳ 象限重叠在 NSNN 点集稍上(红色箭头指示),本例较稀少。还有少量单发室性早搏及插入性室性早搏的特征点集,此处不再赘述。

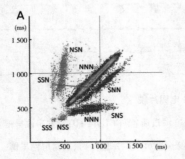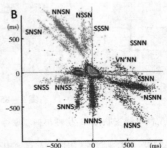

图 2 - 86 - 2　二维心电散点图

A:全程 Lorenz 散点图;B:全程差值散点图

动态心电图诊断(图 2 - 86 - 3):基础心律为窦性心律(平均心率为 66 bpm,最慢心率为 45 bpm,最快心率为 113 bpm,心搏总数为 91 845 个);偶发室性早搏(134 个),部分呈插入性;频发房性早搏(2941 个),有成对房性早搏(266 次)、房性心动过速(51 阵)、二联律(35 阵)、三联律(55 阵);心率变异性正常(SDNN 为 172,SDANN 为 145,SDNNIndex 为 73,r - MSSD 为 125,三角指数为 31.5);ST - T 未见异常。

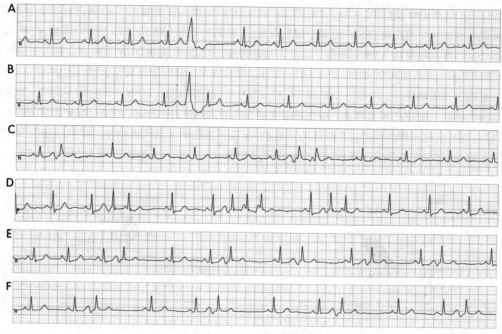

图 2 - 86 - 3 动态心电图片段

A:室性早搏;B:插入性室性早搏;C:频发房性早搏,成对房性早搏;
D:短暂房性心动过速;E:频发房性早搏二联律;F:房性早搏三联律

点评:单发房性早搏及其二联律、三联律,成对房性早搏,短暂房性心动过速并存的散点图图谱比较经典。散点图表达的心律失常比文字详尽,比数字直观,时间散点图更是显示了每一个早搏的发生时刻及持续时间。

【病例 87】宋某,女,27 岁。**窦性心律 + 房性自主心律,频发房性早搏,房性早搏连发。**

时间散点图特征(图 2 - 87 - 1):呈高低起伏的窄条带,有散在的紫色点,提示偶发房性早搏。1 h 放大图(图 2 - 87 - 1B)呈高低起伏的细条带;对应的 P 波色谱图显示 P 峰带呈深、浅两色反复交替,提示两种形态的 P 波反复交替;逆向技术显示窦性心律与房性自主心律反复交替。

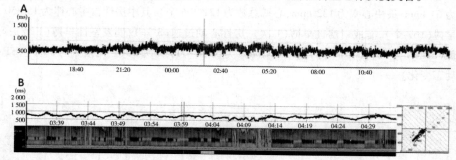

图 2 - 87 - 1 时间散点图

A:全程时间散点图;B:1 h 时间散点图及其 P 波色谱图 + Lorenz 散点图

Lorenz 散点图特征(图 2 – 87 – 2A、图 2 – 87 – 2C):窦性心律点集(NNN)纵行分布于等速线。少量紫色的房性早搏点集(NSN)分布于短长周期区,早搏前点集(NNS)分布于长短周期区,早搏后点集(SNN)基本重叠在 NNN 点集中。隐藏窦性心搏及房性心搏,发现 NNN 下重叠有密集的房性自主心搏(SSS),频率与 NNN 接近(图 2 – 87 – 2C)。房性自主心律时也有房性早搏(记为"S'")。

差值散点图特征(图 2 – 87 – 2B、图 2 – 87 – 2D):连续等周期(NNNN,SSSS)中居原点,单发房性早搏的特征点集在此不再赘述。单独显示房性自主心搏点集(图 2 – 87 – 2D),可见少量 SSS'S 点集,提示部分房性早搏出现在自主心律的背景中。x 轴正侧的散在点代表窦性心律在减速中与房性自主心律相互交替,多数情况下两种自主心律等频交替。

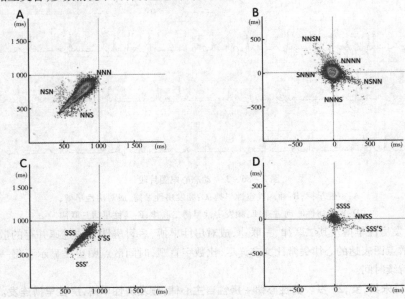

图 2 – 87 – 2　二维心电散点图

A:全程 Lorenz 散点图;B:全程差值散点图;C:全程 Lorenz 散点图(房性自主心搏);D:全程差值散点图(房性自主心搏)

动态心电图诊断(图 2 – 87 – 3):基础心律为窦性心律 + 房性自主心律(平均心率为 85 bpm,最慢心率为 61 bpm,最快心率为 132 bpm,心搏总数为 121 306 个);其中房性自主心律为 15 850 个,偶发房性早搏(167 个),有成对房性早搏(1 次)、房性心动过速(3 阵);偶发室性早搏(1 个);心率变异性降低(SDNN 为 91,SDANN 为 75,SDNNIndex 为 52,r – MSSD 为 26,三角指数为 28.8);ST – T 未见异常动态变化。

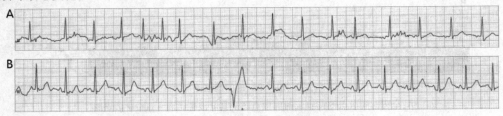

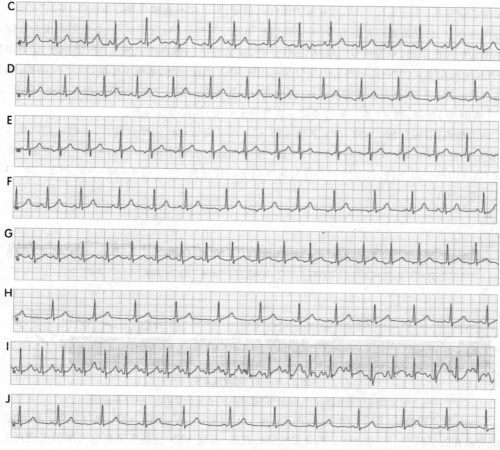

图 2 - 87 - 3 动态心电图片段

A:短暂房性心动过速;B:偶发室性早搏;C:房性早搏;D:房性早搏后转为房性自主心律;
E:房性自主心律,房性早搏伴节律重整;F:窦性心律与房性自主心律交替;G:窦性心律与房性自主心律
等频交替(105 bpm);H:房性自主心律与窦性心律交替(70 bpm);I:最快心率(132 bpm);J:最慢心率(62 bpm)

点评:本例单看散点图不过是偶发房性早搏,但瀑布图显示 P 峰带深、浅两色交替,提示主导节律为两种心律。如果逆向技术未选到 P 波倒置的时段,往往会漏诊房性自主心律。结合瀑布图及其逆向技术等,可以找出所有房性自主心搏,发现房性自主心律与窦性心律的 Lorenz 散点图形态相似,位置接近(图 2 - 87 - 2A、图 2 - 87 - 2C),表明房性自主心律与窦性心律的竞争势均力敌。

房性自主心律与房性并行心律都是房性异位心律,与窦性心律形成竞争性心律失常,但二者与窦性心律竞争的机制不同。前者无保护性传入阻滞,能"感知"主导心律的存在,其节律可以随时被主导心律重整;房性自主心律的"登场"依靠其频率的增快(即自律性增高),心电图表现为连串的房性心搏,频率略快于窦性心律,散点图上两种节律成分重叠交织在一起,单看散点图并不容易发现;房性自主心律"退场"可以是窦性心律的增快而被抑制(被动退场),也可以是自身发生传出阻滞而被窦性心律替代(主动退场)。后者有保护性传入阻滞,其节律不能被主导心律重整,不能"感知"主导心律的存在,总是按其固有的节律(其自律性往往低于窦性心律)发出激动;心电图表现为联律间期不固定的房性早搏(单发或呈二联律、三联律等,少见连串);散点图表现为 NS 层分散,早搏点集(NSN)、早搏前点集(NNS)、早搏后点集(SNN)均向 NNN 点集延伸,形成不标准的"Y"形结构(类似室性并行心律)等,散点图非常容易识别;房性并行心律也有间歇性的传出阻滞,可以主动"退场"。

【病例 88】梅某,男,47 岁。窦性心律 + 房性自主心律;偶发房性早搏。

时间散点图特征(图 2 - 88 - 1A、图 2 - 88 - 1B):呈高低起伏的窄条带,可见散在点跳出主条带,提示偶发早搏。1 h 放大图(图 2 - 88 - 1B)呈高低起伏的细条带,对应的 P 波色谱图显示 P 峰带呈深、浅两色反复交替,提示窦性心律与房性自主心律反复交替(图 2 - 88 - 3A、图 2 - 88 - 3B、图 2 - 88 - 3C)。

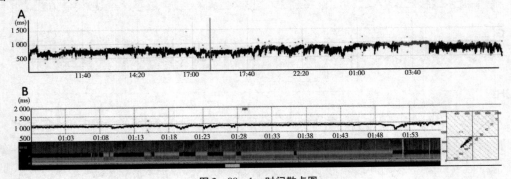

图 2 - 88 - 1 时间散点图

A:全程时间散点图;B:1 h 时间散点图及其 P 波色谱图 + Lorenz 散点图

Lorenz 散点图特征(图 2 - 88 - 2A、图 2 - 88 - 2C):窦性心律点集(NNN)纵行分布于等速线,其周围有散在的早搏点。隐藏窦性心搏及房性早搏点集,发现 NNN 点集下重叠有密集的房性自主心搏(SSS),频率与 NNN 接近(图 2 - 88 - 2C)。

差值散点图特征(图 2 - 88 - 2B、图 2 - 88 - 2D):连续等周期(NNNN,SSSS)中居原点,单发房性早搏多数代偿间歇不完全,其特征不再赘述。单独显示房性自主心搏点集(图 2 - 88 - 2D),基本呈类圆形,提示两种自主心律基本是等频交替。

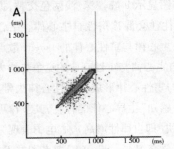 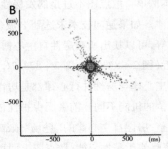

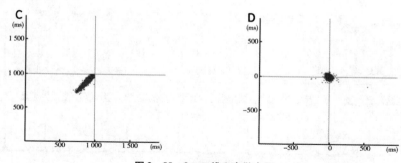

图 2 - 88 - 2　二维心电散点图

A:全程 Lorenz 散点图;B:全程差值散点图;C:全程 Lorenz 散点图(房性自主心搏);

D:全程差值散点图(房性自主心搏)

动态心电图诊断(图 2 - 88 - 3):基础心律为窦性心律 + 房性自主心律(平均心率为 81 bpm,最慢心率为 61 bpm,最快心率为 130 bpm,心搏总数为 110 483 个);其中,房性自主心搏为 14 814 个,偶发房性早搏(52 个),有成对房性早搏(1 次);偶发室性早搏(3 个);心率变异性降低(SDNN 为 90,SDANN 为 76,SDNNIndex 为 47,r – MSSD 为 15,三角指数为 27.5);ST – T 改变。

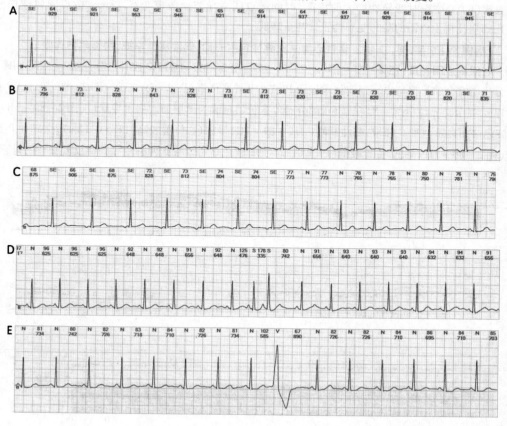

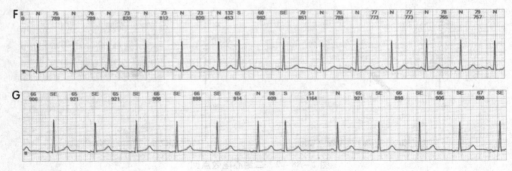

图 2 - 88 - 3   动态心电图片段

A:房性自主心律;B:窦性心律与房性自主心律等频交替;C:房性自主心律与窦性心律交替;

D:成对房性早搏;E:室性早搏;F:房性早搏,房性自主搏;G:房性自主心律,房性早搏

点评:窦性心律与房性自主心律的竞争与交替,散点图不容易发现,而瀑布图的特征非常明显,要常规查看。房性自主心律除了与房性并行心律鉴别(散点图有鉴别价值),还要与窦房游走心律鉴别。窦房游走心律是多源性房性自主心律,P 波形态变化的过程中伴随频率的显著变化,其散点图表现出了心率瞬时变异性增大的特征(时间散点图主导节律条带变宽,Lorenz 散点图棒球拍变胖),而房性自主心律的瞬时变异性正常甚至降低。

【病例 89】李某,男,82 岁。窦性心律 + 交界性自主心律,偶发房性早搏,房性早搏连发。

时间散点图特征(图 2 - 89 - 1A、图 2 - 89 - 1B、图 2 - 89 - 1C):多数时段分三层,三层等间距,符合代偿完全的早搏特点。逆向技术显示 P'波在 Ⅱ 导联倒置(图 2 - 89 - 3D ~ 图 2 - 89 - 3I),PR < 0.12 s,提示交界性早搏。NJ 呈蓝色,部分时段蓝色层延续为单层而占据主导地位(图 2 - 89 - 1B)。P 波色谱图显示两种 P 峰带,窦性 P 峰(图 2 - 89 - 1C)呈深色,位置较高(PR > 0.12 s),交界性 P 谷带(图 2 - 89 - 1D)亮色,位置较低(PR < 0.12 s),P 波色谱可以看到两种主导心律反复交替的过程。

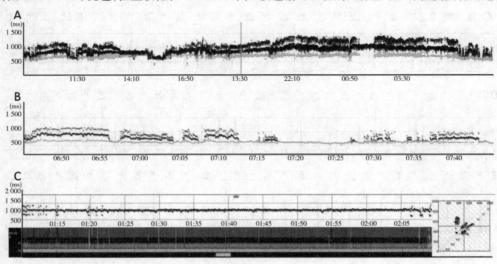

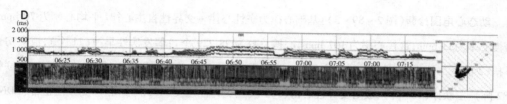

图 2 - 89 - 1　时间散点图

A：全程时间散点图；B：1 h 时间散点子图(06：45—07：46)；C：1 h 时间散点子图(01：10—02：10)

及其 P 波色谱图 + Lorenz 散点图；D：1 h 时间散点子图(06：20—07：20)及其 P 波色谱图 + Lorenz 散点图

Lorenz 散点图特征(图 2 - 89 - 2A、图 2 - 89 - 2C)：主导节律(NNN、JJJ)呈棒球拍状，纵向分布于等速线。短长周期区的 NJN 点集略有倾斜，NNJ 点倾斜分布于 NNN 点集之下，JNN 点集的主轴斜率约为 0.5，分布于 NNN 右侧。隐藏正常心搏(图 2 - 89 - 2C)，发现有大量 NJJ、JJJ 点集沿等速线分布(70 ~ 110 bpm)，提示交界性心律占主导地位。由于 NJ ≈ JJ，NJN 与 JJN 点集完全重叠，无法区分。

差值散点图特征(图 2 - 89 - 2B、图 2 - 89 - 2D)：连续等周期(NNNN、JJJJ)中居原点，单发早搏及其二联律、三联律显示代偿完全。y 轴正侧有成势的 JJJN 点集，代表交界性心律转窦性心律的频次，其右侧有成势的 NJJN 点集(红色箭头指示)，代表成对交界性早搏的频次。隐藏正常心搏，显示原点的 JJJJ、NJJJ 点集，x 轴负侧略上有水平分布的 JNJJ、NNJJ 点集，代表交界性节律的反复发作。

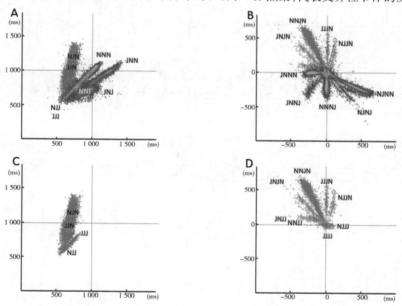

图 2 - 89 - 2　二维心电散点图

A：全程 Lorenz 散点图；B：全程差值散点图；C：全程 Lorenz 散点图(交界性心搏)；

D：全程差值散点图(交界性心搏)

动态心电图诊断(图 2 - 89 - 3):基础心律为窦性心律 + 交界性自主心律(平均心率为 70 bpm,最慢心率为53 bpm,最快心率为 107 bpm,心搏总数为 98 229 个);偶发房性早搏(11 个),成对房性早搏(2 次)、房性心动过速(1 阵);交界性心搏(19 196 个),有单发交界性心博(11 013 个)、二联律(82 阵)、三联律(103 阵)、成对交界性心博(303 次)、交界性连发(430 阵);心率变异性正常(SDNN为 124,SDANN 为 110,SDNNIndex 为 35,r - MSSD 为 16,三角指数为31.1);ST - T 未见异常。

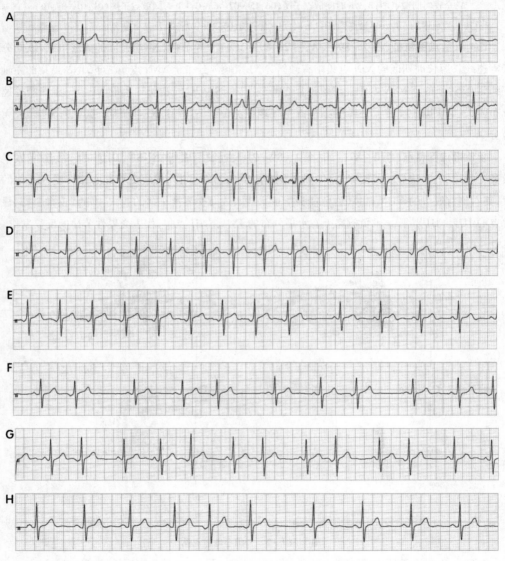

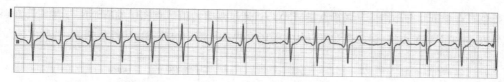

图 2-89-3　动态心电图片段

A:频发房性早搏;B:成对房性早搏;C:短暂房性心动过速;D:窦性心律与交界性心律交替;

E:交界性心律转窦性心律;F:交界性早搏三联律;G:交界性早搏二联律;H:成对交界性早搏;

I:交界性心律伴传出阻滞,窦性逸搏

点评:折返性早搏的早搏点集垂直分布。本例 NJN 点集的主轴倾斜分布,是自律性早搏的特点;JNN 点集的主轴斜率为 0.5,是代偿间歇完全的标志,自律性早搏连发,成对出现或 3 次以上连发成律,与窦性心律反复交替。本例交界性自主心律(70~110 bpm)略高于窦性心律(53~107 bpm),虽然短时占主导地位,总体上还是处于附加心律地位,提示交界性自主心律有间歇性传出阻滞,否则窦性心律会被全部替代。与房性自主心律一样,散点图诊断交界性自主心律也容易漏诊,心电瀑布图(DMS 公司称 P 波色谱图)要常规查看。

【病例 90】于某,男,84 岁。**交界性并行心律,部分呈插入性;偶发房性早搏、室性早搏。**

时间散点图特征(图 2-90-1A、图 2-90-1B):NN 层相对致密、高低起伏;早搏的联律间期层与代偿间期层均不固定,分居 NN 层上下,提示并行心律,隐藏联律间期层(图 2-90-1B),发现 NN 层之下有成势的 VN′层或 JN′层,与 NN 层同步起伏,提示插入性早搏。

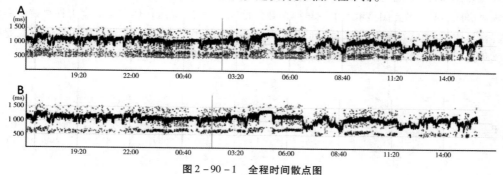

图 2-90-1　全程时间散点图

A:全心搏;B:正常心搏

Lorenz 散点图特征(图 2-90-2A):窦性心律点集(NNN)形态正常,位置较高。短长周期区有弥散性的早搏点集(NVN、NJN、NSN)。逆向技术显示多数早搏形态大致正常,提示大量交界性早搏,其近端有相对集中的插入性早搏点集(NJN′),短长周期区有成势的 JN′N 点集,斜率约为 1。长短周期区相应的 NNJ、JNN 均向等速线延伸,与 NJN 形成特征的"Y"形结构,符合并行心律。

差值散点图特征(图 2-90-2B):窦性心律点集(NNNN)中居原点,单发早搏的特征点集多数代偿间歇完全(对称 y=x 线)为交界性早搏,少数代偿间歇不完全(不对称于 y=x 线)为房性早搏。插入性早搏的特征点集(红色箭头指示,来源于 NNN→NNJ→NJN′→JN′N→NNN 向量环)分布于坐标轴正负两侧,JN′NN 向左上延伸,其上移的高度代偿插入性交界性早搏干扰性 PR 间期延长的量。

第Ⅲ象限有少量并行心律性三联律点集(JNNJ)。通过观察差值散点图中的 NSNN 与 NJNN 点集明显分离,选中 NSNN 点集,逆向查看可以从大量的交界性早搏中快速找出房性早搏。

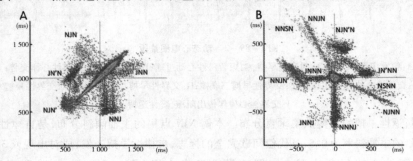

图 2 – 90 – 2   二维心电散点图

A:全程 Lorenz 散点图;B:全程差值散点图

动态心电图诊断(图 2 – 90 – 3):基础心律为窦性心律合并完全性右束支传导阻滞(平均心率为 56 bpm,最慢心率为 43 bpm,最快心率为 89 bpm,心搏总数为 79 179 个);偶发房性早搏(111 个),有房性心动过速(1 阵);偶发室性早搏(40 个),有室性心动过速(1 阵);频发交界性早搏(2352 个),部分呈插入性;心率变异性正常(SDNN 为 125,SDANN 为 109,SDNNIndex 为 43,r – MSSD 为 23,三角指数为 25.6);ST – T 改变。

点评:本例有大量插入性交界性早搏,在有房性早搏的情况下,容易将插入性交界性早搏误诊为成对房性早搏。散点图显示的单发早搏多数代偿间歇完全,提示代偿完全的室上性早搏多数为交界性早搏(形态略有畸形),而非房性早搏。Lorenz 散点图中的 JN′N 点集的主轴斜率约为 1,是插入性早搏后点集的特征,不同于基本垂直分布的 SSN 点集(成对房性早搏)。

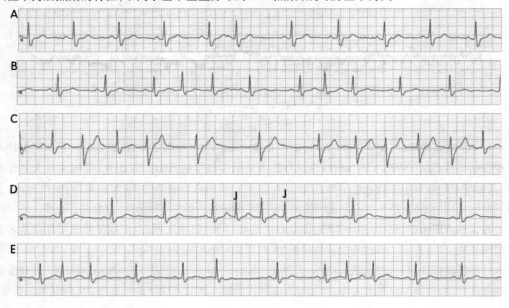

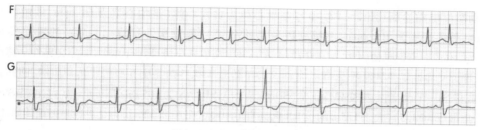

图 2 - 90 - 3 动态心电图片段

A:房性早搏;B:插入性交界性早搏;C:并行心律性短暂室性心动过速伴传出阻滞;

D:插入性交界性早搏,极似短暂房性心动过速;E:频发交界性早搏,部分呈插入性;

F:插入性交界性早搏,房性早搏;G:室性早搏

【病例91】赵某,男,63 岁。交界性并行心律,部分伴前传阻滞,部分呈隐匿性致干扰性伪二度Ⅱ型房室传导阻滞。

时间散点图特征(图 2 - 91 - 1):致密的 NN 层贯穿全程,下有联律间期不固定 NJ 层,上有代偿间歇完全的 JN 层,符合交界性并行心律。最高的 N.N 层大致是 NN 层高度的两倍(最大刻度2.0 s,大于 2.0 s 的点不能显示),符合二度Ⅱ型房室传导阻滞的特征。

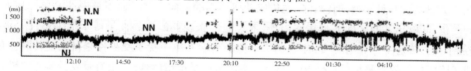

图 2 - 91 - 1 全程时间散点图

Lorenz **散点图特征**(图 2 - 91 - 2A):调整刻度范围为 0 ~ 3000 ms。窦性心律点集(NNN)位置、形态正常。NNJ、NJN、JNN 均向等速线延伸,提示并行心律;NNN 点集上方NN.N点集与右侧的N.NN点集大致对称分布于等速线的两侧,主轴斜率分别约为 2、0.5,符合二度Ⅱ型房室传导阻滞。

差值散点图特征(图 2 - 91 - 2B):调整刻度范围为 0 ~ ±1500 ms。窦性心律点集(NNNN)中居原点,正上方是 NNN.N,正左侧是 N.NNN,左上是 N.NN.N,右下是 NN.NN。单发早搏的特征点集对称于 $y = x$ 线,提示代偿完全。其中红色箭头指示的成势点集代表单发早搏与长周期相毗邻,相当于不带点的单发早搏特征点集"漂移"而来,即 NNNJ→N.NNJ、JNNN→JNN.N。另有偶发插入性室性早搏,散点稀疏,此处不再赘述。

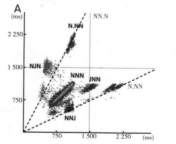 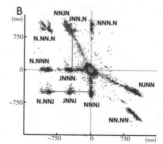

图 2 - 91 - 2 二维心电散点图

A:全程 Lorenz 散点图;B:全程差值散点图

动态心电图诊断(图 2 - 92 - 3):基础心律为窦性心律(平均心率为 64 bpm,最慢心率为 50 bpm,最快心率为 101 bpm,心搏总数为 87 892 个);偶发房性早搏(13 个),偶发室性早搏(94 个),有成对室性早搏(4 次),三联律(4 阵);频发交界性早搏呈并行心律,部分交界性早搏前传阻滞,部分交界性早搏呈隐匿性、干扰窦性 P 波下传致干扰性伪二度 Ⅱ 型房室传导阻滞;前间壁异常 Q 波伴 ST - T 改变;心率变异性正常(SDNN 为 113,SDANN 为 105,SDNNIndex 为 42,r - MSSD 为 22,三角指数为33.5);大于 1.5 s 的长 RR 间期有 1440 次(最长 2.32 s),为交界性早搏前传阻滞、隐匿性交界性早搏致干扰性伪二度 Ⅱ 型房室传导阻滞所致。

点评:本例以代偿间歇完全的交界性早搏为主,有并行心律的特征,但少见舒张晚期的交界性早搏;有二度 Ⅱ 型房室阻滞的特征(长短周期之间大致有倍数关系),但长周期中又有大量"房性早搏未下传"(提前出现的倒置的 P'波),此倒置的 P'波到底是不是房性早搏未下传呢? 逆向技术显示(图 2 - 91 - 3F),相同联律间期的房性早搏可以下传心室。倒置的房性早搏为什么不能下传呢? 联系到本例合并有交界性并行心律,多数交界性早搏均合并有室房逆传,部分交界性早搏伴室内差异性传导(图 2 - 91 - 3C),部分交界性早搏就有可能发生前传阻滞,此时便只留逆向 P⁻波,且夹有逆向 P⁻波的长 RR 间期代偿间歇完全,这点也不符合房性早搏未下传的长周期特点,故认为长周期所夹的倒置 P'波为交界性早搏前传阻滞、逆传成功所形成的逆向 P⁻波,而不是房性 P'波。以心律的整体观分析,间歇出现的二度 Ⅱ 型房室阻滞,考虑是舒张晚期的交界性早搏干扰了窦性 P 波的下传,造成了伪二度房室传导阻滞,同时"企图"下传的窦性 P 也干扰了交界性早搏的前传与逆传,从而形成了隐匿性交界性早搏(图 2 - 91 - 3G)。本例房性早搏虽然偶发,但有重要的鉴别诊断价值,从侧面支持交界性早搏前传阻滞逆传成功。

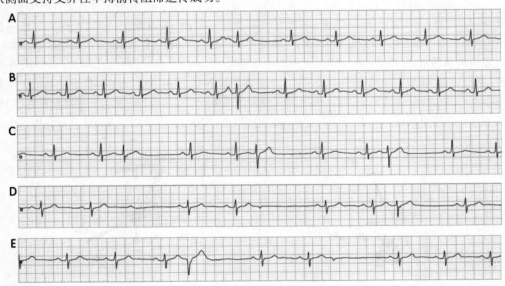

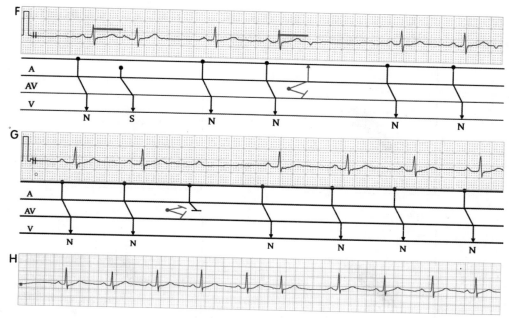

图 2 - 91 - 3　动态心电图片段

A:房性早搏;B:房性早搏伴差传;C:交界性早搏呈并行心律性三联律,部分伴室内差异性传导;

D:交界性早搏三联律,部分前传阻滞,部分双向阻滞但干扰窦性 P 波下传致伪二度Ⅱ型房室传导阻滞;

E:交界性早搏伴室内差异性传导,部分前传阻滞;F:房性早搏传前成功,交界性早搏前传阻滞;

G:隐匿性交界性早搏致干扰性 P 波脱落,致伪二度 Ⅱ 型房室阻滞;H:交界性早搏

【病例 92】黄某,男,40 岁。**间歇性心室预激。**

时间散点图特征(图 2 - 92 - 1):呈高低起伏的窄条带,宽大畸形的 QRS 波群标志为室性早搏,则绿色的早搏层(NV、VV)与窦性心律层(NN)浑然一体,提示畸形心搏系窦性心律。

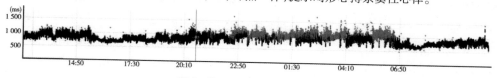

图 2 - 92 - 1　全程时间散点图

Lorenz 散点图特征(图 2 - 92 - 2A、图 2 - 92 - 2C、图 2 - 92 - 2D):主导节律呈棒球拍状,纵行分布于等速线,可见正常心搏与畸形心搏的散点图浑然一体。发现畸形心搏的散点图位置略高(图 2 - 92 - 2C、图 2 - 92 - 2D),提示 QRS 增宽畸形出现在心率减慢中。

Lorenz 散点图特征(图 2 - 92 - 2B):蓝、绿两色散点重叠分布于坐标原点,呈类圆形。

动态心电图诊断(图 2 - 92 - 3):基础心律为窦性心律合并间歇性 A 型心室预激(平均心率为 68 bpm,最慢心率为 44 bpm,最快心率为 105 bpm,心搏总数为 96 440 个);偶发房性早搏(2 个);偶发室性早搏(2 个);心率变异性正常(SDNN 为 105,SDANN 为 85,SDNNIndex 为 62,r – MSSD 为 27,

三角指数为 37.5);大于 1.5 s 的长 RR 间期有 12 次(最长 1.5 s),为早搏后代偿间期、窦性心动过缓伴窦性心律不齐所致;ST - T 改变,符合前间壁心肌梗死。

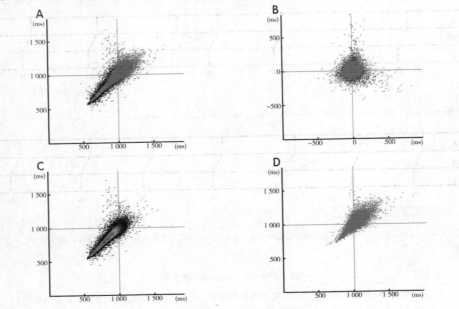

图 2 - 92 - 2　二维心电散点图

A:全程 Lorenz 散点图;B:全程差值散点图;C:全程 Lorenz 散点图(正常心搏);D:全程 Lorenz 散点图(畸形心搏)

　　点评:间歇性心室预激的散点图没有特征,但却有重要的鉴别诊断价值。①有别于室性自主心律伴干扰性房室脱节,后者的畸形散点图变异性小,PR 间期不固定,有助于鉴别;②有别于室性并行心律,室性并行心律有舒张晚期的室性早搏,更多的是联律间期不固定的室性早搏,散点图规律性极强,Lorenz 散点图有特征性的"Y"形结构。通过散点图可以研究间歇性心室预激的可能机制,本例时间散点图显示绿色散点基本出现在夜间时段,Lorenz 散点图绿色散点总体发生在心率较慢时,即旁路前传可能有迷走神经的参与,迷走神经张力增强,其负向频率作用与负向传导作用导致心率减慢的同时,PR 间期延长(图 2 - 92 - 3E)。如果旁路抑制解除有机会前传,则可能发生完全心室预激(图 2 - 92 - 3D、图 2 - 92 - 3G 中最宽的 QRS 波),如果旁路与正路同时下传,则形成同源性心室融合波,即为不完全性心室预激(图 2 - 92 - 3D、图 2 - 92 - 3G 中 QRS 波群形态介于正常与最宽之间)。另外,A 型心室预激可以掩盖前间壁心肌梗死(图 2 - 92 - 3A),间歇性心室预激显示了这一结论,所以,分析心室预激时,初始向量已不再是间隔部的除极向量(预激的初始向量方位取决于旁路终止于心室的部位),"异常 Q 波"诊断心肌梗死也不再可靠,寻找预激合并急性心肌梗死的蛛丝马迹,应重点识别原发性 ST - T。

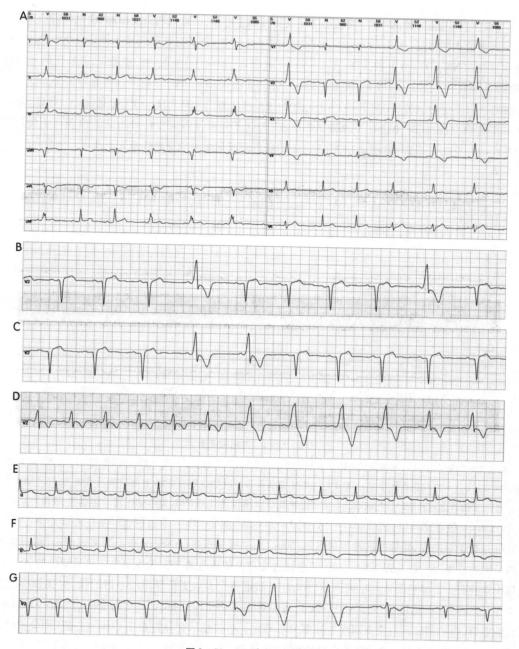

图 2 - 92 - 3 动态心电图片段

A:间歇性 A 型心室预激掩盖前间壁心肌梗死;B:间歇性心室预激极似舒张晚期室性早搏;

C:间歇性心室预激极似室性并行心律;D:不完全性心室预激与完全性心室预激相交替;

E:间歇性一度房室传导阻滞;F:间歇性心室预激;G:不同程度的心室预激

【病例93】吴某,男,85 岁。**窦性心律＋交界性自主心律,间歇性右束支阻滞;房性并行心律。**

时间散点图特征(图 2−93−1):致密的 NN 层高低起伏,下有联律间期不固定的 NS 层,SN 层基本重叠在 NN 层中。1 h 放大图(图 2−93−1B、图 2−93−1C)呈起伏的细条带,但相应的 P 波色谱图(Ⅱ 导联)显示部分时段 PR 间期缩短、P 波倒置(图 2−93−1B)。逆向技术显示为交界性自主心律伴 1∶1 室房逆向传导(图 2−93−3B、图 2−93−1D、图 2−93−1I)。PT 色谱图(V₁ 导联)显示 R 峰带宽窄交替,同时伴随有 T 峰带暗亮转换,表达了间歇性右束支传导阻滞的出现与消失过程(图 2−93−1C)。全程图(图 2−93−1A)中的蓝色时段标志的是交界性自主心律。

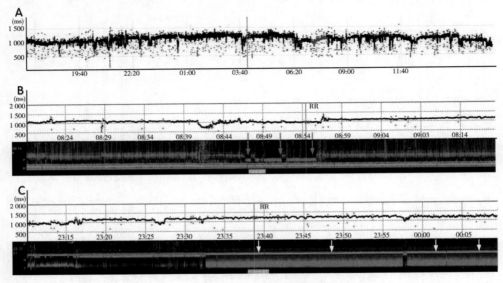

图 2−93−1　时间散点图

A:全程时间散点图;B:1 h 时间散点图及 Ⅱ 导联 P 波色谱图,箭头指示 P 峰带下移(PR＜0.12 s),为交界性自主心律时段;C:1 h 时间散点图及 V₁ 导联 PT 色谱图,箭头指示时段 QRS 形态正常(R 峰带窄、T 峰带亮,提示 QRS 窄、T 波直立),其余时段为间歇性右束支传导阻滞(R 峰带宽,T 峰带暗,提示 QRS 宽、T 波低平、浅倒)

Lorenz 散点图特征(图 2−93−2A、图 2−93−2C、图 2−93−2D):致密的窦性心律点集(NNN)纵行分布于等速线,稀散的房性早搏点集(NSN)与早搏前点集(NNS)分布于等速线两边,相对集中的早搏后点集(SNN)贴近 NNN 点集,等速线近端有少量紫色的 SSS、NSS 点集。可见紫色的 NSN 点集中重叠有少量绿色的室性早搏点集(NVN)。如果改变右束支传导阻滞心搏的性质(比如标志为交界性逸搏)并单独显示(图 2−93−2C),可见其形态仍呈棒球拍状,位置与全图(图 2−93−2A)大致重叠,提示间歇性右束支阻滞与频率关系不大。单独显示交界性自主心律的心搏(图 2−93−2D),发现交界性自主心律的瞬时变异性较小,总体变异性接近窦性心律,位置在 1 s 线上下,频率为60 bpm 左右,提示交界性自主心律的自律性与窦性心律接近,二者形成竞争性心律失常。

差值散点图特征(图 2−93−2B):连续等周期中居原点;单发早搏不对称于 $y = x$ 线分布,提示多数代偿不完全,为频发房性早搏。房性早搏连发等散点稀疏,此处不再赘述。

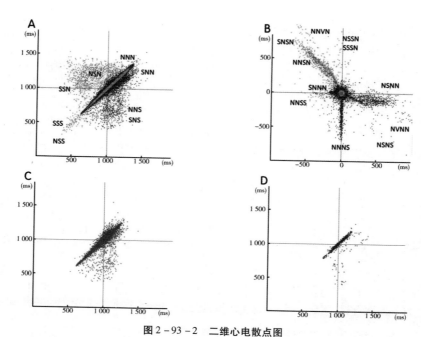

图 2 - 93 - 2 二维心电散点图

A:全程 Lorenz 散点图;B:全程差值散点图;C:全程 Lorenz 散点图(CRBBB 心搏);

D:全程 Lorenz 散点图(交界性自主心律)

动态心电图诊断(图 2 - 93 - 3):基础心律为窦性心律 + 交界性自主心律合并间歇性右束支传导阻滞(平均心率为 55 bpm,最慢心率为 41 bpm,最快心率为 89 bpm,心搏总数为 77 896 个),交界性自主心搏(3325 个);频发房性早搏(987 个),呈并行心律,有成对房性早搏(23 次)、房性心动过速(19 阵)、二联律(3 阵)、三联律(1 阵);偶发室性早搏(44 个),有成对室性早搏(1 次)、室性心动过速(1 阵);心率变异性正常(SDNN 为 120,SDANN 为 102,SDNN Index 为 47,r - MSSD 为 14,三角指数为 32.5);ST - T 改变,提示心肌缺血。

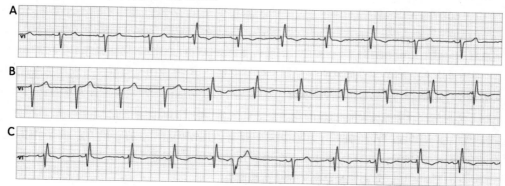

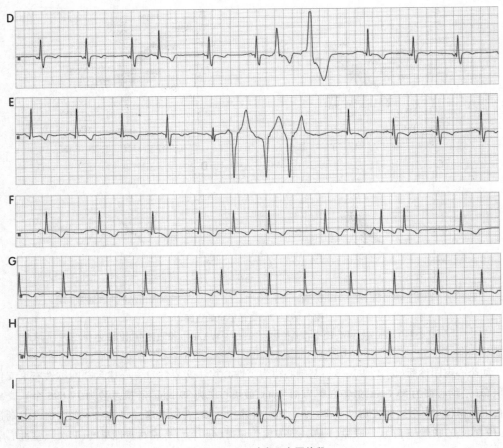

图 2-93-3 动态心电图片段

A:窦性心律合并间歇性完全性右束支传导阻滞;B:交界性自主心律伴间歇性右束支传导阻滞;C:室性早搏;
D:交界性自主心律,房性早搏,成对室性早搏;E:短暂室性心动过速;F:短暂房性心动过速;G:房性并
行心律二联律;H:房性并行心律三联律;I:窦性心律,室性早搏后转交界性自主心律伴 1:1 室房逆向传导

点评:心电散点图诊断房性并行心律较容易。本例房性并行心律 SN 周期略大于 NN 周期,几乎是节律重整的房性并行心律。偶发室性早搏也容易发现,容易漏诊的是间歇性右束支阻滞及竞争性交界性自主心律,单看散点图不容易发现。逆向技术能点到这样的片段才可能发现,但分析动态心电图不能靠运气。频率变化不明显的竞争性心律失常,瀑布图有其独到之处,P 波形态变化(房性、交界性自主心律)或 PR 间期突然变化(房室双径路、间歇性预激等)的心律失常,散点图工具无能为力,但心电瀑布图(即 P 波色谱图、T 波色谱图)的特征明显,要常规查看。

【病例 94】张某,男,49 岁。间歇性左束支传导阻滞。

时间散点图特征(图 2-94-1A、图 2-94-1B):全程图显示 NN 层略有起伏,部分时段标志为蓝色,为少量 QRS 波群形态正常时段(无左束支阻滞)。1 h 放大图及其心电瀑布图(图 2-94-1B)

显示宽(完全性左束传导支阻滞)、窄(无 CLBBB)时段交替时频率变化不大。NN 层上、下可见散在的早搏点。

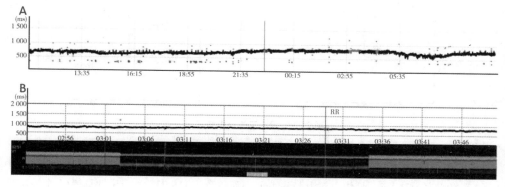

图 2 - 94 - 1　时间散点图

A:全程时间散点图;B:1 h 时间散点图及 V₁ 导联 PT 色谱图,中间时段 QRS 形态正常
(R 峰带窄,ST 带暗,T 峰带绿色,提示 QRS 窄、ST 段无移位、T 波倒置较浅),其余时段为间歇性左束支
传导阻滞(R 峰带宽,ST - T 带亮,提示 QRS 宽、ST 段抬高、T 波直立)

Lorenz 散点图特征(图 2 - 94 - 2A、图 2 - 94 - 2C):主导节律呈位置较低的短棒球拍,除偶发房性早搏、室性早搏散点,还可见成势的插入性室性早搏或交界性早搏的散点,其中 NV ≈ VN′。插入性早搏点集(NVN′)大致分布在等速线近端,VN′N 在其上方,NNV 在其右侧。QRS 波群形态正常的心搏标志为蓝色并单独显示(图 2 - 94 - 2C),其频率范围在短棒球拍状的较高位置(频率较慢时段),部分出现在早搏的代偿间期(VNN 点集)。

差值散点图特征(图 2 - 94 - 2B、图 2 - 94 - 2D):窦性心律点集(NNNN)中居原点,单发早搏及插入性早搏的特征点集四周围绕。QRS 波群形态正常的心搏(图 2 - 94 - 2D)中居原点,或出现在早搏的代偿间期(NVNN、VNNN)。

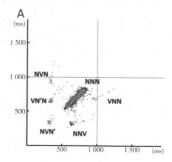

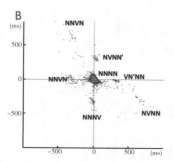

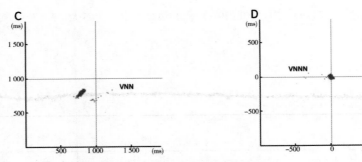

图 2 - 94 - 2　二维心电散点图

A:全程 Lorenz 散点图;B:全程差值散点图;C:全程 Lorenz 散点图(正常心搏);D:全程差值散点图(正常心搏)

动态心电图诊断(图 2 - 94 - 3):基础心律为窦性心律伴间歇性左束支传导阻滞(平均心率为 84 bpm,最慢心率为71 bpm,最快心率为 111 bpm,心搏总数为 118 737 个);房性早搏(5 个);室性早搏(64 个),部分呈插入性,有成对室性早搏(1 次);心率变异性降低(SDNN 为 59,SDANN 为 57,SDNNIndex为 14,r - MSSD 为 13,三角指数为 14.0);ST - T 改变。

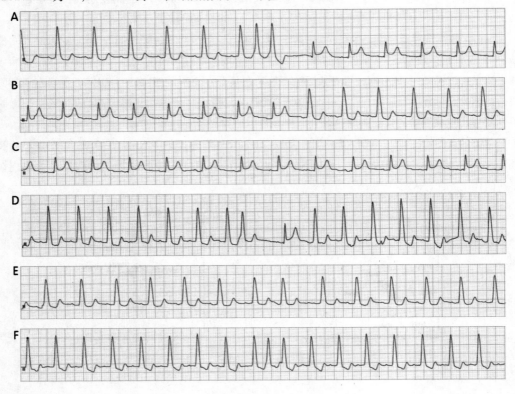

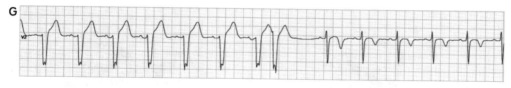

图 2 - 94 - 3　动态心电图片段

A:间歇性完全性左束支传导阻滞,成对室性早搏或交界性早搏;B:间歇性左束支传导阻滞;C:窦性心律,
CLBBB 消失;D:完全性左束支传导阻滞,室性早搏后 CLBBB 消失;E:完全性左束支传导阻滞,房性早搏;
F:插入性室性早搏或交界性早搏;G:完全性左束支传导阻滞,室性早搏后 CLBBB 消失

点评:本例窦性心律较快,偶发房性早搏、室性早搏,部分早搏呈插入性(图 2 - 94 - 3F)。插入性室性早搏的形态与窦性 P 波下传的完全性左束支传导阻滞图形十分相似,故不能完全排除插入性交界性早搏伴左束支传导阻滞。从散点图上看,VN′NN 点集左上移不明显(干扰性 PR 间期延长),差值散点图有关于 $y = -x$ 线对称的趋势,故房室 1:2 传导待排。从局部看,完全性左束支传导阻滞似乎均出现在心率较快的时段;从散点图上看,完全性左束支传导阻滞的出现与消失和频率的关系不太明显。间歇性左束支传导阻滞是神经 – 体液因素综合调节作用的结果,不能单纯用心率的依赖性解释。

【病例 95】何某,男,81 岁。插入性室性早搏。

时间散点图特征(图 2 - 95 - 1):NN 层呈窄条带,贯穿全程。部分时段 NN 层之下有绿色的 NV 层起伏不明显,与之伴行的黑色 VN 层(NN 层之上)及 VN′层(NN 层之下)随 NN 层同步起伏。

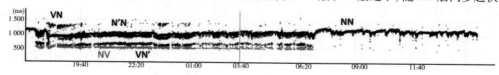

图 2 - 95 - 1　全程时间散点图

Lorenz 散点图特征(图 2 - 95 - 2A):窦性心律点集(NNN)呈扁椭圆形,位置较高,部分散点向左上分叉,是插入性室性早搏后的窦性心律点集(N′NN)。绿色的室性早搏点集(NVN)与插入性室性早搏点集(NVN′)高低错落。对应的早搏后点集分别为 VNN、VN′N,一后一前,体现代偿间期的一长一短。短长周期区另有少量紫色的房性早搏点集(NSN)。

差值散点图特征(图 2 - 95 - 2B):窦性心律点集(NNNN)中居原点,向左延伸的成分是插入性室性早搏后的窦性心律点集(N′NNN)。四周有代偿完全的单发室性早搏及少量代偿不完全性房性早搏特征点集,第Ⅱ、Ⅳ象限角分线有成势的二联律点集(VNVN、NVNV),第Ⅲ象限角分线有成势的三联律点集(VNNV)。插入性室性早搏的特征点集顺时针排列,起点集(NNNV)于 y 轴负侧,始点集(NNVN′)于 x 轴负侧,终点集(NVN′N)于 y 轴正侧右下延伸,止点集(VN′NN)于 x 轴正侧左上延伸。红色箭头(来源于 N′NV→NVN′→VN′N→N′NV 向量环)指示的特征点集是插入性早搏三联律相关的特征点集,其中三联律点集(VN′NV)分布于第Ⅳ象限角分线附近,与 NVNV 有重叠。

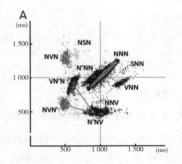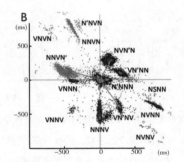

图 2 - 95 - 2　二维心电散点图

A：全程 Lorenz 散点图；B：全程差值散点图

动态心电图诊断（图 2 - 95 - 3）：基础心律为窦性心律（平均心率为 58 bpm，最慢心率为 47 bpm，最快心率为 72 bpm，心搏总数为 76 688 个）；频发室性早搏（3605 个），部分呈插入性，有室性二联律（9 阵）、室性三联律（20 阵）；偶发房性早搏（56 个），有成对房性早搏（2 次）、房性心动过速（1 阵）；心率变异性正常（SDNN 为 170，SDANN 为 109，SDNNIndex 为 105，r - MSSD 为 157，三角指数为 28.9）；ST - T 改变。

点评：代偿完全的室性早搏与插入性室性早搏的心电散点图各具特征，互不掩盖，可快速识别。相对而言，差值散点图表达得更细致，不仅可观察普通室性早搏二联律、三联律，还可以观察到插入性室性早搏二联律、三联律，还能看到插入性室性早搏引起的干扰性 PR 间期延长的量（N′NN 点集偏离 NNN 点集的程度，NNNN 右移的程度，VN′NN 左前延伸的程度）。

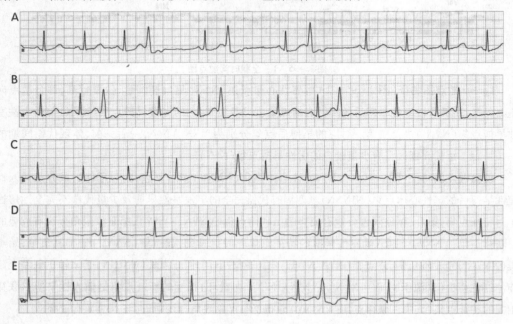

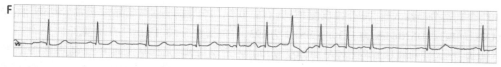

图 2 - 95 - 3　动态心电图片段

A:室性早搏二联律;B:室性早搏三联律;C:插入性室性早搏三联律;

D:成对房性早搏;E:房性早搏,插入性室性早搏;F:短暂房性心动过速,室性早搏

【病例96】闫某,女,27 岁。频发室性早搏,部分呈插入性室性早搏,部分伴反复搏动。

时间散点图特征(图 2 - 96 - 1):NN 层贯穿全程,高低起伏。01:30 后有分层现象,绿色的 NV 层水平走向,与之相伴的 VN 层(NN 层上)、VN′层(NN 层下)同步起伏。仔细分辨,紧贴 VN′层之下隐约可见一层几乎无起伏的黑色层(虚线之上)。

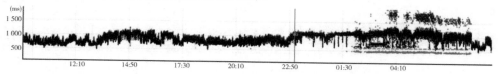

图 2 - 96 - 1　全程时间散点图

Lorenz 散点图特征(图 2 - 96 - 2A):调整刻度范围为 0 ~ 3000 ms。窦性心律点集(NNN)形态正常,位置略高。绿色的室性早搏点集(NVN)与插入性室性早搏点集(NVN)垂直分布于短长周期区,高低错落,表达了一长一短两种代偿间期。长短周期区的早搏前点集(NNV)水平分布,早搏后点集(VNN)的主轴斜率约为 0.5。插入性室性早搏后点集(VN′N)分布于短长周期区,其中有垂直成分。逆向技术显示室性早搏伴反复搏动(图 2 - 96 - 3)。室性反复搏动类似室性、房性早搏连发,故标记为 VSN(箭头指示)。

差值散点图特征(图 2 - 96 - 2B):窦性心律点集(NNNN)中居原点,代偿完全的单发室性早搏四周围绕,对称于 y = x 线分布。插入性室性早搏的特征点集顺时针分布,其中 NVN′N 点集中的垂直成分为 NVSN。

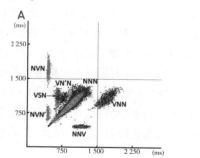
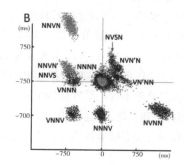

图 2 - 96 - 2　二维心电散点图

A:全程 Lorenz 散点图;B:全程差值散点图

动态心电图诊断(图 2 - 96 - 3):基础心律为窦性心律(平均心率为 68 bpm,最慢心率为 46 bpm,最快心率为 125 bpm,心搏总数为 96 739 个);偶发房性早搏(5 个);频发室性早搏

(2103 个),部分呈插入性,部分伴反复搏动,有三联律(151 阵);心率变异性正常(SDNN 为 204,SDANN 为 147,SDNNIndex 为 113,r - MSSD 为 193,三角指数为 53.1);ST - T 未见异常。

点评:插入性室性早搏与室性早搏伴反复搏并不容易分辨,尤其是逆向 P⁻ 波重叠在 T 波当中时。由于前者是干扰机制,VN′周期不固定,后者是折返机制,VS 周期相对固定,故 VSN 点集垂直分布,VN′N 点集倾斜分布,NVSN 点集垂直分布,NVN′N 点集倾斜分布。心电散点图显示两种心律失常的宏观表现,各自的特征明显,易快速识别。逆向技术简单易行,但不易停留在感性认识,应理性分析其成图机制,反复实践,才能熟练运用。

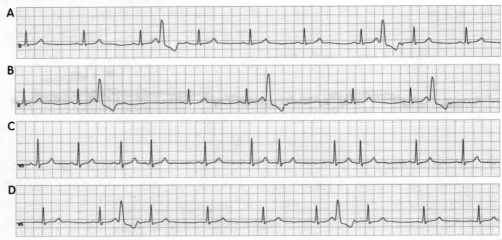

图 2 - 96 - 3　动态心电图片段

A:插入性室性早搏,室性早搏伴反复搏动;B:室性早搏三联律;C:房性早搏三联律;D:室性早搏伴反复搏动

【病例 97】李某,女,76 岁。 窦性心律 + DDD 起搏心律,三度房室传导阻滞,心房起搏功能不良,间歇性感知功能不良,心室起搏、感知功能正常。

时间散点图特征(图 2 - 97 - 1A、图 2 - 97 - 1B):粉红色的主导节律层(VP 层)高低起伏,贯穿全程,蓝色的起搏线(AVP 层)时断时续,水平分布(图 2 - 97 - 1A)。本例为三度房室传导阻滞DDD 起搏器植入术后,主导节律层为 VAT 跟踪模式所形成的 VP 层,反映的是窦性心律的变异性,相当于 NN 层(图 2 - 97 - 1B);起搏线是长周期达低限频率周期后启动房室顺序起搏形成的AVP 层,相当于 NP、PP 周期(P 代表 AVP 心搏),1.1 s 起搏线提示低限频率周期为 1.1 s(55 bpm);NN 层之下可见高低不等的早搏层(PN 层,起搏夺获层)。时间散点图上无大于 1.1 s 的长周期,提示心室的起搏感知功能正常。逆向技术显示(图 2 - 97 - 3),间断出现的长周期中可见未被跟踪的窦性 P 波,提示心房有间歇性感知功能不足;所有的心房起搏脉冲后未见心房波,提示心房起搏功能障碍。

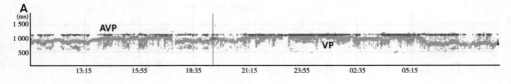

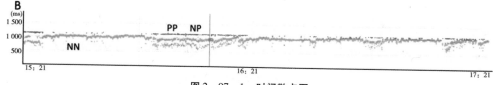

图 2 - 97 - 1　时间散点图

A：全程时间散点图；B：2 h 时间散点图(15∶21—17∶21)

Lorenz 散点图特征(图 2 - 97 - 2A)：窦性心律点集(NNN)呈棒球拍状分布于等速线,远端被曲尺状的 1.1 s 起搏线(横部 NNP、PNP,折部 NPP、PPP,竖部 NPN、PPN)截断,体现起搏器的低限频率功能。短长周期区可见主轴斜率约为 0.5 的密集散点(1 区),长短周期区亦可见成势的散点集(2 区)。逆行技术显示两部分均为 PNN 点集(起搏双夺获),其中 1 区 PN < NN,见于主导心律较慢时(图 2 - 97 - 3A),2 区 PN > NN,见于主导心律较快时(图 2 - 97 - 3B),主轴斜率理论值为 0.2。

差值散点图特征(图 2 - 97 - 2B)：总体上看,类似频发室性早搏合并二联律、三联律合并室性连发的差值散点图逆传 180°(图 2 - 97 - 5)。夹有 AV 起搏的 NN 间期等于正常 NN 间期的两倍(图 2 - 97 - 3C),该图类似代偿完全的镜像性早搏(图 2 - 97 - 6、图 2 - 97 - 7)。

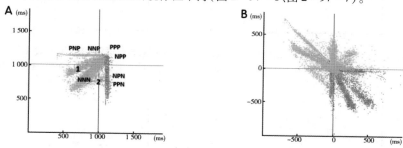

图 2 - 97 - 2　二维心电散点图

A：全程 Lorenz 散点图；B：全程差值散点图

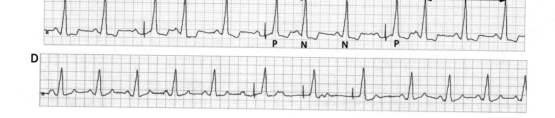

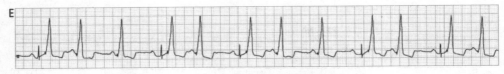

图 2 - 97 - 3   相关动态心电图片段

A:AV 起搏夺获(VAT)二联律、三联律,设 NN = x,PP = NP = b = 1.1 s,则 PN = $2x-b$,$k_{PNN} = \dfrac{dx}{d(2x-b)} = 0.5$;

B:AV 起搏夺获(VAT)相交替,PN = $5x-3b$,$k_{PNN} = \dfrac{dx}{d(5x-3b)} = 0.2$;C:AV 起搏夺获(VAT)三联律(PNNP);

D:一过性连续 AV 起搏伴房室脱节(NPPP、PPPN);E:AV 起搏夺获(VAT)反复交替

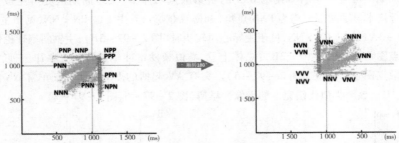

图 2 - 97 - 4   Lorenz 散点图顺转 180° 成"室性早搏二联律、三联律"的 Lorenz 散点图

按室性早搏特征点集标注各特征点集,替换图中的"V"→"P",即得本例 Lorenz 散点图各特征点集的含义

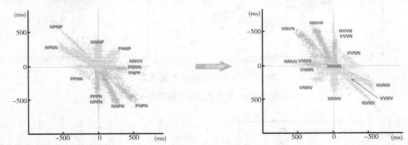

图 2 - 97 - 5   差值散点图逆转 180° 成"室性早搏二联律、三联律"的差值散点图

按室性早搏特征点集标注各特征点集,替换图中的"V"→"P",即可得本例差值散点图各特征点集的含义

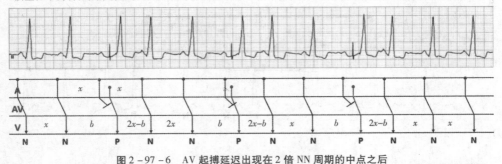

图 2 - 97 - 6   AV 起搏延迟出现在 2 倍 NN 周期的中点之后

由于 VAT 跟踪模式体现的是正常窦性 P 波的节律特征,故标记为 N,AV 起搏延迟出现,相当于逸搏起搏,标记为 P

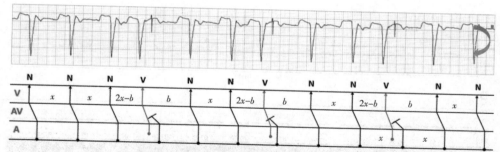

图2-97-7 水平翻转图2-97-6的心电图及梯形图

AV起搏"P"秒变"室性早搏"(提前出现,代偿完全),双腔起搏器间歇性感知功能不良
的差值散点图逆转180°就变成了"室性早搏二联律、三联律合并室性早搏连发"的差值散点图,
类比标注熟悉的散点图,就可以了解未知的散点图结构

点评:美敦力双腔起搏器间歇性感知功能不良,间歇性启动AV起搏(DDD起搏)。时间散点图只能看到低限频率间期及起搏器依赖程度,更多的节律信息隐藏在Lorenz散点图与差值散点图中。这种规律性极强的心电散点图虽然陌生,但稍做旋转便是熟悉的"早搏"散点图,这是由于散点图提取了动态心电图的节律信息,忽略了形态信息,更不涉及房室关系,所以随意翻转体表心电图,就会发现逸搏(起搏)"秒变"早搏。逸搏的Lorenz散点图与差值散点图就是早搏差值散点图翻转,而早搏的散点图结构是类比标注翻转的散点图,可以破解未知的逸搏(起搏)散点图含义。

类比分析法的步骤:①水平翻转体表心电图,"逸搏"秒变"早搏",且"早搏"代偿完全,符合室性早搏散点图特点。②Lorenz散点图顺时针旋转180°,差值散点图逆时针旋转180°,对照室性早搏的散点图,按室性早搏标注各特征点集名称。③转回原图,替换名称(以"P"代"V",P为起搏逸搏,也可以是交界性逸搏、室性逸搏等)。

【病例98】王某,女,80岁。**窦性心律+希氏束旁起搏心律(DVI工作方式)**。

时间散点图特征(图2-98-1):相对致密的NN层(黑色)起伏在绝对固定的起搏线(PP层及NP层,粉色显示)之下(图2-98-1A、图2-98-1B、图2-98-1C),半小时及20 min放大图较清晰。逆向技术显示PP层为1000 ms,NP层为910 ms,NN层之下有时可见略有起伏的NS层(紫色),NP层之下有时可见起伏的SN层。1 h瀑布图显示P峰带时断时续,有P峰带时段为自身心律(窦性心律),显示PR间期延长(约240 ms),提示一度房室传导阻滞;无P峰带时段为起搏器工作,可见起搏信号与R峰带间距固定(HR≈50 ms),可以粗略地认为HV间期约为50 ms(本例为希氏束旁起搏)。

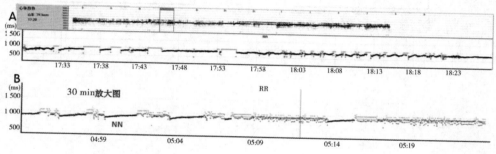

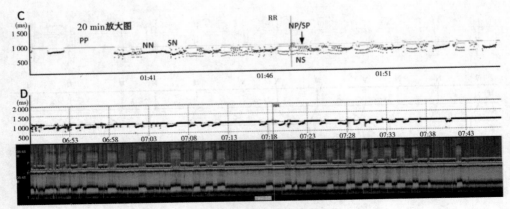

图 2 - 98 - 1　时间散点图

A:24 h 时间散点图及 1 h 放大图;B:30 min 时间散点图(04:54—05:24);

C:20 min 时间散点图(01:36—01:56)D:1 h 时间散点图及其瀑布图(PT 波色谱图)

Lorenz 散点特征(图 2 - 98 - 2A、图 2 - 98 - 2C、图 2 - 98 - 2D):窦性心律点集(NNN)呈短棒球拍状,分布于等速线。短长周期区的早搏点集有紫色(NSN)及绿色(NVN)两种颜色,提示少量房性早搏及室性早搏;长短周期区有相应的早搏前点集(NNV、NNS)及早搏后点集(VNN、SNN),分界不清。本例最显著的特征是主导节律被粉色的起搏线截断,其中"910NP 起搏线"呈曲尺状(横部 NNP、PNP,折部 NPP,竖部 NPN),NPP 定点处有左上延伸的特征性"融合起搏线"(NFP);"1000PP 起搏线"(PPN、PPS)仅分布于 PPP 定点之下,可见左上延伸的成分为特征性"融合起搏线"(PFP)。"融合起搏线"(NFP 与 PFP)均沿心率均等线分布,提示夹有融合波(F)的 NP、PP 间期固定(图 2 - 98 - 2C)。

差值散点图特征(图 2 - 98 - B):各特征点集互有重叠,特征不明显。可大致看到房性早搏、室性早搏及起搏心搏的组合情况。

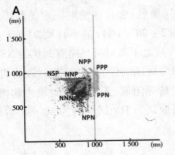

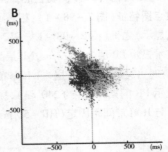

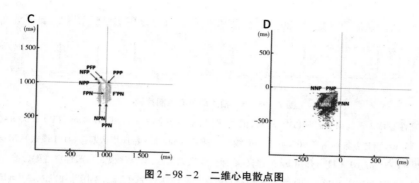

图 2-98-2　二维心电散点图

A:全心搏 Lorenz 散点图;B:全心搏差值散点图;C:起搏 Lorenz 散点图(P 居中的散点集);
D:正常 Lorenz 散点图(N 居中的散点集)

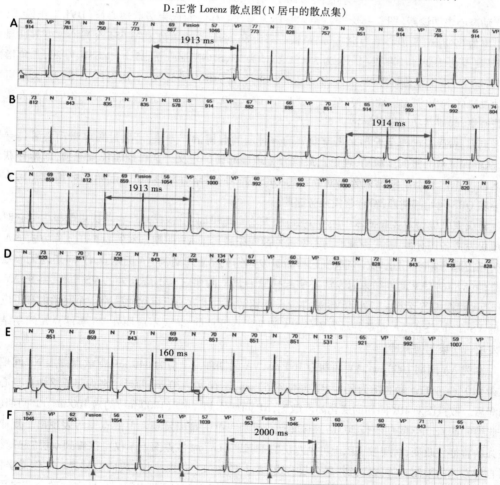

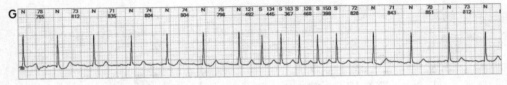

图2-98-3　相关动态心电图片段

A:窦性心律+希氏束旁起搏(DVI模式,记为"P"),室性融合波(F),NF<914 ms,FP>1000 ms,

NF+FP=1914 ms,NFP点集约沿0.96 s心率均等线分布;B:窦性心律+希氏束旁起搏(DVI模式),NP=914 ms,

PP=1000 ms,NF+FP=1914 ms;C:窦性心律+希氏束旁起搏(DVI模式),假性室性融合波,

备用脉冲发放NN+NP=1913 ms;D:室性早搏;E:房性早搏,假性室性融合波,备用脉冲发放,AV=160 ms;

F:真性室性融合波(箭头所示),无备用脉冲发放;G:短暂房性心动过速

动态心电图诊断(图2-98-3):基础心律为窦性心律+希氏束旁起搏心律(DVI工作模式,平均心率为69 bpm,最慢心率为58 bpm,最快心率为86 bpm,心搏总数为93 654个);心率变异性显著降低(24 h心率变异性参数SDNN为34,SDANN为23,SDNNIndex为25,r-MSSD为20,三角指数为13.8);一度房室传导阻滞;偶发房性早搏(408个),房性早搏连发,有成对性早搏(29次)、房性心动过速(6阵);偶发室性早搏(41个);ST-T改变;可见假性室性融合波后心室备用脉冲发放未夺获心室;起搏器功能未见异常。

点评:希氏束起搏是近年来飞速发展的一种新的起搏治疗方法,可通过顺序激动心脏传导系统,从而保证双心室同步激动,理论上最符合生理性起搏的定义。选择性希氏束起搏,起搏夺获的QRS波群正常形态。希氏束旁起搏夺获的QRS波群形态略有畸形(QRS起始部有预激波),本例Ⅲ导联QRS起始部钝挫,符合希氏束旁起搏。

希氏束电极为双腔起搏器中的"心房电极",心室电极固定在右心室,在希氏束电极失夺获时心室电极发放备用脉冲,希氏束脉冲与心室脉冲的间距相当于AV间期。本例为DVI工作方式,AA间期为当前起搏频率间期,希氏束电极起搏后触发起搏的AV间期及AA间期。AV间期内无心室感知事件(VS)时,AV间期结束时发放心室起搏脉冲,AV间期内有不应期外的VS事件,终止AV间期。VA间期内若无不应期外的VS事件,AA间期结束时发放希氏束起搏脉冲,VA间期内有不应期外的VS事件,终止AA间期并触发新的VA间期。在此期间,若无不应期外VS事件,VA间期结束时发放希氏束起搏脉冲。

本例AA间期1000 ms,AV间期为160 ms,VA间期理论上应为840 ms,但散点图上NP间期多数在910 ms左右。瀑布图为显示HR间期约50 ms,还有20~30 ms的延迟则为起搏感知自身心搏的滞后。散点图对RR间期的变化高度敏感,NP间期比PP间期(1000 ms)约短100 ms、FP间期(融合起搏间期)比PP间期约长50 ms,相差极少,目测心电图难以发现。但散点图却表现出了规律性极强的特征性改变,时间散点图上可见双层"起搏线",Lorenz散点图上不仅可以看到双层"起搏线"对自身心律的限制,还可以看到"融合起搏线"左上延伸(FP作纵坐标)或向右越界(FP作横坐标)约50 ms,提示真、假室性融合波夹在绝对固定的PP间期或NP间期中间。真性室性融合波之后无心室备用脉冲发放,提示自身心搏被心室电极感知;假性室性融合波后有心室备用脉冲发放,提示自身心搏未被心室电极感知,处于心房后心室空白期,备用心室脉冲未夺获心室,是由于此脉冲处于自身心搏的生理不应期内。全程未见心室脉冲夺获,表明本例希氏旁起搏均夺获成功。

起搏器心电图相对复杂,希氏束起搏心电图由于与自身心搏形态类似或完全一样,如果起搏信号较小,就容易漏诊。散点图却规律极强,牢记典型病例的散点图特征,会及时修正临床诊断思路,通过详细询问病史、仔细分析心电图,往往能发现真相。

本例与 VVI 起搏器伴滞后功能的散点图鉴别要点:VVI 起搏的 Lorenz 散点图双层"起搏线"呈对称的曲尺状,由低限频率周期(PP)与滞后频率周期(NP)形成,且 NP > PP。DVI 希氏束旁起搏的 Lorenz 散点图中的双层"起搏线"不对称,是 PP 周期(相当于 AA 周期)与 NP 周期(相当于 VA 周期)形成,且 NP < PP。

由于心电散点图丢失了形态信息,不能显示房室关系,而心电瀑布图有明确的 P 峰带、R 峰带及 T 峰带等,不仅暴露了房室关系,而且还可以查看 ST – T 的动态变化,了解供血情况,在起搏动态心电图中还可以看出起搏信号与 P 峰带的关系。本例 HR 间期约为 50 ms,大致等于希氏束传导时间(HV 间期)。了解起搏器的工作时刻及持续时间,可以直观地了解起搏器依赖程度。瀑布图分析还可以明确解释起搏原发病因。本例起搏工作时,P 峰带消失,无花色显示,提示一过性窦性暂停或窦房阻滞。所以,心电瀑布图是心电散点图的重要补充,尤其是在起搏动态心电图分析中要常规查看。

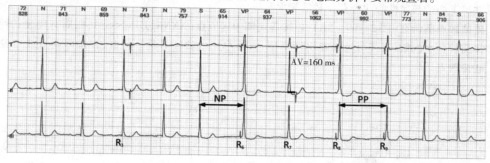

图 2 – 98 – 4 三导同步动态心电图片段

Ⅱ导联希氏束起搏信号不明,QRS 波群(R_6、R_8、R_9)起始部有预激波
(粗钝),起搏信号不明显,但Ⅲ导联起搏信号明显而预激波不明显;R_3、R_7 QRS 形态正常,其后有心室备用脉冲发放,
提示 R_3、R_7 未被起搏器感知(处于心房后心室空白期),其中重叠有希氏束起搏脉冲。测量 AV ≈ 160 ms,
PP = AA 间期 = 1000 ms,则 VA = 840 ms,HR 间期 ≈ 50 ms,NP = 914 ms,914 – 840 – 50 = 24 ms,提示起搏器感知
自身 QRS 波群有 20 ~ 30 ms 的滞后

【病例99】朱某,女,61 岁。窦性心律 + 交界性自主心律伴干扰性房室脱节;阵发性室上性心动过速(提示房内折返性心动过速 IART);偶发室性早搏,房性早搏。

时间散点图特征(图 2 – 99 – 1A、图 2 – 99 – 1B):主导节律起伏不明显,先后有 9 h 15 min(14:35—23:27、09:43—10:06)断裂下移为紫色的 SS 层;未下移的时段蓝、黑两色显示,蓝色时段 PR 间期不固定,为交界性自主心律,黑色时段 PR 间期固定,为窦性心律。1 h 放大图(图 2 – 99 – 1B)显示窦性心律与交界性自主心律频率接近,等频性竞争(干扰性房室脱节),相应的 P 波色谱图可见 P 峰带断断续续,反复交替。

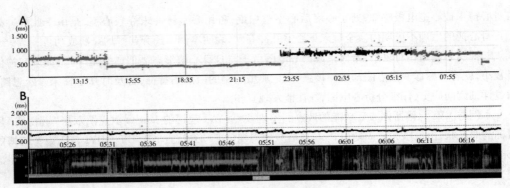

图 2-99-1 时间散点图

A:全程时间散点图;B:1 h 时间散点图及其 P 波色谱图,P 峰带时断时续

Lorenz **散点图特征**(图 2-99-2A、图 2-99-2C、图 2-99-2D):等速线上的主导心律呈"!"。远端的主导节律蓝、黑两色重叠,分别显示可见蓝色的交界性心律(图 2-99-2C)瞬时变异性较小("瘦"),窦性心律(图 2-99-2D)的总体变异性较小("短");近端的房性心动过速呈短棒状。周围可见散在的房性早搏、室性早搏散点。"!"远端可见稀疏的阻滞前点集(JJN)、后点集(JNJ),代表交界性自主心律与窦性心律夺获交替的频次。

差值散点图特征(图 2-99-2B):连续等周期中居原点(NNNN、JJJJ、SSSS),四周有代表三种主导节律交替频次的散点,还可见偶发房性早搏、室性早搏的特征点集。第 Ⅱ、Ⅳ 象限角分线可见少量二联律散点。

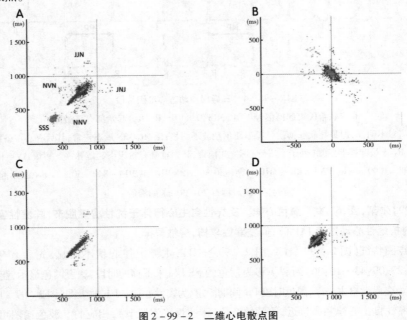

图 2-99-2 二维心电散点图

A:全程 Lorenz 散点图;B:全程差值散点图;C:全程 Lorenz 散点图(交界性心搏);D:全程 Lorenz 散点图(正常心搏)

动态心电图诊断（图 2 - 99 - 3）：基础心律为窦性心律 + 交界性自主心律 + 阵发性室上速（平均心率为 112 bpm，最慢心率为 63 bpm，最快心率为 104 bpm，心搏总数为 159 518 个）；交界性心搏（44 386 个），房性心搏（89 111 个）；心率变异性显著降低（SDNN 为 30，SDANN 为 23，SDNNIndex 为 17，r - MSSD 为 15，三角指数为 13.8）；ST - T 可见异常动态变化（提示下壁、广泛前壁心肌缺血）。

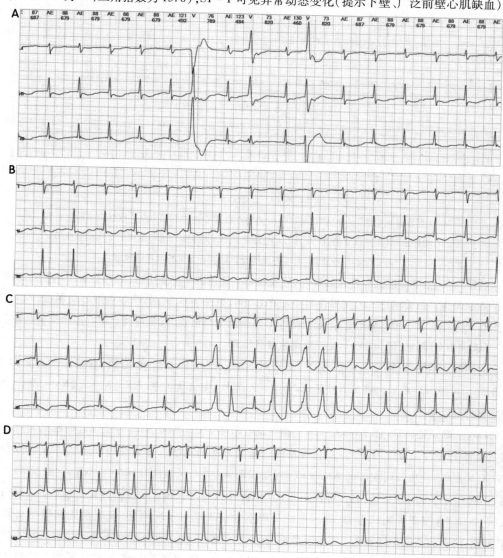

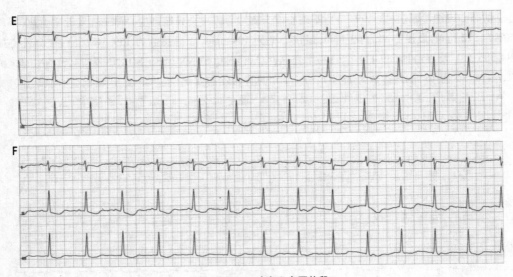

图 2 - 99 - 3　动态心电图片段

A:交界性自主心律,室性早搏二联律;B:交界性自主心律伴不完全性干扰性房室脱节;

C:心动过速起始,室性早搏;D:房性心动过速终止;E:交界性自主心律伴干扰性房室脱节

转窦性心律夺获;F:窦性心律转交界性自心律干扰性房室脱节

　　点评:本例主导心律变异性显著降低,阵发性室上速持续 9 个多小时,三种散点图从不同侧面一目了然地表达了相关信息。但交界性自主心律伴干扰性房室脱节,单看散点图容易漏诊。心电瀑布图有效弥补了散点图忽略形态信息的缺陷,P 峰的消失与出现,就是两种自主心律的交替过程。

　　【病例 100】阴某,男,41 岁。文氏型房室传导阻滞。

　　时间散点图特征(图 2 - 100 - 1A):全程时间散点图相对致密,有毛刺,有昼低夜高之调节。22 时之后可见分层现象,高(N. N)、低(NN)层同步起伏,无倍数关系(NN < N. N < 2NN),符合文氏型房室传导阻滞。

　　Lorenz 散点图特征(图 2 - 100 - 1B):调整刻度范围为 0 ~ 3000 ms。等速线近端致密的短棒状 NNN 点集为窦性心律 1:1 下传心室,等速线远端上方的稀疏散点为窦性心律连续 2:1 下传心室(N. N. N 点集)。短长周期区的 NN. N 点集(阻滞前点集)与长短周期区的 N. NN 点集(阻滞后点集)不对称分布于等速线的两边,符合文氏型房室传导阻滞的 Lorenz 散点图特征。连续 2:1 阻滞点集(N. N. N)分布于等速线上方,提示连续长周期中前周期短于后周期,说明前周期短于 2 倍的 PP 周期,两者的差值正好是文氏周期中最长 PR 间期与最短 PR 间期的差值。本例窦性心律点集远端向短长周期区膨出,逆向技术发现均为阻滞前减速点。仔细测量发现,本例文氏周期的特点是 PP 间期及 PR 延长量均逐渐延长,即阻滞发生在心率减慢过程中,总体上表现为 RR 间期渐长骤长,与常见的文氏周期渐短骤长不同,可能是迷走神经性二度房室传导阻滞。从散点图中看连发长周期并不多,而且长周期均出现在夜间(时间散点图显示)。

差值散点图特征(图2-100-1C):调整刻度范围为0~1500 ms。依向量平移法,按先后顺序连接相邻的 Lorenz 散点,平移到差值散点图中(起点移至坐标原点),终点指向相应的差值散点,即 NNN→NN.N 得差值散点集落 NNN.N,(向量运算 NN.N - NNN = NNN.N);同理可以得到其他差值散集落,其中短周期夹长周期的散点集命名为 NNN.N(阻滞前点集)、NN.NN(阻滞点集)、N.NNN(阻滞后点集)三个点集分别分布于 y 轴正侧、第Ⅳ象限角分线、x 轴负侧;长周期夹短周期的三个差值散点集分别命名为 N.N.NN(夺获前点集)、N.NN.N(夺获点集)、NN.N.N(夺获后点集)三个点集分别分布于 y 轴负侧、第Ⅱ象限角分线、x 轴正侧。差值散点图上的夺获前、后点集分别偏离纵轴负侧向右,偏离横轴正侧向上,亦代表文氏周期最长 PR 间期与最短 PR 间期的差值。

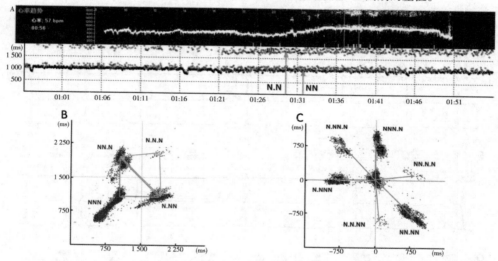

图2-100-1　二维心电散点图

A:全程间散点图(上)及1 h 时间散点图(下);B:全程 Lorenz 散点图;C:全程差值散点图

动态心电图诊断(图2-100-2):基础心律为窦性心律合并文氏型房室传导阻滞,最慢心率、平均心率、心率变异性均正常;偶发室性早搏(8 个);ST-T 未见异常动态变化。

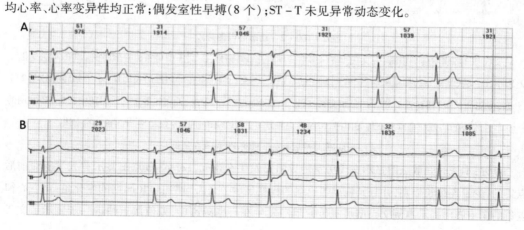

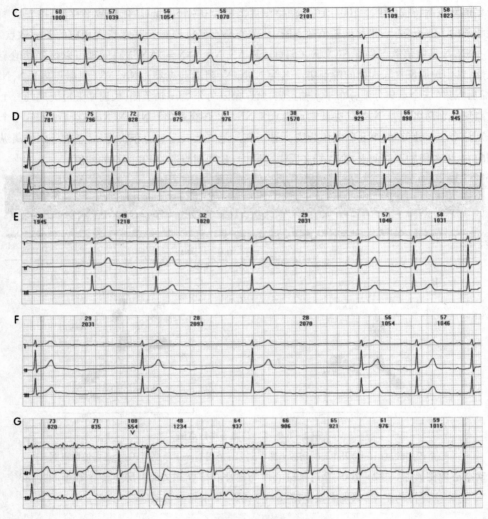

图2-100-2　动态心电图片段

A:文氏型3:2房室传导阻滞;B:文氏型5:4房室传导阻滞,PP渐慢;C:文氏型房室传导阻滞前后PR间期变化差别小;D:文氏型房室传导阻滞前后PR间期变化差别大;E:文氏型房室传导阻滞后长周期(小于PP间期)与2:1房室传导阻滞长短周期(等于PP间期)相交替,所得N.N.N点集偏离等速,偏离量等于文氏周期中长短PR间期的差值;F:连续2:1房室传导阻滞,N.N.N点集分布于等速线;G:偶发室性早搏,早搏前心室率快,PR期短,早搏后心室率减慢,PR间期在延长

点评:本例时间散点图显示文氏房室传导阻滞发生在夜间,Lorenz散点图显示有大量阻滞前后点集的,少量连续长周期,并且其偏离等速线的程度显示了文氏周期中PR间期的变化量,窦性心律点集的向上膨出提示本例文氏型房室传导阻滞发生在心率减速中;差值散点图进一步显示了文氏

型房室传导阻滞中各种长短周期的排列组合情况,为留图分析提供了极大方便。总体提示本例文氏型房室传导阻滞可能是迷走神经活性增强。

【病例101】海某,男,23 岁。频发室性早搏伴文氏型传出阻滞。

时间散点图特征(图 2 - 101 - 1):NN 层高低起伏,约 01:00—06:30 时突然分裂为高位的 VN 层与低位的 NV、VV 层(绿色),NN 层几近消失,提示长时间的二联律及反复作性短暂室性心动过速。总体上看,NV 层、VV 层基本水平走向,可能为折返性早搏。

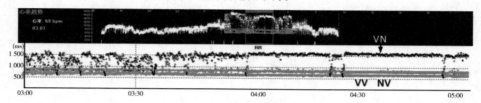

图 2 - 101 - 1 时间散点图

Lorenz 散点图特征(图 2 - 101 - 2A):窦性心律点集(NNN)呈棒球拍状,纵行分布于等速线,位置、形态正常。绿色的 NVN、VVN 交织在一起,总体上垂直分布,但水平范围宽,提示早搏联律间期并不固定。绿色的 NVV 点集较局限,分布于棒球拍中部稍下(联律间期接近主导心律的平均频率周期),室性心律点集(VVV)分布于 NVV 左上,向等速以上延伸,提示短暂室性心动过速中有大量的短长周期(VV 周期渐长)。长短周期区可见密集的二联律点集(VNV),大致水平分布。主轴斜率为 0.5 的早搏后点集(VNN)很稀疏。

差值散点图特征(图 2 - 101 - 2B):窦性心律点集(NNNN)中居原点,NVVV 左移至横轴之上,表明 NV > VV,且 VV 周期渐长。NNNV 分布于 y 轴负侧,NNVN 分布于第 Ⅱ 象限,主轴斜率约为 -2,NVNN 基本缺如,表明本例室性早搏总是以二联律或短暂室性心动过速的形式出现,罕见单个室性早搏。第 Ⅳ 象限有密集的二联律点集(NVNV),几乎均分布在 $y = -x$ 线之上(虚线之上),提示相邻的 NV 渐长。VNVN 点集分布于第 Ⅱ 象限虚线之下。绿色的 NNVV、VNVV 重叠交织在一起,水平分布于 x 轴负侧之下;VVVN 点集垂直分布于 y 轴正侧之右,再次表明 VV 周期渐长;NVVN 点集垂直分布于第 Ⅱ 象限,与 NNVN 点集有重叠。

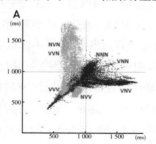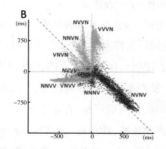

图 2 - 101 - 2 二维心电散点图

A:Lorenz 散点图;B:差值散点图

动态心电图诊断（图2-101-3）：基础心律为窦性心律（平均心率为72 bpm，最慢心率为49 bpm，最快心率为151 bpm，心搏总数为74 066个），心率变异性正常（SDNN为145，SDANN为119，SDNNIndex为77，r-MSSD为30，pNN50为9）；偶发房性早搏（9个）；频发室性早搏（15 072个），有二联律（133阵）、三联律（85阵）、成对室性早搏（696次）、室上心动过速（3353阵）；ST-T未见异常。

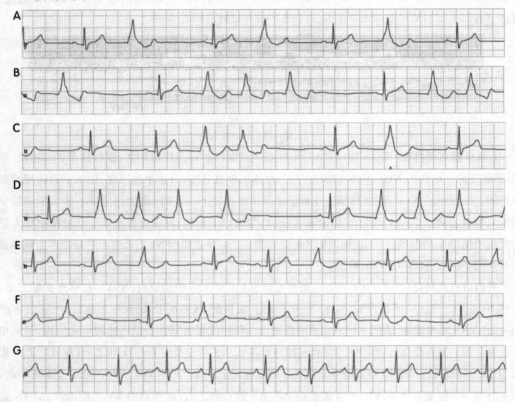

图2-101-3　动态心电图片段

A:室性早搏二联律；B:短暂室性心动过速；C:单发室性早搏，成对室性早搏；D:短暂室性

心动过速反复发作；E:室性早搏三联律；F:联律间期不等的频发室性早搏；G:偶发房性早搏

点评:本例频发室性早搏，联律间期不相等，与并行心律容易混淆，但早搏之间没有倍数关系，是不典型并行心律吗？Lorenz散点图没有出现倒"Y"形结构，总体上看，不支持并行心律。综合分析三种散点图，发现本例几乎所有的室性早搏总是以二联律和短暂室性心动过速的形式出现，且室性早搏二联律的联律间期渐长，直至干扰一次窦性激动的下传而终止二联律，周而复始，未见联律间期渐短的二联律片段，此点亦与并行心律不同。短暂室性心动过速的VV间期也有渐长的规律。总体上看，NV层、VV层基本水平分布，NVN基本垂直分布，符合折返性早搏的特点，最可能是折返性室性早搏伴文氏型传出阻滞，短暂室性心动过速时也伴有文氏型传出阻滞。

【病例102】闫某,女,21 岁。频发室性早搏,大量插入性室性早搏三联律。

时间散点图特征(图2-102-1):NN 层高低起伏,部分时段可见低位的绿色 NV 层基本水平,与之伴行的代偿间期层紧贴其上、NN 层之下,并随之起伏,是为插入性 VN′层(红色箭头指示),1 h 放大图(下方)显示 VN′层之上的 NN 层较分散(黑色箭头指示),是插入性室性早搏引起干扰性 PR 间期延长,导致随后的 N′N 间期不同程度地缩短(图2-102-3A)。

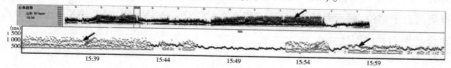

图2-102-1　时间散点图

Lorenz **散点图特征**(图2-102-2A):调整刻度范围为0~3000 ms。窦性心律点集(NNN)的高密度影呈棒球拍状,纵行分布于等速线,远端主体上移为 N′NN 点集,提示窦性心动过缓时段几乎全部插进了室性早搏。绿色的室性早搏点集(NVN′)垂直分布,与之并排的稀疏散点为 VVN 点集,正下为成势的 VVV、NVV 点集。早搏前点集(NNV)水平分布于长短周期区,早搏后点集(VNN)只见近端有散在点(红色箭头指示),提示代偿完全的室性早搏非常少。密集的插入性早搏室性早搏后(VN′N)点集分布于短长周期区。

差值散点图特征(图2-102-2B):调整刻度范围为0~1500 ms。窦性心律点集(NNNN)中居原点。箭头指示(来源于 Lorenz 散点图中的临界有向连通图)的特征点集是本例差值散点图"骨架",提示本例心律失常的主旋律为插入性室性早搏及其三联律;第Ⅳ象限密集的 VN′NV 代表插入性早搏三联律,起点集(NNNV)总体向右下移位为 N′NNV 点集;第Ⅱ、Ⅳ象限角分线有密集的二联律点集(VNVN、NVNV);x 轴负侧稍下有水平分布的 NNVV,y 轴正侧稍左有垂直分布的 NVVN,是室性早搏连发的特征点集。

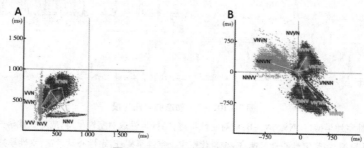

图2-102-2　二维心电散点图

A:Lorenz 散点图;B:差值散点图

动态心电图诊断(图2-102-3):基础心律为窦性心律(平均心率为88 bpm,最慢心率为53 bpm,最快心率为139 bpm,心搏总数为126 058 个);心率变异性增大(SDNN 为 203,SDANN 为 51,SDNNIndex 为 180,r-MSSD 为 139,三角指数为 19.5)。频发室性早搏(22 383 个),多数呈插入性,室性早搏连发(99 次成对,8 阵短暂性心动过速),有时呈二联律(416 阵)、三联律(1007 阵);ST-T 改变。

点评:本例中有大量插入性室性早搏三联律,少量代偿完全的室性早搏也多是以二联律、三联律的形式出现,造成了 Lorenz 散点图中的 VNN 点集(早搏后点集)与差值散点图中的 VNNN(早搏终点集)点集基本缺失。由于本例为年轻女性(18 岁)患者,心率变异性大(SDNN 为 203),加之插入性早搏引起后续 PR 间期干扰性地延长,使后续的 N'N 间期不同程度缩短,所以 N'NN 显著偏离等速线向上移位(N'N < NN),与插入性早搏后点集(VN'N)部分重叠。同理,差值散点图中 y 轴负侧的 NNNV 点集向右下移位,提示大量 N'NNV 点集存在(N'NN→NNV = N'NNV,NN − N'N > 0),是大量插入性室性早搏四联律的标志。

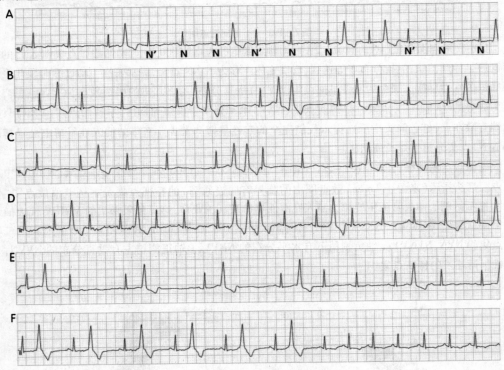

图 2 − 102 − 3　动态心电图片段

A:插入性室性早搏(N'N≤NN);B:成对室性早搏;C:插入性成对室性早搏,成对室性早搏;D:插入性室性早搏,短暂室性心动过速;E:少量代偿完全室性早搏;F:窦性心动过速,室性早搏二联律

【病例 103】何某,女,81 岁。**房性并行心律,房性早搏伴反复搏动未下传,阵发性 AVRT;偶发室性早搏。**

时间散点图特征(图 2 − 103 − 1):相对致密的 NN 层贯穿全程,部分时段可见较为分散的 SN 层(黑色)与 NS 层(紫色)分居 NN 层上、下,代偿间歇不完全,联律间期不固定,符合房性并行心律的特征。早搏层之上还可见更高的长周期层(黑色箭头指示),类似二度房室(窦房)传导阻滞、房性早搏未下传等,但逆向技术显示长周期均出现在房性早搏之后(图 2 − 103 − 3A、图 2 − 103 − 3D、图 2 − 103 − 3G、图 2 − 103 − 3I)。仔细观察发现,有"超长"代偿间期的房性早搏,其 ST 段中重叠有逆向 P⁻波,提示可能为房性反复搏动未下传(记为 S.N,加点表示长周期)。

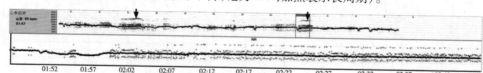

图 2 - 103 - 1　时间散点图

Lorenz 散点图特征(图 103 - 2A):窦性心律点集(NNN)呈棒球状,纵行分布于等速线。紫色的房性早搏点集(NSN)与黑色的早搏前点集(NNS)、早搏后点集(SNN)均向等速线延伸,形成特征性的倒"Y"形结构,符合房性并行心律。等速线近端可见变异性极小的房性心动过速(SSS)点集与较为分散的室性心动过速点集(VVV)。箭头指示的特征点集均是长周期周期相关的特征点集,相当于从已知点集平移而来,即 NSN→NS.N(纵坐标延长上移),SNS→S.NS、SNN→S.NN(横坐标延长右移),总体上看,NS.N、S.NS 对称于等速线分布。另外,可见少量绿色的室性早搏点集(NVN)重叠在紫色的 NSN 当中。

差值散点图特征(图 2 - 103 - 2B):连续等周期(NNNN、SSSS、VVVV)中居原点。单发房性早搏的起点集(NNNS)、始点集(NNSN)、终点集(NSNN)、止点集(SNNN)不对称于 $y = x$ 线,提示代偿间歇不完全。第Ⅲ象限有成势的三联律点集(SNNS)。第Ⅱ、Ⅳ象限有稀疏的二联律点集(VNVN、NVNV)。其余远离原点的成势点集均为长周期相关的特征点集,也可以理解为已知点集的漂移(箭头指示),即 NNSN→NNS.N(纵坐标延长上移),SNSN→S.NSN、SNNN→S.NNN(横坐标缩短左移),NSNS→NS.NS、NSNN→NS.NN(中间周期延长右下漂移),SNSN→S.NS.N(前后周期延长左上漂移)。

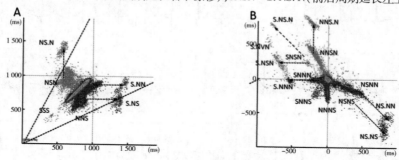

图 2 - 103 - 2　二维心电散点图

A:Lorenz 散点图;B:差值散点图

动态心电图诊断(图 2 - 108 - 3):基础心律为窦性心律(平均心率为 72 bpm,最慢心率为 60 bpm,最快心率为 98 bpm,心搏总数为 104 750 个);偶发室性早搏(89 个),有成对室性早搏(1 次)、室性心动过速(7 阵)、二联律(1 阵);频发房性早搏(3289 个),有 31 次成对房性早搏、10 阵室上性心动过速(房性心动过速 + AVRT)、38 阵二联律、46 阵三联律,部分房性早搏伴反复搏动未下传。心率变异性降低(SDNN 为 68,SDANN 为 62,SDNNIndex 为 21,r - MSSD 为 15,三角指数为 20.3);ST - T 改变。

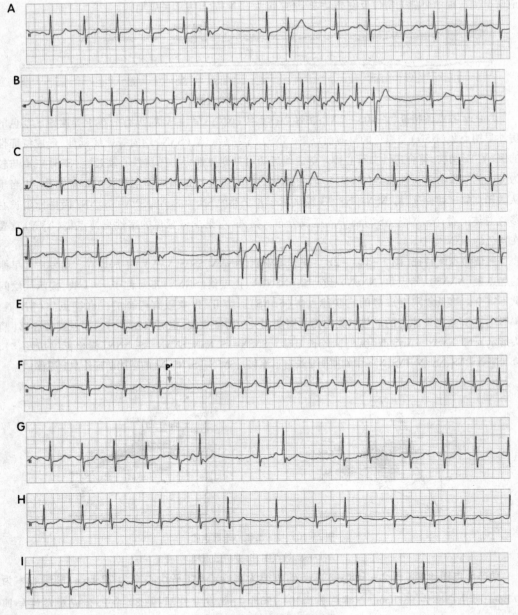

图 2 - 103 - 3 动态心电图片段

A:房性早搏,室性早搏;B:房性早诱发 AVRT,单发室性早搏终止发作;C:成对室性早搏终止 AVRT 发作;
D:房性早搏伴反复搏动未下传,短暂室性心动过速;E:成对房性早搏;F:房性早搏未下传,短暂房性心动过速;
G:普通房性早搏及房性早搏伴反复搏动未下传;H:房性早搏三联律;I:频发房性早搏,部分伴反复搏动未下传

点评:一般情况下,房性早搏代偿间歇不完全。本例部分房性早搏代偿间期"超长",时间散点

图出现类似房性早搏未下传的特点,但 Lorenz 散点图与差值散点图都不支持,逆向技术显示房性早搏伴反复搏动未下传。Lorenz 散点图还发现变异性极小的房性心律点集(SSS),逆向技术显示为房室折返性心动过速(AVRT)(图 2 - 103 - 3B、图 2 - 103 - 3C),自律性房性心动过速点集位置略高,变异性稍大。房性反复搏动未下传与房性早搏未下传的 Lorenz 散点图鉴别要点为 NS. N 位于 NSN 正上方($y = 2x$ 线之上),而 NN. N 位于 NNN 正上方($y = 2x$ 线之下),NS. N 与 S. NS 对称于等速线,张角较大(虚线以外),NN. N 与 N. NN 亦对称于等速线,但张角较小(虚线以内)。类似的散点图还见于成对房性早搏单个下传。有长周期的散点图相对复杂,但规律性也极强,只要记住经典图谱,结合作图原理,长周期相关的特征点集都可由已知点集平移而来。

【病例 104】李某,女,52 岁。频发室性、房性早搏连发。

时间散点图特征(图 2 - 104 - 1):几乎全程分层,NN 层居中、高低起伏、贯穿全程;高位的代偿间期层随 NN 层同步起伏,其中顶层为 VN 层,SN 层略低于 VN 层;低位的联律间期层有绿色 NV 层(低层、基本水平分布)、紫色的 VS 层(部分时段与 NN 层重叠,基本无起伏)。几乎所有的房性早搏均出现在室性早搏的代偿间期,故只能看到 VS 层,看不到 NS 层。

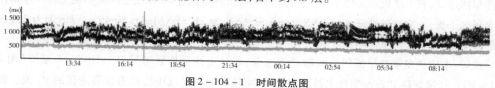

图 2 - 104 - 1　时间散点图

Lorenz 散点图特征(图 2 - 104 - 2A):窦性心律点集(NNN)呈棒球拍状,纵行分布于等速线,位置、形态正常。短长周期区的绿色的室性早搏点集(NVN)垂直分布(底端重叠有局限的 NVS 点集),紫色的 VSN 点集也基本垂直分布,表明 NV 周期、VS 周期均相对固定,提示室性、房性早搏连发可能为折返机制。长短周期区有相应的早搏前点集(NNV)水平分布,其远端重叠有水平分布的二联律点集(VNV)、SNV 点集。主轴斜率约为 0.5 的点集是室性早搏后点集(VNN),主轴斜率约大于 0.5 的点集为房性早搏后点集(SNN)。黑色箭头按序联结了室性、房性早搏连发的特征点集,红色箭头联结的是房性、室性早搏二联律前后的特征点集。

差值散点图特征(图 2 - 104 - 2B):窦性心律点集(NNNN)中居原点。单发室性早搏的起点集(NNNV)、始点集(NNVN)、终点集(NVNN)、止点集(VNNN)对称于 $y = x$ 线,表明代偿间歇完全。第 Ⅱ、Ⅳ 象限角分线为二联律点集(VNVN、NVNV),第 Ⅲ 象限角分线是三联律点集(VNNV)。黑色箭头指示房性、室性早搏连发的特征点集,其中 NNVS 水平分布于第 Ⅱ 象限,NVSN 垂直分布于第 Ⅰ 象限,均表明 NV、VS 周期相对固定,且 NV < SN;VSNN 类似 NSNN,重叠在 NVNN 近端;SNNV 类似 SNNS,偏离第 Ⅲ 象限角分线,偏向 y 轴负侧。红色箭头指示房性、室性早搏二联律相关的特征点集(SNVN、VSNV),分别偏离第 Ⅱ、Ⅳ 象限的角分线,类似并行心律性二联律的特征点集。

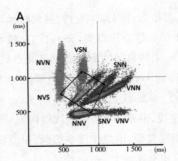

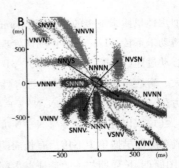

图 2 - 104 - 2　二维心电散点图
A：Lorenz 散点图；B：差值散点图

　　动态心电图诊断（图 2 - 101 - 3）：基础心律为窦性心律（平均心率为 74 bpm，最慢心率为 53 bpm，最快心率为 98 bpm，心搏总数为 107 583 个）；频发室性早搏（23 887 个），有成对室性早博（2 次）、二联律（49 阵）、三联律（1077 阵）。频发房性早搏（6958 个），多出现在室性早搏之后，呈室房性早搏连发，有 1 次成对房性早搏，偶见房性早搏未下传；室性早搏代偿间期偶见交界性逸搏伴房室交界区干扰；心率变异性降低（SDNN 为 86，SDANN 为 75，SDNNIndex 为 45，r - MSSD 为 26，三角指数为 25.7）；未见 ST - T 异常。

　　点评：本例频发室性早搏代偿间歇基本完全，部分室性早搏后可见 P′ - QRS - T 波群（图 2 - 104 - 3G），仔细观察 P′波与窦性 P 波略有差异，室性早搏的 T 波中可能重叠有逆传的 P⁻ 波。散点图显示 NV、VS 周期相对固定，提示为折返机制（P′波出现在室房逆向传导的 P⁻ 波之后，且 VS 周期相对固定）。类似的心律失常还见于室性早搏伴反复搏动、成对室性早搏等，不同的是本例 VS 周期较长，而室性反复搏动的 VS 周期较短，成对室性早搏的 VV 亦较短。如果左移本例的 VSN 点集、下移 NVS 点集，就"变成"了典型的室性反复搏动或成对室性早搏 Lorenz 散点图。差值散点图中 NNVS 向下移位，NVSN 左上移位正是室性反复搏动或成对室性早搏的差值散点图特征。

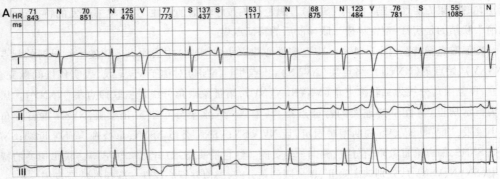

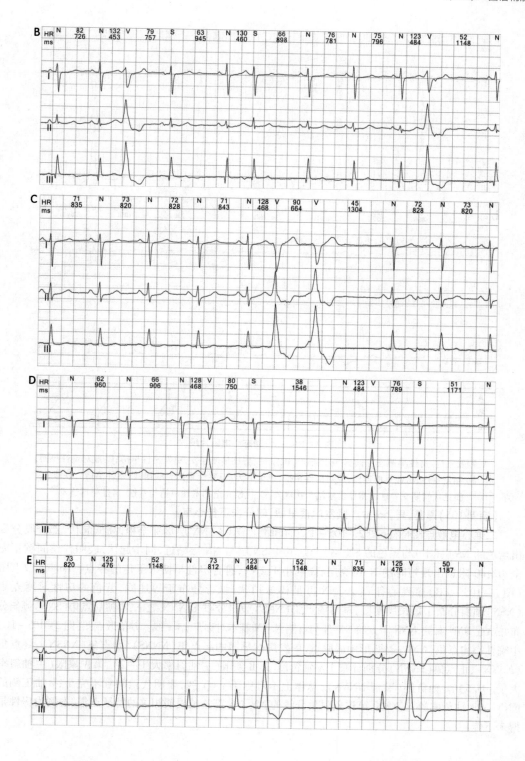

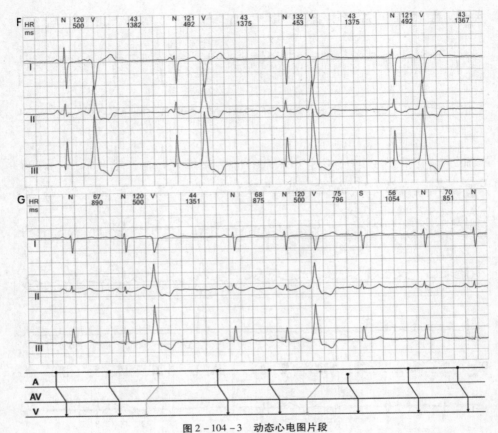

图 2 - 104 - 3　动态心电图片段

A:频发室性、房性早搏连发,成对房性早搏;B:室性、房性早搏连发,单发房性早搏;C:成对室性早搏;

D:频发室性、房性早搏连发,成对房性早搏,单个下传;E:室性早搏三联律;F:室性早搏二联律,

偶见代间期交界性逸搏伴房室结干扰现象;G:代偿完全的室性早搏与室性、房性早搏连发

【病例 105】谭某,男,56 岁。频发房性早搏,部分未下传心室。

二维心电散点图特征(图 2 - 105 - 1):时间散点图(A)NN 层贯穿全程,高低起伏,部分段分裂出紫色的 NS 层(下)与黑色的 SN 层(上),其中 SN 层与 NN 层贴近,同步起伏,表明代偿间歇不完全;02:40 附近出现短时的 N.N 高层,高度小于 2NN,符合房性早搏未下传的特点。Lorenz 散点图(图 2 - 105 - 1B)窦性心律点集(NNN)呈棒球拍状,纵行分布于等速线,紫色的房性早搏点集(NSN)倾斜分布于短长周期区,早搏前点集(NNS)倾斜分布于 NNN 之下,早搏后点集(SNN)倾斜分布并贴近 NNN 右侧,NNN 上方的 NN.N 与右侧 N.NN 基本对称于 $y = x$ 线。差值散点图(图 2 - 105 - 1C)中窦性心律点集(NNN)类圆形中居原点,单发房性早搏的起点集(NNNS)、始点集(NNSN)、终点集(NSNN)、止点集(SNNN)分别分布于 y 轴负侧、第 II 象限(主轴斜率大于 - 2)、第 IV 象限(主轴斜率大于 - 0.5)、x 轴负侧(贴近 NNNN),总体上不对称于 $y = x$ 线,表明代偿间歇不完全;y 轴正侧的 NNN.N、x 轴负侧的 N.NNN、第 IV 象限角分线的 NN.NN 都是长周期相关的特征点集,本例为房性早搏未下传。

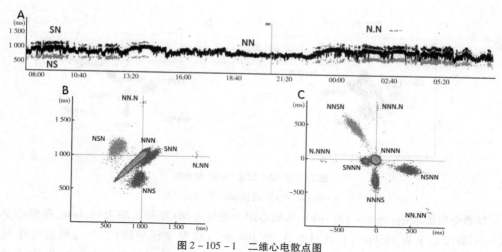

图 2 - 105 - 1 二维心电散点图

A:时间散点图;B:Lorenz 散点图;C:差值散点图

三维 Lorenz 散点图特征(图 2 - 105 - 2):xOy 面、yOz 面形态都类似二维 Lorenz 散点图,只是名称有所变动。其中二维 Lorenz 散点图的"三搏两期"名称后加"N"就是三维 Lorenz 散点图 xOy 面各特征点集的"四搏三期"名称(图 2 - 105 - 2A);前加"N"就是 yOz 面的"四搏三期"名称(图 2 - 105 - 2B)。zOx 面(图 2 - 105 - 2C)看不到中间周期(y)的特征,前(x)、后(z)周期的特征反映相隔 RR 间期的规律性。zOx 面对称于等速线($x = y = z$ 线),意味着横(x)、竖(z)坐标的互换,其中窦性心律点集(NNNN)重叠在等速线,NNNS 与 NSNN 对称分布于等速线近端,SNNN 与 NNSN 对称分布于等速线的远端并贴近 NNNN 点集,N. NNN 与 NNN. N 对称分布于等速线的最远端。此三组对称点集的高低顺序表明三类周期的次序为 NS < SN < N. N,SNNN 点集的主轴斜率大于 0. 5,是代偿间歇不完全的标志。xyz 面(图 2 - 105 - 2D)类似二维差值散点图。窦性心律点集(NNNN)中居原点,单发房性早搏的起点集(NNNS)、始点集(NNSN)、终点集(NSNN)、止点集(SNNN)分别分布于 z 轴负侧、$zO - y$ 区、$yO - x$ 区、x 轴正侧(贴近 NNNN),总体上不对称于 $xO - z$ 区的角分线,表明代偿间歇不完全。长周期相关的特征点集 N. NNN、NN. NN、NNN. N 分别分布于 x、y、z 轴正侧(两值相等守边疆),是房性早搏未下传的特征。

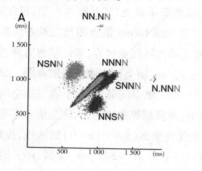

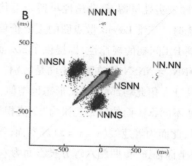

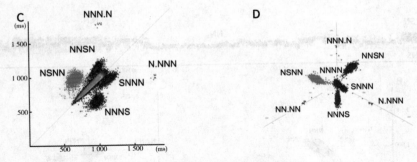

图 2 – 105 – 2   三维 Lorenz 散点图

A:xOy 面;B:yOz 面;C:zOx 面;D:xyz 面

动态心电图诊断(图 2 – 105 – 3):基础心律为窦性心律(平均心率为 68 bpm,最慢心率为 54 bpm,最快心率为 98 bpm,心搏总数为 99 104 个);偶发室性早搏(2 个);频发房性早搏 (2326 个);心率变异性降低(SDNN 为 89,SDANN 为 75,SDNNIndex 为 44,r – MSSD 为 18,三角指数 为 28.2);ST – T 未见异常。

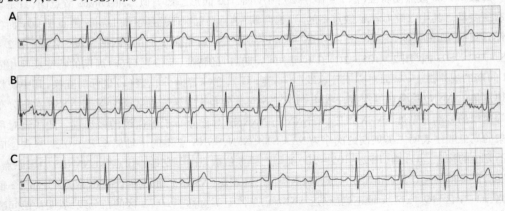

图 2 – 105 – 3   动态心电图片段

A:房性早搏;B:室性早搏;C:房性早搏未下传

点评:频发房性早搏,部分房性早搏未下传,病例虽然简单常见,却是经典图谱,包含的知识点 亦深刻而普遍。三维 Lorenz 散点图的重要价值是整合了二维 Lorenz 散点图与二维差值散点图,还 提供了相隔 RR 间期的规律性,即提供了 zOx 面,此面的最大特征是对称,房性早搏对称,室性早搏 也对称,SNNN 与 NNSN 的位置与走向是区别二者的关键;xyz 面类似二维差值散点图,二维差值散 点图中的特征点集此均能看到,形态也类似,只是一个是二维空间显示,一个在三维空间演绎,区 位描述有所不同;xyz 面的分布规律为"三值相等居正中,两值相等守边疆,六区三值各不等,大小排 序看名称",此面为等速线($x = y = z$)观察面,等速线是此观察面($x + y + z = 0$)的法线,投影在中心 原点,三个坐标轴正、负两侧六等分投影面为六区,即 $xO – y$ 区、$xO – z$ 区、$yO – x$ 区、$yO – z$ 区、$zO – x$ 区、$zO – y$ 区,此六区的散点特征分别为 $x > z > y$、$x > y > z$、$y > z > x$、$y > x > z$、$z > y > x$、$z > x > y$,即此六区的极大值、极小值就是区位名称中的正轴与负轴名称,中间值不出现在区位名称中,故看清区位名称,就可知道区位点的坐标值大小排序。如 NSNN 分布于 $yO-x$ 区,意味着 SN > NN > NS,其余类似。"两值相等守边疆"表示坐标轴上的点有两值相等,其中正轴的值最大,负轴的值最小,如分布于 y 轴正侧的 NN.NN 点集,有 $y > x = z$ 的特征,即 y 值(N.N)最大;NNNS 分布于 z 轴负侧,有 $z < x = y$ 的特征,即 z 值(NS)最小。

　　掌握了房性早搏散点图特征,自然就能推理出室性早搏的散点图特征,了解了房性早搏未下传,自然会想到二度房室、窦房传导阻滞等类似的心律失常散点图表现。三维 Lorenz 散点图虽然是"新生事物",但有二维 Lorenz 散点图的基础,三维散点图的解析就有了切入点,只要反复实践、勤于思考、及时总结,必能融会贯通。

　　【病例 106】杨某,女,58 岁。**窦性心律,频发室性早搏,部分呈插入性,有时呈二联律、三联律。**

　　时间散点图特征(图 2 - 106 - 1):致密的 NN 层贯穿全程,高低起伏,部分时段分裂为三层,下有绿色的 NV 层基本水平走行,上有伴行的 VN 层随 NN 层同步起伏,三层等间距,符合频发室性早搏代偿间歇完全的特征。仔细观察发现,NV 层与 NN 层之间隐约可见一层黑色的 VN′层(红色箭头指示),亦随 NN 层同步起伏,NN 与 VN′高度差约为 NV 层的高度,符合插入性室性早搏无代偿间歇的特征。

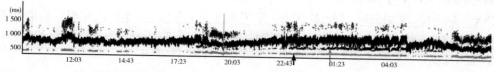

图 2 - 106 - 1　时间散点图

　　三维 Lorenz 散点图特征(图 2 - 106 - 3):xOy 面(图 2 - 106 - 3A):三维 Lorenz 散点图(四搏三期点)的 xOy 投影面相当于二维 Lorenz 散点图(三搏两期点),可以在二维 Lorenz 散点图(图 2 - 106 - 2)的基础上理解三维 Lorenz 散点图。窦性心律点集(NNNN)呈棒球拍状,纵行分布于等速线,其中重叠有早搏起点集(NNNV),相当于二维 Lorenz 散点图(图 2 - 106 - 3B)中的 NNN 点集后加 N 或 V,变成了四搏三期点 NNNN、NNNV,其余特征点集类似。短长周期区的绿色早搏点集(NVN)垂直分布,在三维图中可以是 NVNN(早搏始点集)或 NVNV(二联律点集)两种成分;低位的绿色插入性早搏点集(NVN′)在三维图中则为插入性早搏终点集(NVN′N),稍做旋转就能确定有无 NVN′V 成分。短长周期区还有倾斜分布的早搏后点集(VN′N),三维点集则为 VN′NN(插入性早搏止点集);长短周期区的早搏前点集(NNV)的三维点集为早搏始点集(NNVN),早搏后点集(VNN)为早搏止点集(VNNN)或三联律点集(VNNV),二联律点集(VNV)的三维点为 VNVN 点集。

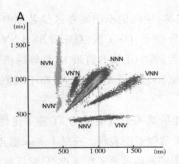
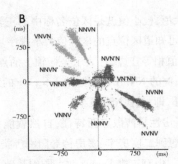

图 2 – 106 – 2　二维心电散点图

A：Lorenz 散点图；B：差值散点图

yOz 面（图 2 – 106 – 3B）：与 *xOy* 面形态完全一样，只是散点名称有所变动，相当于二维 Lorenz 散点图相应的特征点集前加 N、V 心搏。

zOx 面（图 2 – 106 – 3D）：*y* 轴垂直于观察者，中间 RR 间期无法观察，只能观察相隔 RR 间期的规律性。此观察面的最大特征是对称于空间等速线。等速线上的特征点集主要有窦性心律点集（NNNN），近端有绿色的 NVNV（二联律点集），远端有黑色的 VNVN 点集（部分重叠在 NNNN 中）。等速线两侧的 NNVN 与 VNNN 基本对称分布，主轴斜率分别约为 2、0.5，位置略低的 NNVN′与 VN′NN 亦基本对称，倾斜分布。绿色的 NVNN 与 NVN′N 基本垂直分布于短长周期区，长短周期区的对称成分为 NNNV，不对称的成分为三联律点集（VNNV）。由于本例无成对室性早搏（NVVN），故 VNNV 无对称成分。

xyz 面（图 2 – 106 – 3C）：沿等速线（*x* = *y* = *z*）俯视，相当于三维散点图投影在 *x* + *y* + *z* = 0 面。此投影面上，等速线投影在原点，连续等周期的点均分布于坐标原点，连续三个 RR 只要有变化，就会跳出原点，变化越大，跳出越远，所以此投影面是观察相邻 RR 间期变异程度的最佳窗口，相当于二维差值散点图（图 2 – 106 – 2B）。窦性心律点集（NNNN）中居原点，四周是早搏相关的特征点集。其中单发室性早搏事件的起点集（NNNV）、始点集（NNVN）、终点集（NVNN）、止点集（VNNN）分别分布于 *z* 轴负侧、*zO* – *y* 区（垂直于 *x* 轴）、*yO* – *x* 区（垂直于 *z* 轴）、*x* 轴正侧；二联律事件的 NVNV、VNVN 分别分布在 *y* 轴正、负两侧；三联律点集（VNNV）分布于 *xO* – *z* 区的角分线。插入性室性早搏事件的起点集（NNNV）、始点集（NNVN′）、终点集（NVN′N）、止点集（VN′NN）分别分布于 *z* 轴负侧、*xO* – *y* 区、*zO* – *x* 区、*x* 轴负侧（延伸至 *zO* – *x* 区）。

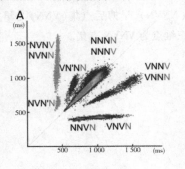
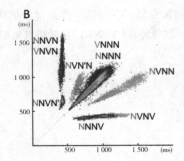

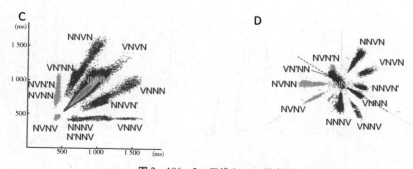

图 2 - 106 - 3 三维 Lorenz 散点图

A:xOy 面;B:yOz 面;C:zOx 面;D:xyz 面(等速线观察面)

动态心电图诊断(图 2 - 106 - 3):基础节律为窦性心律(平均心率为 72 bpm,最慢心率为 52 bpm,最快心率为 115 bpm,心搏总数为 104 437 个);频发室性早搏(5192 个),有二联律 (137 阵)、三联律(50 阵),部分呈插入性室性早搏(夜间较多);偶发房性早搏(9 个);心率变异性正常(SDNN 为 108,SDANN 为 97,SDNNIndex 为 57,r – MSSD 为 25,三角指数为 29.2)。

点评:频发室性早搏早合并二联律、三联律是常见病例,插入性室性早搏也相对常见,二者的散点图各具特征,互不掩盖;如果同时出现在同一病例中,不论是二维散点图,还是三维散点图,均较单独出现时稍复杂。相对而言,三维 Lorenz 散点图由于有多个观察面,节律特征一览无遗,它不仅包含了二维 Lorenz 散点图与二维差值散点图的所有内容,还提供了新的视野 xOz 投影面,为研究相隔 RR 间期的规律性提供了方便。xOy 投影面、yOz 投影面的分析技巧是在二维 Lorenz 散点图的基础上"后加心搏"与"前加心搏",变"三搏两期点"为"四搏三期点",进而破解各特征点集的含义。xOz 投影面的分析技巧是抓住对称的特征进行分析,重点寻找不对称的原因,进而把握总体节律特征;xyz 投影面相当于差值散点图,在深入了解"向量守恒定律"的基础上理性分析,典型病例的特征需要重点记忆。总之,三维 Lorenz 散点图是二维 Lorenz 散点图与二维差值散点图的升级版,掌握了三维 Lorenz 散点图,就掌握了散点图技术的核心。联合时间散点图、动态心电图的时间信息与节律信息一览无遗,再结合形态信息,可以快速处理心电图大数据。

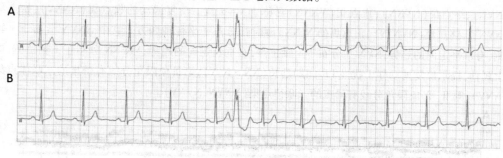

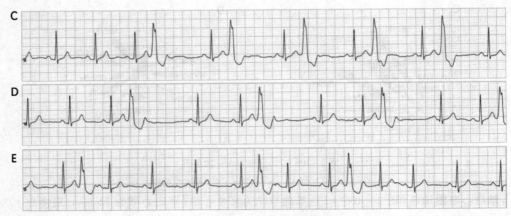

图 2-106-4　动态心电图片段

A:普通单发室性早搏(起点集 NNNV、始点集 NNVN、终点集 NVNN、止点集 VNNN);

B:插入性室性早搏(起点集 NNNV、始点集 NNVN'、终点集 NVN'N、止点集 VN'NN);C:室性早搏二联律
(NVNV、VNVN);D:室性早搏三联律(VNNV);E:插入性室性早搏三联律(VN'NV)

【病例 107】邱某,女,68 岁。频发室性早搏伴反复搏动。

二维心电散点图特征(图 2-107-1):时间散点图(图 2-107-1A)几乎全程分层,中间是贯穿全程的 NN 层,低层是绿色的 NV 层,几乎水平走向,高层是黑色的 VN 层,随 NN 层同步起伏,三层等间距,表明代偿间歇完全。隐藏绿色点集(图 2-107-1B),发现 NV 层当中重叠有黑色的 VN'层(箭头指示),此层几乎无起伏,提示 VN'层相对固定,不支持插入性室性早搏,支持反复搏动。Lorenz 散点图(图 2-107-1C)中窦性心律点集(NNN)纵行分布于等速线,部分散点向左游离(N'NN),绿色的室性早搏点集(NVN)垂直分布,重叠在等速线上的绿色散点较局限,为 NVN'点集;NVN 中重叠有蓝黑色的 VN'N 点集,也基本垂直分布,长短周期区的早搏前点集(NNV)水平分布在低位,早搏后点集(VNN)主轴斜率为 0.5 分布于高位。差值散点图(图 2-107-1D)中 NNNN 中居原点,向右膨出的成分为 N'NNN 点集(N'N < NN)。单发室性早搏的起点集(NNNV)、始点集(NNVN)、终点集(NVNN)、止点集(VNNN)对称于 y = x 线。反复搏动的起点集(NNNV)、始点集(NNVN')、终点集(NVN'N)、止点集(VN'NN)顺时针分布于坐标轴四方。其中 NNVN'分布于 x 轴负侧,有水平走向的趋势;NVN'N 分布于 y 轴正侧,有垂直走向的趋势;VN'NN 分布于 x 轴负侧,向左上延伸,提示反复搏动伴干扰性 PR 间期延长(NN > N'N),第Ⅲ象限角分线有密集的三联律点集(VNNV),第Ⅱ、Ⅳ象限角分线有稀疏的二联律点集(VNVN、NVNV)。

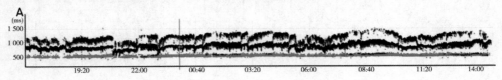

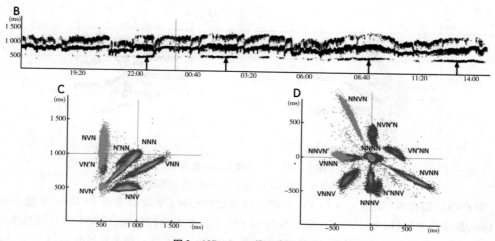

图 2 - 107 - 1　二维心电散点图

A:时间散点图(全心搏);B:时间散点图(正常心搏);C:Lorenz 散点图;D:差值散点图

三维心电散点图特征(图 2 - 107 - 2):xOy 面、yOz 面的特征参见二维 Lorenz 散点图(图 2 - 107 - 1C)。zOx 面(图 2 - 107 - 2C)中分布于等速线的主要为 NNNN 点集(向左游离的成分为 N′NNN点集),还有少量的二联律点集(NVNV、VNVN 较少),对称于等速线的特征点集主要有 VNNN 点集(主轴斜率为 0.5)与 NNNV 点集(主轴斜率为 2)对称于高位;NVNN 点集与 NVN′N 点集重叠(绿色显示)于短长周期区,垂直走向,其对称点集为 NNNV 与 N′NNV,重叠分布于长短周期区,水平走向;VN′NN 点集(蓝黑显示)亦垂直走向(与 NVNN 有重叠),其对称成分 NNNV′点集水平走向,重叠在 NNNV 点集当中;VNNV 点集亦水平分布,重叠在 NNNV 点集右侧。xyz 面展现了二维差值散点图的所有特征点集。单发室性早搏的起点集(NNNV)、始点集(NNNV)、终点集(NVNN)、止点集(VNNN)分别分布于 z 轴负侧、$zO - y$ 区角分线、$yO - x$ 区角分线、x 轴正侧,室性反复搏动的起点集(NNNV)、始点集(NNNV′)、终点集(NVN′N)、止点集(VN′NN)分别分布于 z 轴负侧(左侧游离成分为 N′NNV)、x 轴正侧(与 VNNN 基本重叠,提示 NV≈VN′)、z 轴正侧(垂直分布)、$zO - x$ 区。$xO - z$区角分线分布有大量三联律点集(VNNV)。

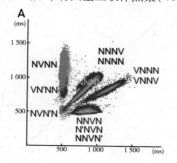

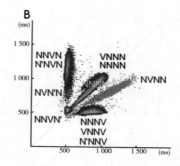

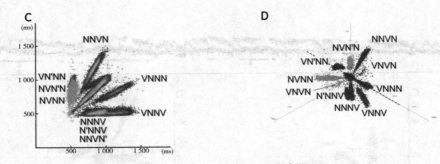

图 2 - 107 - 2   三维 Lorenz 散点图

A:xOy 面;B:yOz 面;C:zOx 面;D:xyz 面(等速线观察面)

动态心电图诊断(图 2 - 107 - 3):基础心律为窦性心律(平均心率为 73 bpm,最慢心率为 56 bpm,最快心率为 114 bpm,分析心搏总数为 97 152 个);频发室性早搏(17 451 个),部分伴室性反复搏动,有成对室性早搏(34 次)、二联律(13 阵)、三联律(1135 阵);偶发房性早搏(57 个),有成对房性早搏(4 次)、房性心动过速(1 阵);心率变异性增大(SDNN 为 204,SDANN 为 59,SDNNIndex 为 188,r - MSSD 为 77,三角指数为 30.7);ST - T 改变,提示心肌缺血。

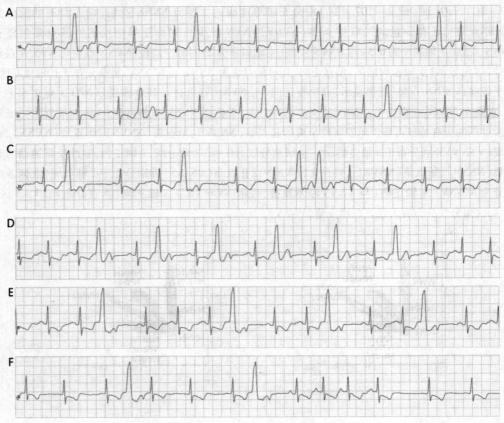

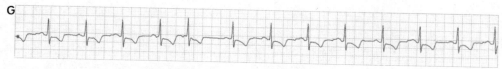

图 2 - 107 - 3　动态心电图片段

A:频发室性早搏伴室性反复搏动;B:频发室性早搏伴室性反复搏动,部分室性反复搏动未下传;

C:频发室性早搏,成对室性早搏;D:频发室性早搏二联律;E:频发室性早搏三联律;

F:频发室性早搏,短暂房性心动过速;G:偶发房性早搏

点评:插入性室性早搏与室性反复搏动的散点图非常类似,但散点图还是表现出了两种心律失常不同的电生理机制。插入性室性早搏的 VN′周期不固定,室性反复搏动的 VN′周期相对固定,二者的散点图特征总结见表 2 - 107 - 1。

表 2 - 107 - 1　插入性室性早搏与室性反复搏的散点图鉴别要点

比较	二维 Lorenz 散点图			三维 Lorenz 散点图	
	时间散点图	Lorenz 散点图	差值散点图	zOx 面	xyz 面
插入性室性早搏	VN′层随 NN 层起伏	VN′N 点集倾斜分布	NVN′N 点集倾斜分布	VN′NN 倾斜分布	NVN′N 倾斜分布
室性反复搏动	VN′层基本水平	VN′N 点集垂直分布	NVN′N 点集垂直分布	VN′NN 垂直分布	NVN′N 垂直分布

259

第三章

专题笔谈

心电瀑布图的原理及应用

景永明[1]，王智华[2]，潘运萍，孙朝阳，井艳，申继红，张芳芳，杨伟，李世锋[3]

【摘要】目的：探讨心电瀑布图的原理及临床应用。**方法**：选择与形态信息有关的异常动态心电图病例［阵发性房颤、干扰性房室脱节、ST – T 改变（变异性心绞痛）、房室传导阻滞、游走心律］，结合逆向技术分析和总结其心电瀑布图形态特征。**结果**：阵发性房颤的瀑布图特征是正常的三峰带瀑布图突然变为二峰带花色瀑布图（P峰带消失）；干扰性房室脱节的心电瀑布图特征是间断性出现 P 峰带消失而无花色表现；ST 段抬高的特征是 ST 带色谱向红色移行，ST 段压低则色谱向蓝色移行，T 波倒置色谱向蓝色移行；房室传导阻滞时 P 峰带移位；游走心律时 P 峰带色谱多变，如果 PR 间期有改变，则 P 峰带有移位。**结论**：心电瀑布图适用于分析形态信息变化的异常动态心电图，与心电散点图相互配合能快速把握动态心电图提供的形态信息、时间信息与节律信息，是快速分析动态心电图的另一高效工具。

【关键词】 动态心电图；形态信息；时间信息；节律信息；心电瀑布图；心电散点图

在分析动态心电图中，识别 P 波是分析心律失常的关键，然而所有的动态心电图分析软件都无法直接识别 P 波，从而制约了我们快速分析动态心电图的步伐，尤其是涉及 P 波形态变化、PR 间期变化、ST – T 改变、QT 间期变化的病例。凡遇此类病例，我们只好用分析常规心电图的方法来逐段分析或随机抽查，误诊漏诊在所难免。

心电瀑布图的问世，为我们快速分析涉及心电图形态信息变化的动态心电图病例提供了可能，然而许多人并不了解心电瀑布图，更谈不上应用。为此，本文详细介绍了心电瀑布图的原理，简要介绍其临床应用。

一、心电瀑布图的作图原理

心电瀑布图是宏观展示动态心电图形态信息的带状信息图，由于极似飞流直下的瀑布，故名心电瀑布图。它以 QRS 波群为中心，以 ≥RR 间期的固定步长截取心电图片段（图 3 – 1）。在 z 轴方向对齐所有的心电图片段并高度压缩（图 3 – 2），从 y 轴方向看是高低不等的心电"瀑布图"。如果以红、黄、蓝三色渐变标志心电图的波幅高度，就是彩色的心电瀑布图。分析此彩色心电瀑布图，就能得到 P – QRS – T 波群的形态信息宏观图，为快速分析涉及 P 波变化及 ST – T 改变的动态心电图

1　作者单位：450000 郑州大学第二附属医院心电图科，Email：jing – yongming@ 163. com。

2　王智华，030009 山西省太原市中心医院老年病科。

3　通讯作者：李世锋，郑州大学第二附属医院心电图科。

病例提供极大的方便。

图 3-2D 上部是实际记录的标准 II 导联正常心电瀑布图,下部是红线所对应的心电图片段。可以看到瀑布图正中间是致密的红色 R 峰带,稍上是略宽的白色 P 峰带,略下是稍宽散的白色 T 峰带。P 带之上是蓝色的 TP 带,其色谱应该是基线的色谱,是所有色带的参考色。本例 PR 带与 ST 带与 TP 带为同一色谱,表明此时段没有 PR 段与 ST 段的移位,P 带与 R 带水平分布呈平行线,表明 PR 间期固定,是正常窦性心律的标志。

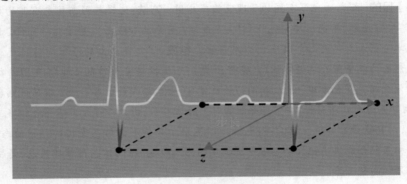

图 3-1　以红、黄、蓝三色渐变标志心电图波幅,以 QRS 为中心,以 RR 间期
为固定步长截取心电图片段,在 z 轴方向重叠所有等步长心电图片段

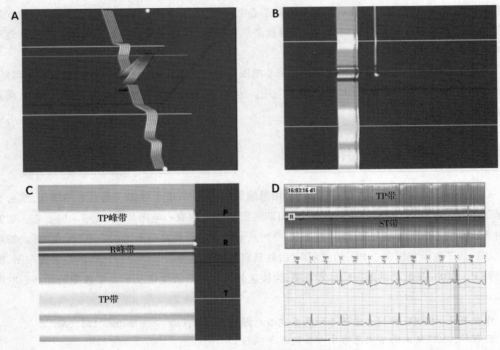

图 3-2　心电瀑布图成图过程

从心电瀑布图成图过程可以了解,此图实际上是从整体上把握动态心电图形态信息,是对心电散点图、直方图以及模版分析的重要补充,为快速分析 P 波与 T 波形态、PR 间期、QT 间期、PR 段及ST 段移位等提供了有效的方法。下面结合实际病例介绍其临床应用。

二、心电瀑布图的临床应用

1. 用于快速识别阵发性房颤

虽然时间散点图在分析阵发性房颤中有一定的优势,但超短时间的房颤(比如数分钟),时间散点图还是有可能遗漏,而瀑布图却可以很方便地找到短时程阵发性房颤的起始点与终止点。图 3 -3标红线的片段是房颤的典型心电瀑布图,其特征是 P 峰带消失(代表房颤中 P 波消失),R 峰带上下呈花色(代表 RR 间期绝对不齐),与随后的正常三峰带心电瀑布图形成鲜明的对比,通过点击其交界区,可以快速找到窦性心律与房颤的起始与终止心电图片段。图 3 -4 是本例另一时段的心电瀑布图,正常的三峰带瀑布图中间夹杂有数段短时程花色房颤瀑布图,点击其交替点,对应下面的心电图片段,可以看到窦性心律与心房颤动的交替。可以说心电瀑布图一目了然地展示了阵发性房颤的发生时刻及持续的时间,快速分析此类心律失常需要做的事就是打开瀑布图,标志 P 峰带消失的花色段即可。

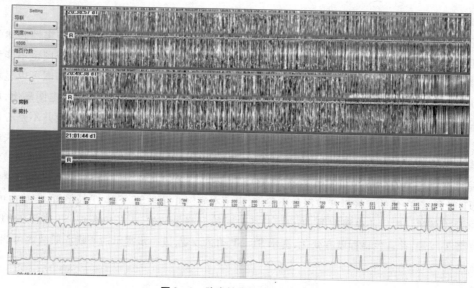

图 3 -3　阵发性房颤瀑布图(一)

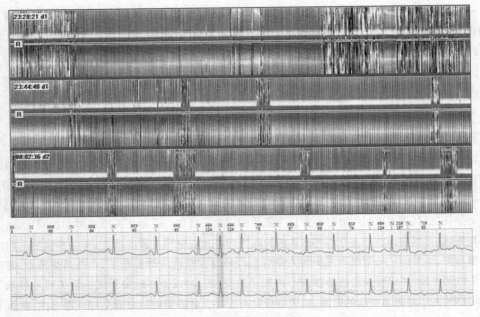

图 3 - 4　阵发性房颤瀑布图(二)

2.用于快速诊断干扰性房室脱节

　　干扰性房室脱节常见于室性或交界性自主心律中,由于自主心律的频率范围与窦性心律的频率接近,NV 周期、VV 周期与 NN 周期接近,二者形成的散点集落重叠,所以心电散点图也不能为我们提供帮助。由于此时 PR 间期不固定,心电瀑布图中的 P 峰带必然消失,此时瀑布图可以显示出巨大优势。图 3 -5 是一例窦性心律合并室性自主心律伴干扰性房室脱节的动态心电图病例,可以看到,R 峰带上的 P 峰带,时断时续,但 P 峰带消失的时段并没有花色。提示该时段并不是心房颤动,逆向行技术显示此时段为室性自主心律伴干扰性房室脱节,仔细观察还可发现 P 峰带消失的时段 R 峰带变白色,与相续的红色 R 峰带色差明显,提示房室脱节的时段 R 波峰值降低。逆向技术也证实室性自主心律的 QRS 波群宽阔切迹,波幅较低;还可以看到 R 峰带下的 ST 带色谱深于 P 峰带上的 TP 带色谱,白色的 T 峰带变成深色 T 谷带,提示本病例 II 导联 ST 下移,T 波倒置,有缺血可能。图3 -6是本例另一时段心电瀑布图,仍可见其部分时段 P 峰带消失,无花色表现,ST 带深于 TP 带,T 峰带变 T 谷带,并且色谱程度有变化,提示 ST - T 动态改变,进一步提示冠心病心肌缺血可能。

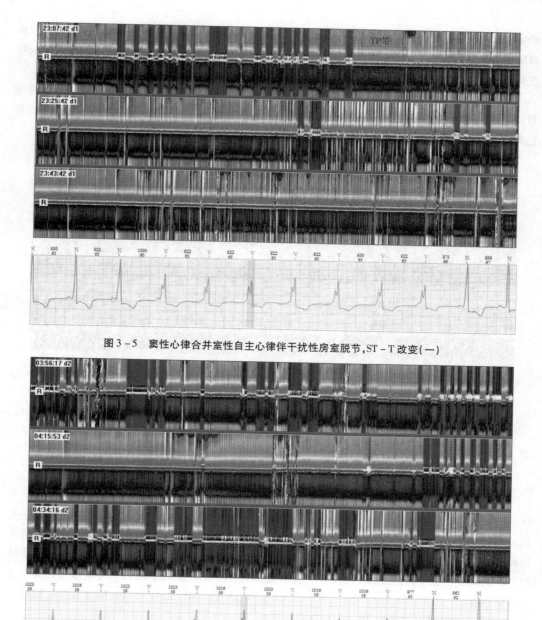

图 3-5 窦性心律合并室性自主心律伴干扰性房室脱节,ST-T 改变(一)

图 3-6 窦性心律合并室性自主心律伴干扰性房室脱节,ST-T 改变(二)

3. 用于快速识别 ST-T 改变

ST-T 改变的动态心电图分析一般可借助 ST 趋势图粗略地查看,但 ST 趋势图的准确性与基线的定位以及 J 点的定位有关,实际上 ST 趋势图往往是不准确的,实际工作中还是免不了要逐段分析或随机查看。而心电瀑布图用于 ST－T 移位的判断可以说是非常敏感的,而且还可以看到 T 波极性的变化,ST－T 动态变化的趋势都可以一目了然地展示。

图 3－7 是一例 ST 段下移 T 波负正双向的动态心电图患者,其 Ⅱ 导联心电瀑布图 P 峰带清晰可辨,水平分布,提示正常窦性心律。P 峰带上的 TP 带为淡蓝色,R 峰带下的为增宽的蓝黑色谱,二者色差大,提示 ST 段显著下移,黑色谱带下为较窄的 T 峰带,逆向技显示 ST 段下移,T 波负正双向。

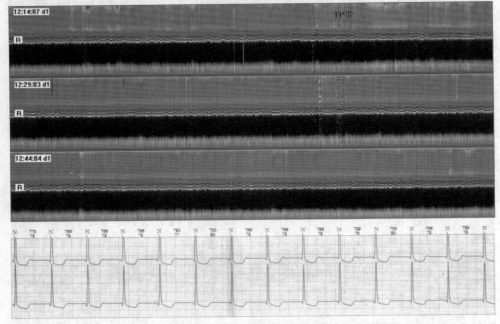

图 3－7　ST－T 改变的心电瀑布图

图 3－8 是一例变异性心绞痛的心电瀑布图(V₃ 导联),R 峰之上的 P 峰带清晰,提示为窦性心律。P 峰带上的 TP 色谱为淡蓝色,之下的 ST 色谱由淡蓝色突然变白→黄→红,持续数分钟后恢复淡蓝色,白色的 T 峰带没有恢复而是变成了黑色的 T 谷带,短时后恢复为白色的 T 峰带,但 QT 间期似略有延长。图 3－9A～图 3－9F 是瀑布图逆向技术截取的心电图片段,可以看到 V₃ 导联 ST 段从逐渐抬高到巨 R 型抬高,再到 ST 段恢复 T 波深倒以及 T 波恢复直立的全过程,心电瀑布图的表达是非常直观的。图 3－10 是本例患者另一时段的心电瀑布图,01:21—01:40,反复发作心绞痛三次,其中第一次持续时间最长,第三次持续时间较短。

与 ST 趋势图相比,瀑布图对 ST－T 改变的判断不需要定基线及 J 点,只需要判断 ST 带及与T 带、TP 带的色差。只要不是色盲,显著的色差是很容易发现的,而逆向技术又可以快速提取对应的心电图片段,便于及时验证。可以说推广普及心电瀑布图是快速识别冠心病心绞痛最准、最快的手段。

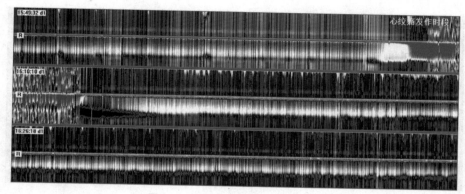

图 3-8 变异性心绞痛的心电瀑布图

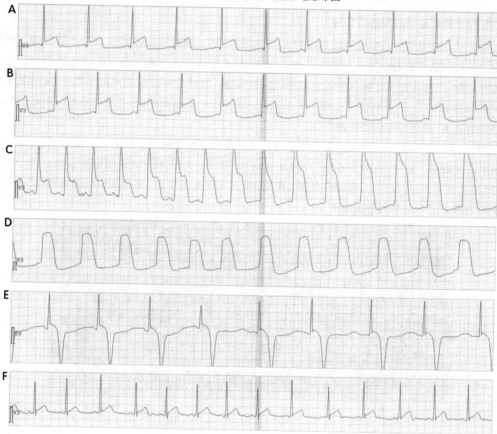

图 3-9 利用心电瀑布图逆向技术截取的动态心电图片段

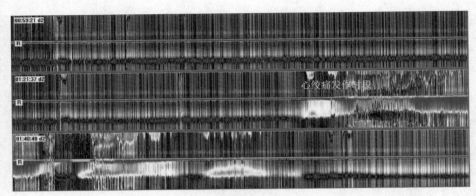

图3-10　变异性心绞痛心电瀑布图(同一病例另一时段)

4. 用于快速诊断房室传导阻滞

由于动态心电图分析软件不能直接检索P波,所以对一度房室传导阻滞诊断无能为力。虽然二度房室传导阻滞的心电散点图有特征性的表现,但心电散点图不能区分二度房室阻滞与二度窦房传导阻滞,三度房室传导阻滞的散点图特征也不明显。然而心电瀑布图却另辟蹊径,清楚地显示了P波与R波的关系,从整体上把握了房室关系。若与心电散点图配合,各类房室传导阻滞的诊断几乎没有盲区,并且可以做到快而准。

图3-11是一例二度、高度房室传导阻滞合并交界性逸搏及逸搏心律的心电瀑布图,可以看到R峰上的P峰带不水平,有时变模糊,有时延伸到PR带及TP带,提示PR间期不固定。部分时段PR间期完全无关,符合二度、高度房室传导阻滞PR间期延长至脱落、失联的心电图特点,结合特征性的心电散点图可以实现快速诊断。

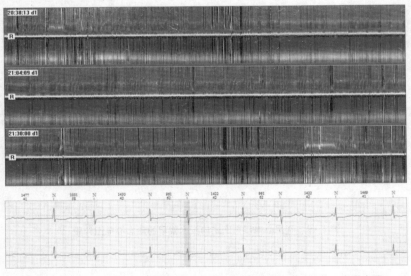

图3-11　二度、高度房室传导阻滞合并交界性逸搏及逸搏心律的心电瀑布图

　　图3-12是一例高度房室传导阻滞几乎完全性房室分离、交界性逸搏及逸搏心律的心电瀑布图,图3-12A条瀑布图部分时段可见清晰的P峰带水平分布,提示PR间期固定。多数时段水平分布的P峰带消失,或上移为"缕缕轻烟"(图3-12B、图3-12C、图3-12D),或下沉为"水中涟漪"(图3-12A、图3-12B、图3-12C),或分散为"满目雾霾"(图3-12E、图3-12F),均提示多数时段PR间期不固定,是房室分离的直接证据,从心电瀑布图上看,患者T峰带正常,ST带色谱正常,提示ST-T未见异常。结合心电散点图(图3-13),可以快速诊断为:窦性心律合并高度房室传导阻滞,交界性逸搏及逸搏心律;频发室性早搏(散点图中有早搏点集);ST-T未见异常。图3-14是心电瀑布图逆向技术截取的动态心电图片段,其中P峰带存在片段为连续2:1房室传导阻滞(图3-14A),其余时段为高度房室传导阻滞(图3-14B)、三度房室传导阻滞片段(图3-14C)。

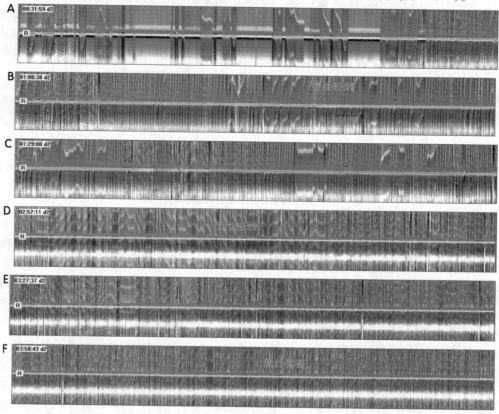

图3-12　高度房室传导阻滞几乎完全性房室分离,交界性逸搏及逸搏心律的心电瀑布图

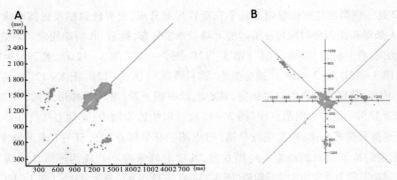

图 3 – 13　本例 24 h 心电散点图

A：Lorenz 散点图；B：差值散点图

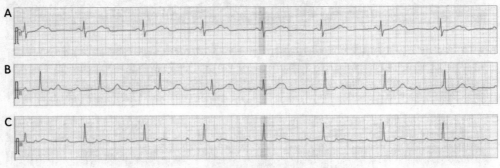

图 3 – 14　高度房室传导阻滞的动态心电图片段

5. 用于快速诊断窦房游走心律

　　游走心律是指 P 波频率变化的过程中伴随着 P 波形态的改变，窦房游走心律是指起搏点从窦房结向心房的游走，频率快慢反复交替，P 波形态周期性变化但 PR 间期始终大于 120 ms；窦结游走心律是指起搏点从窦房结向房室结游走，频率慢快反复交替，P 波形态周期性的变化，可见逆向 P⁻波，且 P⁻R < 120 ms。由于动态心电图不能直接检索 P 波，P 波的规律性及 PR 间期的规律性难以发现，只有靠逐段查看，往往会误诊漏诊。

　　心电瀑布图不仅能看到 P 峰带及 P 谷带（倒置 P 波），还可以判断 PR 间期是否缩短而小于 120 ms，判断是窦房游走还是窦结游走。

　　图 3 – 15 是一例窦结游走心律的心电瀑布图，可见 P 带部分时段为低于 TP 色谱的波谷带（A），部分时段为高于 TP 色谱的波峰带（B），部分波谷非常贴近 R 峰带（C），提示 P 波有时直立，有时倒置。有时倒置的 P⁻R < 120 ms，表明本例为窦结游走心律，瀑布图看不到 RR 间期不齐的特征，Lorenz 散点图（图 3 – 16）为中部膨大的棒球拍形，提示瞬间变异性增大，符合游走心律频率反复变化的特征。图 3 – 17 是本例动态心电图片段，可见 P 波形态多变，部分 P⁻R < 120 ms，符合窦结游走心律的特征。

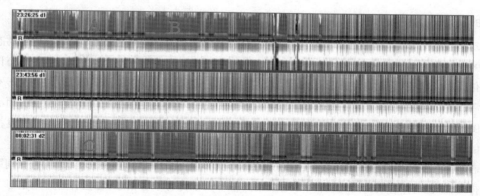

图 3-15　窦结游走心律的心电瀑布图

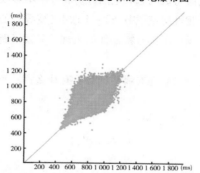

图 3-16　窦结游走心律的 Lorenz 散点图

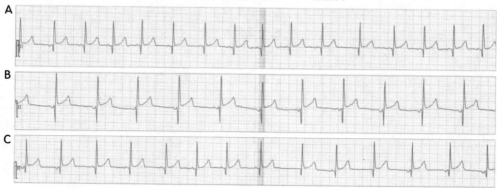

图 3-17　窦结游走心律的动态心电图片段

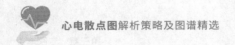

6.讨论

动态心电图为我们提供了形态信息、时间信息和节律信息,其中心电散点图集中表现了动态心电图的时间信息与节律信息,在快速分析动态心电图中发挥了重大作用[1]。但有关心电图形态信息的变化,心电散点图是无能为力的,比如 P 波形态的变化(游走心律)、PR 间期的变化(一度房室传导阻滞、干扰性房室脱节)、ST-T 改变(变异性心绞痛)等。单看心电散点图是不能发现的,而心电瀑布图却另辟蹊径,把动态心电图的形态信息高度浓缩,批量显示,为快速分析动态心电图发挥了独特的作用。如果能把二者有机结合,动态心电图的分析将会更快,更准。

心电瀑布图的作图原理并不复杂,它是从总体上把握 P-QRS-T 波群的形态信息,按时间顺序横行排列,以色谱标志波幅高低,所以心电瀑布图中不仅包含有形态信息,也包含有时间信息。加之逆向技术的配合,心电瀑布图必将成动态心电图分析软件中不可或缺的工具。

本文列举的阵发性房颤、干扰性房室脱节、ST-T 改变(变异性心绞痛)、房室传导阻滞、游走心律等异常动态心电图表现,心电瀑布图都有特征性的表现。只要了解心电瀑布图的原理,其瀑布图特征不难掌握。

心电瀑布图的研究才刚刚开始,它还有哪些优势? 有什么潜在价值? 需要广大同行深入研究,反复实践。

附:

心电瀑布图

万搏无缝接

千瀑一时泻

条带藏节律

色谱显供血

——景永明

1　景永明,李世峰.心电散点图原理及应用[M].天津:天津科学技术出版社,2016:1-30.

心电散点图在竞争性心律失常分析中的应用

景永明[1]，王智华[2]，潘运萍、孙朝阳、井艳、申继红、张芳芳、杨伟、李世锋[3]

【摘要】目的：探讨心电散点图在竞争性心失常分析中的应用，了解竞争性心律失常的电生理特征，为快速分析动态心电图奠定基础。方法：选择常见竞争性心律失常（并行心律、自主心律、逸搏心律、多源性房性心动过速）的典型动态心电图病例，分析其心电散点图形态特征，利用散点图逆向技术，结合动态心电图片段，窥探常见竞争性心律失常的电生理特征。结果：并行心律的 Lorenz 散点图显著特征为右下向斜倒的“Y”形散点集，表明了并行心律自律性并不增高或略有增高，但不超过窦性心律的变异范围，能与窦性心律竞争靠的是其保护性的传入阻滞（对主导心律没有“感知”功能）。自主心律的心电散点图特征是室性周期（VV）与联律间期（NV）均重叠在窦性心律周期（NN）中，表明低位起搏点自律性轻度增高，达到或略超窦性心律的频率范围，能与窦性心律竞争靠的是“实力”（自律性增高）；与窦性心律此起彼伏，反复交替，表明其没有保护性传入阻滞（对主导心律有感知功能）；逸搏心律的 Lorenz 散点图特征是等速线远端（1.0 s 线之外）的曲尺状上外边界（逸搏夺获节律），表明逸搏心律的自律性没有增高，其节律随时重整，表明没有保护性传入阻滞。由于窦房结或房室结功能障碍，主导心室率降低，故能与主导心律发生低水平的竞争。多源性房性心动过速的 Lorenz 散点图类似房颤的扇图，多个低位起搏点的自律性显著增高，几乎取代窦性心律，只有在各级起搏点均传出阻滞的瞬间可能找到少量的窦性心搏。没有固定的节律，表明各低位起搏点之间的竞争势均力敌。结论：常见竞争性心律失常的心电散点图特征明显，是快速分析此类动态心电图的秘密武器；心电散点图表现出来的电理意义（自律性、保护性传入阻滞、间歇性传出阻滞）各不相同，是鉴别与命名的重要依据。

【关键词】竞争性心律失常；并行心律；自主心律；逸搏心律；多源性房性心动过速；电生理特征；心电散点图

竞争性心律失常是指低位起搏点自律性增高，与主导心律（主要指窦性心律）相互竞争，相互干扰，共同或交替控制心房或心室的一种主动性心律失常，主要是指并行心律（房性、交界性、室性）与自主心律（房性、交界性、室性）。逸搏心律（房性、交界性、室性）出现在窦房结功能障碍或房室结功能障碍时，其主要作用是填补漏搏，消除长周期，是人体自我保护的一种机制。理论上与主导心律没有竞争关系，但逸搏或逸搏节律的出现，有时也会干扰预期可能下传的窦性激动，实际上逸搏心律与减慢的主导心律之间也有一定竞争关系。多源性房性心动过速是多个节奏点之间的竞争，心

1　作者单位：450014 郑州大学第二附属医院心电图科，Email：jing-yongming@163.com。
2　王智华，山西省太原市中心医院老年病科。
3　通讯作者：李世锋，郑州大学第二附属医院心电图科。

电图表现复杂,但散点图却相对简洁;加之这几种不同性质的心律失常均为复杂心律失常,鉴别意义重大,故在此一并介绍。

心电散点图是以点的位置表达心动周期的规律性。时间散点图、Lorenz 散点图、差值散点图,全方位、多角度地表达了两种节律的交替与转换,表现出各自节律的电生理特征。分析和总结这些特征各异的心电散点图,不仅是快速分析动态心电图的需要,也是深入了解其心律失常电生理意义的需要。

下面通过典型病例分析,归纳出竞争性心律失常各自的电生理特征。

一、并行心律的心电散点图特征及电生理意义

并行心律是指低位起搏点不受主导心律的控制而间断性地发出激动,与主导心律相互竞争,相互干扰,共同或交替控制心室或心房的一种主动性心律失常[1,2]。心电图上可见间歇性出现的异位激动之间有倍数关系,联律间期不固定,常见室性融合波或房性融合波。

图 3 - 18 是一例室性并行心律的 24 h 时间散点图,可见 VN 层(绿色)与 NV 层(红色)均显著分散、与相对集中的窦性心律层(NN 层)连成一片,间断性地分居 NN 层上、下,并同步起伏。联律间期不固定,从最低层到 NN 层连续分布,NV 层的下边界代表心室的有效不应期,上边界就是 NN 层,代表室性早搏与窦性心律的竞争势均力敌,此界线上可见大量室性融合波。

图 3 - 19A 是本例 24 h Lorenz 散点图,窦性心律点集(NNN)呈棒球拍形纵向分布于等速线,早搏点集(NVN)分布于短长周期区,沿心率均等线向等速线延伸。早搏前点集(NNV)与早搏后点集(VNN)分布于长短周期区,分别沿垂直方向与水平方向向等速线延伸。早搏点集、早搏前点集及早搏后点集总体上形成了右下向斜倒的"Y"形,是并行心律的特征性散点图表现[3],集中表现了室性并行心律与主导心律的竞争与交替;二联律点集(VNV)分布在斜倒"Y"叉上,较分散(提示联律间期与代偿间期均不固定)。图 3 - 19B 其 24 h 差值散点图,窦性心律点集(NNNN)呈类圆形,分布于坐标原点,单发室性早搏的四分布差值散点图(起点集 NNNV;始点集 NNVN;终点集 NVNN;止点集 VNNN)关于 $y = x$ 线对称,表明频发室性早搏代偿间歇完全;均向坐标原点延伸与窦性心律点集连在一起,表明联律间期不固定;第 Ⅱ、Ⅳ象限的二联律点集(VNVN;NVNV)偏离角分线,表明并行心律性二联律时,联律间期与代偿间期均不固定;第 Ⅲ象限角分线可见三联律点集(VNNV),表明本例有少量并行心律性三联律。图 3 - 20 是本例动态心电图片段,可见并行心律性二联律、三联律时联律间期不固定,早搏之间有倍数关系。

1　景永明,黄焰. 心电散点图快速诊断并行心律[J]. 江苏实用心电学杂志,2014,(06):394 - 400.

2　景永明,邱惠敏,向晋涛,等. 心电散点图快速诊断窦性心律合并房性并行心律及频发室早[J]. 实用心电学杂志,2015,24(06):413 - 418.

3　景永明,黄焰. 并行心律的心电散点图特征[J]. 实用心电学杂志,2015(03):12 - 14.

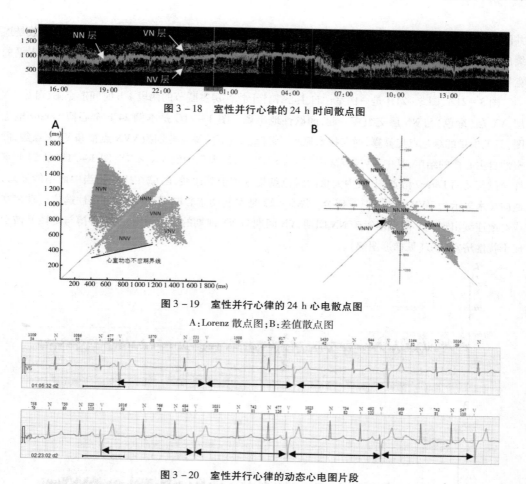

图 3-18　室性并行心律的 24 h 时间散点图

图 3-19　室性并行心律的 24 h 心电散点图

A：Lorenz 散点图；B：差值散点图

图 3-20　室性并行心律的动态心电图片段

　　时间散点图、Lorenz 散点图、差值散点图全方位多角度地表达了室性并行心律联律间期不固定、代偿间歇完全的电生理特点。其中时间散点图可见并行心律性早搏间歇性地出现，表明低位起搏点有间歇性的传出阻滞。联律间期不固定，表明异位起搏点有保护性的传入阻滞，提示主导节律不能侵入而无法重整其节律，相当于并行心律没有"感知"功能。并行心律性早搏多为单发或呈二联律、三联律的形式出现，表明并行心律与主导心律的竞争是低水平的竞争，即低位起搏点的自律性多不超过窦性心律，它只是"见缝插针"，在窦性心律的可激动间隙趁机发放。Lorenz 散点图中早搏前点集（NNV）下边界有一定斜率，图中可以看出 NV/NN 有极小值，表明心室肌有一动态不应期界线，类似于天然的电生理检查。

二、自主心律的心电散点图特征及电生理意义

　　自主心律是指低位起搏点的自律性增高，与主导心律（主要指窦性心律）相互竞争，相互干扰，

共同或交替控制心房或心室的一种主动性心律失常。与并行心律显著不同的是自主心律多数是连续出现,常常与主导心律形成干扰性的房室脱节,换句话说,自主心律与主导心律之间是高水平的竞争,它不是"见缝插针",而是要"抢班夺权",心电散点图从不同角度体现了此电生理特征。

图 3–21A、图 3–21B 是一例室性自主心律伴干扰性房室脱节的两段 1 h 时间散点图,可见 NV 层、VV 层(绿色)与 NN 层交织在一起,间歇性地出现。图 3–21C 是本例 24 h 全心搏 Lorenz 散点图,只见少量的绿色点集显露,逆向技术显示,等速线上、下的绿点分别为 VVN 点集和 VVN′点集,即室性自主心律的结束,其中 VVN 点集中的 VN > NN,VVN′点集中的 VN′ < NN;图 3–21D 是 24 h 室性异位搏动的 Lorenz 散点图,其中大量的绿色点集分布于等速线,隐藏在棒球拍当中而不能显露,逆向技术显示为 VVV,NNV,NVN 组合。图 3–22 是本例动态心电图片段,可见室性逸位搏动往往成对或连续出现,NV 间期略短于 NN 间期,VN 间期与 NN 间期的长短不定,室性心搏与窦性 P 波形成干扰性房室脱节(见梯形图解)。

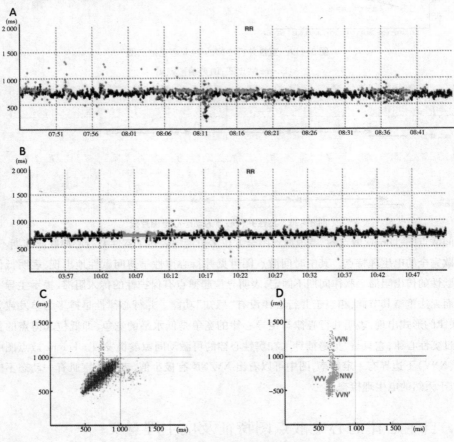

图 3–21　室性自主心律(一)伴扰性房室脱节的心电散点图

A、B:时间散点图;C:全心搏 Lorenz 散点图;D:室性异位搏动的 Lorenz 散点图

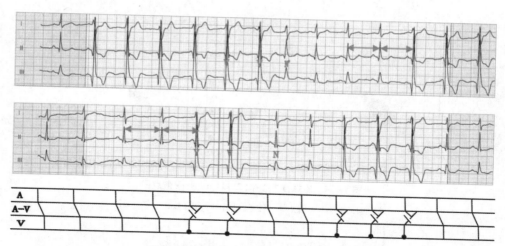

图 3 - 22　室性自主心律(一)动态心电图片段

　　本例室性自主心律(一)的心电散点图与窦性节律的散点图重叠交织在一起,似乎从散点图上找到室性自主心律并不容易,但没有显露的特征正是自主心律的散点图特征。这表明室性自主心律自律性明显增高,达到并略超窦性心律的自律性,所以二者是势均力敌的"高水平"竞争。理论上讲,谁的频率高就显示谁的节律,但时间散点图显示室性节律间歇性出现,只是在部分时段占领制高点,部分慢频率时段仍由窦性心律控制。Lorenz 散点图也显示等速线上的红色点集隐藏在棒球拍的中上部之下,这说明室性自主心律也有间断性的传出阻滞,它不是时刻都与窦性心律竞争。窦性心律增快时,室性自主心律消失。窦性心律减慢时,室性自主心律出现,并出现干扰性房室脱节。这种心电图特征表明室性自主心律对窦性心律有"感知"功能,也就是说室性自主心律没有保护性的传入阻滞,其节律随时会被窦性心律重整,它与窦性节律的竞争靠的是"实力"(自律性增高并超过窦性心律),它的"退场"是窦性心律的超速抑制或暂时性的传出阻滞(3 相或 4 相阻滞)。

　　图 3 - 23 是另一例室性自主心律(二)的 24 h 时间散点图,可见红色 NV 层、VV 层重叠交织在绿色 NN 层中,时隐时现,间断性呈现,表明两节律的竞争势均力敌,并且有间歇性传出阻滞;图 3 - 24A 是本例 24 h 全心搏 Lorenz 散点图,几乎看不到室性节律,图 3 - 24B 显示有大量室性节律(NVN、NVV、VVN、VVV 等)分布于等速线上,隐藏在窦性节律(NNN)当中;图 3 - 25 是本例动态心电图片段,可见宽大畸形的室性节律与窦性心律频率非常接近,反复交替,P 波与室性 QRS 波群反复发生干扰性房室脱节(等频性房室分离),在交替过程中有不同程度的室性融合波(详见梯形图解)。

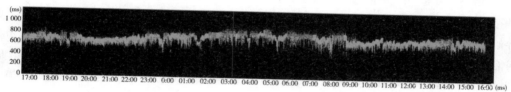

图 3 - 23　窦性心律合并室性自主心律(二)24 h 时间散点图

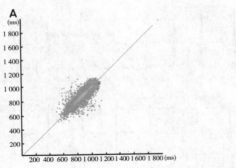
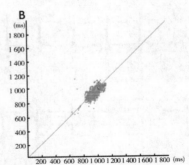

图 3 - 24　室性自主心律(二)24 h Lorenz 散点图

A：全心搏 Lorenz 散点图；B：室性异位搏动的 Lorenz 散点图

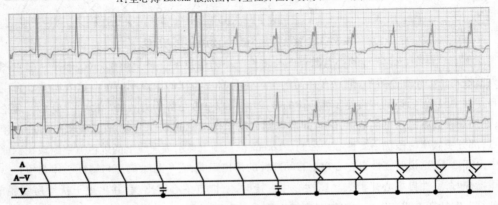

图 3 - 25　室性自主心律(二)动态心电图片段

从上两例室性自主心律的散点图我们可以看出,室性自主心律基本重叠在窦性心律点集中而难以发现,似乎用散点图分析此类心律失常中并无优势,但正是这种没有特征的特征,证实了自主心律与并行心律显著不同的电生理特征:一是异位自主心律没有保护性的传入阻滞,心电图上表现为自主心律有"感知功能",其联律间期(NV)与室律周期(VV)略短于窦性心律周期(NN),室律周期相对固定,节律随时重整;二是自主心律的自律性明显高于并行心律的自律性,达到并略超窦性心律,与窦性心律往往形成等频发性房室脱节,可见大量室性融合波。

如果异位自主心律出现在窦性心律合并频发房性早搏时,心电图往往是非常复杂的,但散点图表现却相对简洁,甚至是一眼出结果。

如图 3 - 26 是一例窦性心律合并交界性自主律及房性并行心律的 24 h 时间散点图,三种节律并存的复杂心律失常,时间散点图只能显示部分特征:上边界较清晰,基本在 1 s 线上下起伏,下边界似乎不太清晰。粉色点集代表房性早搏的 NS 层或 SS 层,较分散,表明联律间期不固定,提示有可能为并行心律;窦性心律层似乎重叠在起伏不明显的上边界当中。图 3 - 27A 是本例分时段(时间散点图所选时段)Lorenz 散点图,可见等速线上的窦性心律点集(NNN)远端重叠有曲尺状(横折竖)的上外边界,逆向技术显示其横部为房性早搏在交界性心律中形成的早搏点集(JSJ,J 代表交界性心搏),折部交界性心律与窦性心律所形成的干扰性房室脱节,竖部是交界性心律中的房性早搏前点集(JJS)或窦性心律中的房性早搏前点集(NNS),这种早搏点集与早搏前点集对称分布于等速线两边的特点是节律重整的特征,提示本例交界性心律有感知功能,其节律随时重整,没有保护性传入阻滞,是交界性自主心律,而不是交界性并行心律。图 3 - 27B 是本例分时段差值散点图,可见特征性的等周期代偿房性早搏的差值散点图(右下向斜倒"Y"形),进一步证实交界性心律的节律随时重整,没有保护性传入阻滞,提示为自主心律。图 3 - 28 是本例动态心电图片段,可以看出窦性心律时 PR 间期正常,提示房室传导功能正常,频率 80 bpm 左右,窦房结自律性正常,也没有窦房传导阻滞的证据,提示窦房结功能正常;频发房性早搏联律间期显著不等,提示并行心律,并可见成对房性早搏及短暂房性心动过速;交界性心律与窦性 P 波发现干扰性房室脱节,其频率达到或略超窦性心率,提示为竞争性心律失常,为自律性增高所致的主动性心律失常。其与窦房结功能障碍或房室结功能障碍背景下的逸搏心律是完全不同的,后者是一种被动性心律失常。

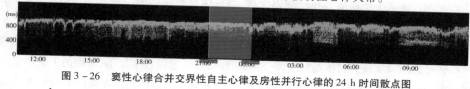

图 3 - 26　窦性心律合并交界性自主心律及房性并行心律的 24 h 时间散点图

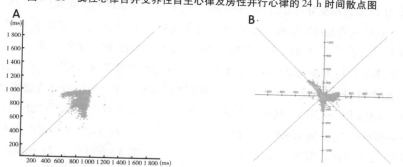

图 3 - 27　窦性心律合并交界性自主心律及房性并行心律的分时段(时间散点图所选时段)散点图

A:Lorenz 散点图;B:差值散点图

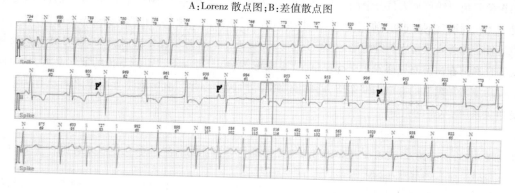

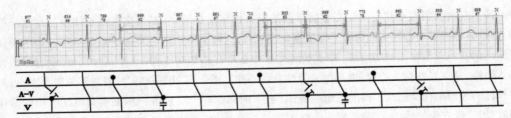

图 3 − 28　窦性心律合并交界性自主心律及房性并行心律的动态心电图片段

三、逸搏心律的心电散点图特征及电生理意义

逸搏及逸搏心律是一种被动性心律失常,主要出现在窦房结功能障碍或房室结功能障碍(器质性或功能性)时,偶见于早搏的长代偿间期之后,是机体自我保护的一种机制,其意义在于填补漏搏,消除长周期,类似于人体内天然的 VVI 起搏器[1,2]。

图 3 − 29 是一例高度房室传导阻滞合并交界性逸搏及逸搏心律的 1 h 时间散点图,可见清晰的上边界位置较高(1.4 s 线附近波动),下层分散,起伏明显。逆向技术显示,清晰的上边界是由交界性逸搏周期(JJ 层,J 代偿交界性心搏)形成的;分散的下层是由窦性心律夺获周期(JN,N 代表窦性下传心搏)形成的,表明逸搏周期相对固定,夺获周期显著不等。类似于上例房性并行律,全程几乎难见连续的 NN 层,提示本例为高度房室传导阻滞,几乎完全性房室分离。图 3 − 30A 是其 24 h Lorenz 散点图,其近端可见少量窦性心律点集(NNN),远端可见沿等速线对称分布的曲尺状散点集(横竖竖,类似城墙的拐角),逆向技术显示其横部为夺获逸搏节律(JNJ),折部为逸搏节律(JJJ),竖部为逸搏夺获节律(JJN 或 NJN),这种夺获后的节律重整,提示交界性逸搏心律没有保护性的传入阻滞。逸搏周期相对固定,提示逸搏节律的瞬时变异性较窦性心律小,曲尺的宽度代表了逸搏心律的总体变异性,提示逸搏心率在 24 h 之内也有一定的调节。图 3 − 30B 是其 24 h 差值散点图,y 轴负侧、第 Ⅱ 象限角分线、x 轴正侧可见三分布的节律重整散点集,类似等周期代偿房性早搏散点集。第 Ⅳ 象限角分线可见大量分散的二联律点集,逆向技术显示为逸搏夺获二联律点集(JNJN),较分散是因为长周期(逸搏周期)前、后的短周期(夺获周期)不固定。图 3 − 31 是本例动态心电图片段,可见窦性心律伴高度房室传导阻滞,交界性逸搏及逸搏心律,有时可见室性融合波,有时窦性 P 波与交界性逸搏在房室交界区发生干扰现象(详见梯形图解)。可以干扰可能下传的窦性 P 波,从而使二度房室传导阻滞的心电图复杂化,同时说明交界性逸搏心律与缓慢的主导心律之间也有一定的竞争关系(低水平的竞争)。

1　景永明,向晋涛.二度房室传导阻滞合并结性逸搏的散点图特征及形成原理分析[J].中国心脏起搏与心电生理杂志,2014,28(04):296 − 299.

2　景永明,黄焰.心电散点图快速诊断结性逸搏与结性逸搏心律[J].实用心电学杂志,2015,24(01):44 − 47 + 69.

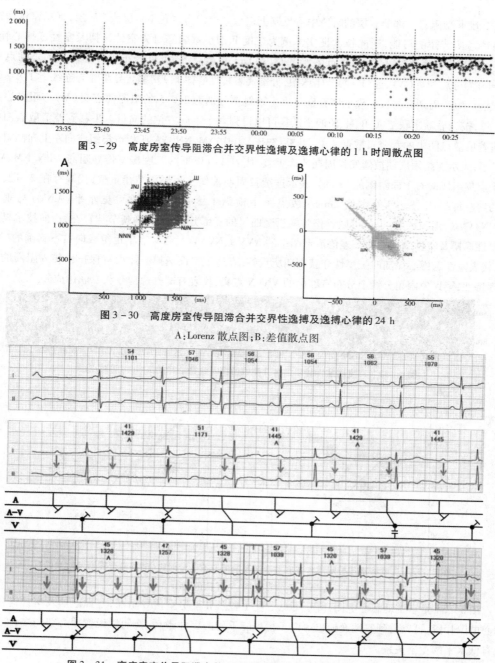

图 3 – 29　高度房室传导阻滞合并交界性逸搏及逸搏心律的 1 h 时间散点图

图 3 – 30　高度房室传导阻滞合并交界性逸搏及逸搏心律的 24 h
A：Lorenz 散点图；B：差值散点图

图 3 – 31　高度房室传导阻滞合并交界性逸搏及逸搏心律的动态心电图片段

　　图 3 – 32 是一例二度房室传导阻滞合并室性逸搏及室性逸搏心律的 24 h 时间散点图。总体上看，上、下起伏的 NN 层有时分离为起伏程度相等的两层，两层之间基本有倍数关系，提示窦性心律

合并二度Ⅱ型阻滞。部分分层的时段中可见其上层重叠交织有红色 NV 层或 VV 层,提示室性逸搏或室性逸搏节律的可能,逆向技术证实本例为二度Ⅱ型房室阻滞合并室性逸搏及室性逸搏心律。

图 3 – 33A 是本例分时段(时间散点图所选时段)Lorenz 散点图,可见分布于等速线上的窦性点集(NNN)为分离为近(A)、远(B)两个棒球拍,分别代表窦性心律1:1房室传导阻滞与连续2:1房室传导阻滞。短长周期区与长短周期区分别可见主轴斜率分别为 2、0.5 的阻滞前点集(M)与阻滞后点集(N),按先后顺序联结 A、B、M、N 四个点集可以得到六个不同方位的向量。平移到差值散点图中对应差值散点图中的六分布散点图[1](图 3 – 33B),其中 AM、NN、NA 所指点集组成向左上向倾斜的"Y"形,表示连续短周期被偶发长周期节律重整,代表2:1以下的二度房室传导阻滞。BN、NM、MB所指点集组成向右下向斜倒的"Y"形,表示连续长周期被偶发短周期节律重整,代表存在2:1及以上的房室传导阻滞。另外本例 Lorenz 散点图中横纵 1.5 s 线处分别可见水平(VNV)与垂直(NVN/VVN)走向的散点集,可以看作是横折竖曲尺的一部分,提示有逸搏节律存在,逆向技术显示为室性逸搏及室性逸搏心律。差值散点图中的 NVVN、NVNV、VNVV 点集也组成向右下斜倒的"Y"形,代表室性逸搏心律随时被窦性夺获周期所重整,表达了室性逸搏心律没有保护性传入阻滞的电生理特性;第Ⅳ象限角分线上分布有红色的 VNVN 点集,代表有部分逸搏夺获二联律成分。

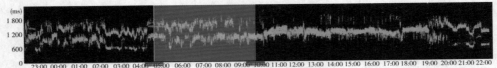

图 3 – 32　二度房室传导阻滞合并室性逸搏及逸搏心律的 24 h 时间散点图

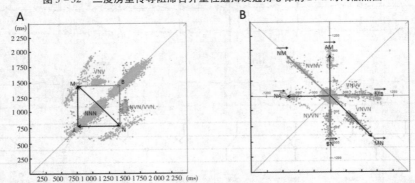

图 3 – 33　二度房室传导阻滞合并室性逸搏及逸搏心律的分时段(时间散点图所选时间段)

A:Lorenz 散点图;B:差值散点图

图 3 – 34 是本例动态心电图片段,可见二度Ⅰ型及Ⅱ型房室传导阻滞,室性逸搏及室性逸搏心律心电图片段,可以看到室性逸搏也可以干扰可能下传的窦性激动,换句话说逸搏心律与窦性心律也有低水平的竞争关系。

1　景永明,向晋涛,黄焰. Lorenz – RR 散点图与差值散点图的内在联系[J].实用心电学杂志,2015,24(06):403 – 407.

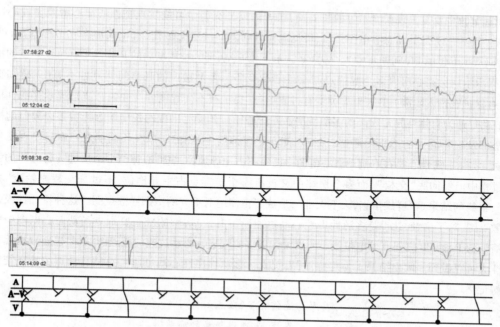

图3-34 二度房室阻传导滞合并室性逸搏及室性逸搏心律的动态心电图片段

本例室性逸搏及室性逸搏心律只在短时间出现,大部分时段没有室性逸搏的逸搏心律,并且逸搏周期多数情况下小于2:1窦性心律周期,说明本例室性逸搏心律有间歇性传出阻滞。也就是说,室性逸搏节律对心脏的保护机制是不可靠的,不能时刻保证消除所有的长周期,所以在窦房结或房室结器质性病变时,还是要及时安装人工心脏起搏器。

四、多源性房性心动过速的心电散点图特征及电生理意义

多源性房性心动过速是指心房内同时存在三个或三个以上的房性异位心律,可以出现在窦性房结功能正常的情况下,也可以出现在窦房结功能障碍的情况下,最多见于慢性肺心病的老年患者,往往合并有电解质紊乱,也可见于风湿性心脏病或冠心病患者。心电图表现为同一导联内P波形态多变(有三种以上),PP间期不等,PR间期不等,RR间期不等,部分P′波不能下传心室,多数情况下能够下传的PR间期正常,提示房室结功能基本正常。窦性P波难以确定,有时可发现短时程窦性心律片段。

图3-35是一例多源性房性心动过速的1h时间期散点图,呈下边界清晰,上边界不清的宽条带状,类似房颤中的RR间期绝对不齐。图3-36A是其24h Lorenz散点图,基本呈尖端指向坐标原点扇形(以等速线为对称轴)。图3-36B是其24h差值散点图,坐标原点分布有类似房颤的、边界不齐的、右下向等腰三角形差值散点图,所不同的是此三角形的三个角分别向y轴正向、x轴负向、第Ⅳ象限角分线远端延伸,形成了右上向倾斜的"Y"形边界,提示节律绝对不齐的多源性房性心

动过速节律中反复出现长度不等的长周期,二者的反复交替中可能发现窦性心律心搏及窦性心律片段。图 3-37 是其动态心电图片段,可见同一导联内 P 波形态多变(有中间形态),节律繁乱,PR间期不等(下传的 PR 间期正常)。部分 P 波未下传心室,部分长周期后的 P 波似乎有窦性 P 波的特点,提示本病例是心房内多个起搏点与窦性心律竞争。多个房律的联律间期显著不等(无感知功能,有保护性传入阻滞),P 波形态突变有过渡形态(提示有不同程度的房性融合波),提示多源性房性心动过速为自律性异常增高的多源性房性并行心律。其反复出现的长周期意味着多个异位起搏点全部发生暂时性的传出阻滞,窦房结可能在超速抑制中苏醒,所以在长周期之后容易发现窦性P 波。实际上窦性心律在本例动态心电图中已经不占主导地位,窦性心律与多个房性并行心律的竞争过程中已经彻底"交权",而多个房律中又没有哪个节奏点占主导地位,不过是交替或轮流"执政",最终的结果是"群雄争霸,天下大乱",形成了室律绝对不齐的房颤样散点图。这种特征性极强的散点图,除了房颤,几乎是多源性房性心动过速所特有,与房颤的唯一鉴别点是动态心电图中可见清晰的 P 波,PP 之间有等电位线。所以说记下多源性房性心动过速的散点图特征,快速分析此类心律失可以做到一眼出结果。为此特作《虞美人·多源性房性心动过速》,总结其散点图特征帮助理解记忆。

房早房速何其多,散点如星河,

前点后点无界线,形态难与房颤扇图辨。

窦性节律应犹在,只是被掩盖,

常为主导节律愁,只缘心房节律总游走。

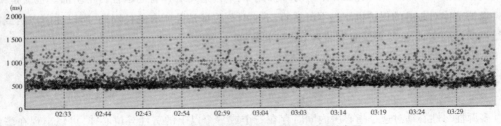

图 3-35 多源性房性心动过速的 1 h 时间散点图

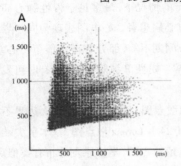
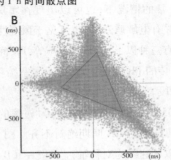

图 3-36 多源性房性心动过速的 24 h

A:Lorenz 散点图;B:24 h 差值散点图

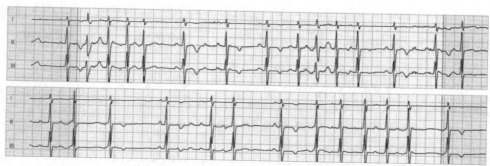

图 3 - 37　多源性房性心动过速的动态心电图片段

讨论：

　　自律性附加心律与窦性心律的竞争与干扰,片段体表心电图中往往不能发现其全貌,只有海量的动态心电图数据才能完整地展示主辅节律的相互关系。而心电散点图一目了然地显示了各种长短周期的所有排列组合情况,为探究竞争性心律失常的规律性提供了可能。

　　通过对典型病例的分析,我们了解到并行心律、自主心律、逸搏心律、多源性房性心动过速等自律性附加心律的心电散点图特征各异,熟悉不同特征的心电散点图,是快速分析动态心电图的需要,更是深入了解各自电生理意义的需要。将这几种竞争性心律失常的散点图特征总结为表 3 - 1。

表 3 - 1　自律性附加心律的散点图特征

自律性附加心律	时间散点图	Lorenz 散点图	差值散点图	心电图特征
并行心律 （以室性为例）	分散的 VN 层与 NV 层分居相对集中的 NN 层散上、下,同步起伏并与 NN 层相连呈宽条带状	早搏点集及早搏前后点集均向等速线延伸形成特征性的右下向斜倒的"Y"形散点图	起、始、终、止散点集与坐标原点的类圆形窦性心律点集相连;能清楚显示二联律、三联律或插入性早搏	以早搏的形式出现,多单发或呈联律出现,少见连发;联律间期显著不等;早搏之间有倍数关系;可见房性或室性融合波
自主心律 （以室性为例）	NV 层 VV 层均重叠交织在 NN 层中	NVV、VVV、NVN 点集均重叠在 NNN 中,VVN 或 VVN′点集或重叠在 NNN 中,或垂直分布于棒球拍上、下	重叠在 NNNN 点集中	常出现在窦性心律减慢的过程中,可单发或成对出现,多连发并与窦性心律呈干扰性房室脱节,可见不同程度的室性融合波或房性融合波

自律性附加心律	时间散点图	Lorenz 散点图	差值散点图	心电图特征
逸搏心律	NV 层与 VV 层相对集中、略有起伏，居于最高层，VN 较分散、居低层，高低层若即若离	窦性心律点集的远端形成特征性的曲尺状逸搏夺获节律；如遇三度房室传导阻滞没有夺获，可不见曲尺	可见右下向斜倒"Y"形与左上向斜倒"Y"形	逸搏周期相对固定，逸搏节律随时重整
多源性房性心动过速	上界不清，下界清晰的宽条带状，部分病例隐约可见窦性心律层	扇形，有时可见窦性心律点集纵向分布于等速线	边界不清的右下向倾斜的等腰三角形	P 波形态多变，节律紊乱，PR 不等，部分不能下传心室

分析此表，我们可以得到这四种异位自律性辅加心律的鉴别要点，散点图特征是由其背后的电生理基础所决定，主要指：低位起搏点的自律性、保护性传入阻滞（感知功能）及间歇性传出阻滞。

如果正常窦性节律为 60～100 bpm，高于或低于此频率范围，散点图的形态都会有相应的变化。比如自律性低的逸搏心律（一般认为房性逸搏心律的范围为 50～60 bpm，交界性逸搏心律的范围为 40～50 bpm，室性逸搏心律的范围为 30～40 bpm）在等速线的远端形成特征性的曲尺状逸搏夺获散点图；自律性略增高的交界性或室性自主心律，总是与窦性心律点集重叠交织在一起；而自律性明显增高的多源性房性心动过速，其频率明显超过窦性心律，出现在等速线近端，几乎掩盖并替代了窦性节律，形成了等速线近端的扇图（节律繁乱，类似房颤）；而自律性可能增高或并不增高的并行心律，总是以早搏的形式单发出现，或呈二联律、三联律及插入性早搏的形式出现，少见连发；并行心律中难见连续的 VV 间期，有时在早搏的代偿间期可见以"逸搏"形式出现的室性心搏，暴露最短的 VV 间期，此时 VV 周期仍长于 NN 周期，若全程未见 VV 周期，说明室性并行心律的自律性并没有增高，或者是略有增高，但仍低于窦性心律的自律性，所以我们可以认为并行心律的自律性范围仍在逸搏的自律性范围（图 3－38），此低位起搏点之所以能在窦性心律自律性不降低的情况下间歇性/间断性发出，是因为其节奏点存在保护性的传入阻滞，节律不能被主导心律重整而造成其没有"感知"功能，只要心室脱离不应期，它就会如期发放，与主导心律形成低水平的竞争，虽然不能夺取"政权"（占据主导地位），但却干扰了窦性心律的节律，造成了成 Lorenz 散点图中棒球拍散点图分离出了特征性的右下向斜倒"Y"形散点图；多源性房性心动过速，是低位起搏点自律性明显增高超过窦性心律并几乎取代窦性心律的一个特例，不仅有窦性心律与多个房性节律之间的竞争，而且各个房性自主心律之间也有竞争，并且不同形态的 P 波之间联律间期出显著不等，提示各异位起搏点似乎并没有互相"发现"对方，各自存在保护性传入阻滞，所以说多源性房性心动过速的本质是多源性并行心律，并且各起搏点的自律性明显增高。总结这四类心律失常的电生理特征如表 3－2。

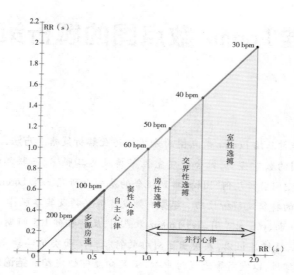

图3-38 自律性附加心律的自律性分布

表3-2 自律性附加心律的电生理特征

形成机制	自律性增高	传入阻滞	传出阻滞
并行心律	+ ±	+ + ±	+ +
自主心律	+	−	+ +
逸搏心律	−	−	+
多源性房性心动过速	+ + +	+ +	+

分析此表格,有几个问题值得我们思索:(1)并行心律是竞争心律,但其本身的自律性真的增高了吗?散点图显示并行心律的低位起搏点自律并没有增高,或者略有增高,但并没有超过窦性心律;(2)异位自主心律还需要报加速性自主心律吗?不加速,能显示出来吗?笔者认为自主心律就是指低位起搏点的自律性达到并略超窦性心律;自律性房性/交界性/室性心动过速,那么过多少算过速?是超过其逸搏频率的上限值(30 bpm/40 bpm/50 bpm),还是超过窦性节律的上限值(100 bpm)?个人认为,既然异位自主心律的范围是窦性心律的范围,自律性心动过速必然是要超过窦性心律的上限值(100 bpm);(3)加速性逸搏心律还是逸搏心律吗?既然定义逸搏心律是一种被动过性心律失常,必须要出现在窦房结功能障碍或房室结功能障碍(器质性或功能性)时,窦性心律没有减慢,房室传导正常的情况下出现的异位心律就都应该是自主心律,而不应该称之为"加速性逸搏心律"(如图3-26~图3-28之窦性心律合并交界性自主心律及房性并行心律),这种交界性自主心律是一种主动性心律失常。

心电散点图不仅是快速分析动态心电图的高效工具,更是表达心律失常的简洁的语言。散点图给我们提供了新的视野,让我们有机会重新认识疾病和认识一些新的疾病。

我们日常的诊断名词术语,都应该有严格的内涵,如果不加以界定,诊断就可能混乱,让初学者无从下手,人为地增加了心电图的学习难度。

竞争性心律失常的诊断虽然常见,但细节上仍需推敲,对此,本文愿起抛砖引玉的作用。

三维 Lorenz 散点图的解析策略

景永明

【摘要】目的：探讨三维 Lorenz 散点图的分析技巧及解析策略。方法：利用立体几何软件，制作三维 Lorenz 散点图的数学模型，结合频发室性早搏及其二联律、三联律的典型病例（DMS 公司），在平面解析几何、空间解析几何、图论、排列组合的基础上研究三维 Lorenz 散点图的空间分布规律，总结三维散点图的特征及解析技巧。结果：频发室性早搏及其二联律、三联律的三维 Lorenz 散点图规律性极强：xOy 面、yOz 面等同二维 Lorenz 散点图，反映相邻 RR 间期的规律性；zOx 面表达相隔 RR 间期的规律性，规律性极强，表现出了对称的特征；xyz 面类似二维差值散点图，表达相邻 RR 间期差别程度的规律性，以空间等速线为中心，满足向量守恒定律。结论：三维 Lorenz 散点图整合了二维 Lorenz 散点图与二维差值散点图的所有优势，还提供了新的视角 zOx 面，为研究相隔 RR 间期的规律性提供了方便。三维 Lorenz 散点图的解析策略是：xOy 面、yOz 面在二维 Lorenz 散点图的基础上分别使用"后加心搏法""前加心搏法"补三搏两期点为四搏三期点；zOx 面围绕对称的特点了解 RR 的分类特征；xyz 面在向量守恒的基础上析分析心律失常事件。

【关键词】三维 Lorenz 散点图；二维 Lorenz 散点图；二维差值散点图；室性早搏；相邻 RR 间期规律性；相隔 RR 间期规律性；动态心电图

三维 Lorenz 散点图（立体心电散点图）是以连续三个相邻的 RR 间期为横（x）、纵（y）、竖（z）坐标，在空间直角坐标系中所描绘的动态心电图的 RR 间期散点集[1]。与二维 Lorenz 散点图类似，只是二维 Lorenz 散点图表达的是二个相邻 RR 间期的规律性，是"三搏两期"点，而三维 Lorenz 散点图是"四搏三期"点，它不仅整合了二维 Lorenz 散点图与二维差值散点图的所有优势，而且提供了 zOx 投影面，为我们研究相隔 RR 间期的规律性提供了方便，可以说，三维 Lorenz 散点图是二维散点图技术的升级版，是快速处理心电大数据的前沿技术。

心电散点图是表达心律失常的简洁语言，也是快速分析动态心电图的高效工具[2]。要读懂这种"语言"，就要揭示它的含义，要运用这种"工具"，就要熟悉它的性能。本文在平面解析几何、空间解析几何、图论、排列组合的基础上研究三维 Lorenz 散点图的空间分布规律，总结三维 Lorenz 散点图的分析技巧及解析策略。

---

1 景永明,胡敏,向晋涛.心电三维 RR 间期散点图的概念、原理及其优势[J].中国心脏起搏与心电生理杂志,2016,30(05):458 – 463.

2 景永明,李世峰.心电散点图原理及应用[M].天津:天津科学技术出版社,2016:1 – 200.

一、三维 Lorenz 散点图的概念、原理及命名原则

三维 Lorenz 散点图:是以相邻的 RR 间期为横(x)、纵(y)、竖(z)坐标,在空间直角坐标系中所描绘的动态心电图的 RR 间期散点集。

以偶发室性早搏的心电片段(图 3 - 39)为例,设正常窦性心搏为 N,室性早搏为 V,NN 周期为 x,NV 周期为 a,早搏代偿间歇完全,则 $VN = 2x - a$。按照三维 Lorenz 散点图的概念,偶发室性早搏的心电图片段,可以描记出:NNNN(x,x,x)、NNNV(x,x,a)、NNVN($x,a,2x-a$)、NVNN($a,2x=a,x$)、VNNN($2x-a,x,x$)五个空间点,由于三维 Lorenz 散点图是"四搏三期点",故本文推荐以连续四个心搏的名称命名散点集落的名称,为了叙述方便,依据四个心搏的特征,重命名 NNNN 为"窦性点集",早搏的四个特征点集分别重命名为起点集(NNNV)、始点集(NNVN)、终点集(NVNN)、止点集(VNNN)。如果有频发室性早搏二联律,可以出现 NVNV($a,2x-a,a$)、VNVN($2x-a,a,2x-a$)点集;如果有三联律,还可以出现 VNNV($2x-a,x,a$)点集。至此可以发现,以心搏的名称命名散点集落的名称还有一个好处,就是依据散点集落的名称,可以写出其三维坐标,比如 VNNV 点集的三个相邻的 RR 间期分别为:VN、NN、NV 周期,则其三维坐标就是($2x-a,x,a$),实际上,一个三维 Lorenz 散点就描述了一个四心搏心电图片段,它的空间坐标就是三个相邻的 RR 间期。

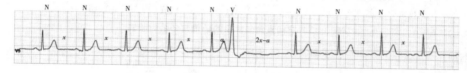

图 3 - 39 偶发室性早搏

要研究三维 Lorenz 散点图在空间分布规律,就必须首先认识空间直角坐标系。平面直角坐标中相互垂直的横(x)、纵(y)坐标轴把二维平面分成了Ⅰ(+ , +)、Ⅱ(- , +)、Ⅲ(- , -)、Ⅳ(+ , -)四个象限(图 3 - 41A);空间直角标系是相互垂直的横(x)、纵(y)、竖(z)坐标轴把三维空间分成了八个卦限(图 3 - 40)。为了研究空间直角坐标系中八个卦限的位置关系,在每个卦限里做一个"单位点"(图3 - 42),由于这八个单位点与《易经》中的八卦有一一对应的关系(表 3 - 3),故用乾、巽、艮、离、兑、坎、坤、震八个字,分别表示 Ⅰ ~ Ⅷ卦限里的八个"单位点",依次联结八卦点成一正立方体。从不同角度观察此立方体,八卦点的位置关系各不相同。如果沿三个坐标轴观察,相当于八个卦点投影在了:xOy、yOz、zOx 三个坐标平面上(平面方程分别为 $z = 0$、$x = 0$、$y = 0$),称这三个投影面为标准观察面(图 3 - 43A、图 3 - 43B、图 3 - 43C)。从图中可以看出,三个标准观察面只能看到四个卦点,另外四个卦点都被掩盖(即两两重叠)。如果沿"八卦立方体"的体对角线(乾坤线,直线方程为:$x = y = z$,故称"空间等速线")观察,八卦点相当于投影在 $x + y + z = 0$ 面(图 3 - 43D,简称为 xyz 投影面,其法线为空间等速线),此观察面上,三个坐标轴的投影角度两两相差120°,乾坤体对角线投影在坐标原点,其余三条体对角线震巽、坎离、艮兑分别与 x、y、z 轴重叠,六卦点的投影分居坐标轴正、负两侧。相对而言,xyz 观察面看到的卦点最多。故对三维散点图的观察,此观察面也是必看的标准观察面之一。

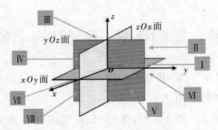

图 3-40　空间直角坐标系：相互垂直的三个坐标轴两两相交形成三个坐标平面
（xOy、yOz、zOx），把三维空间分成了八个卦限

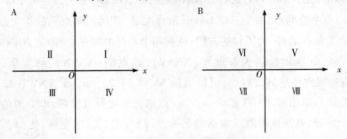

图 3-41　空间直角坐标系的二维视角（沿 z 轴俯视）

A：xOy 面之上的四个卦限为 I（ +，+，+ ）、II（ -，+，+ ）、III（ -，-，+ ）、IV（ +，-，+ ）；

B：xOy 面之下的四个卦限为 V（ +，+，- ）、VI（ -，+，- ）、VII（ -，-，- ）、VIII（ +，-，- ）

表 3-3　空间直角坐标系的卦限与卦名对照表

卦限	坐标	卦名	卦相
I	(1,1,1)	乾	☰
II	(-1,1,1)	巽	☴
III	(-1,-1,1)	艮	☶
IV	(1,-1,1)	离	☲
V	(1,1,-1)	兑	☱
VI	(-1,1,-1)	坎	☵
VII	(-1,-1,-1)	坤	☷
VIII	(1,-1,-1)	震	☳

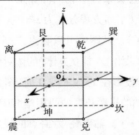

图 3-42　八个卦限的"单位点"组成"八卦正立方体"

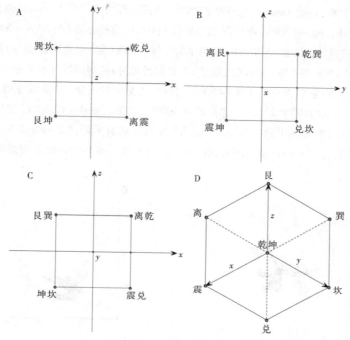

图 3 - 43 八卦立方体的四个标准观察面

A:xOy 面($z = 0$);B:yOz 面($x = 0$);C:zOx 面($y = 0$);D:xyz 面($x + y + z = 0$)

二、典型病例解析

室性早搏是最常见的心律失常之一,规律性极强。首先解析频发室性早搏合并二联律、三联律的典型病例(图 3 - 44A ~ 图 3 - 44F)。从图中可以看出非标准观察面的三维 Lorenz 散点图变化多端,形态特征不易把握;标准观察面的三维 Lorenz 散点图规律性较强,是我们研究的重点。仔细观察发现,三维 Lorenz 散点图的 xOy 面、yOz 面形态与二维 Lorenz 散点图(图 3 - 45A)完全一样;xyz 面与二维差值散点图(图 3 - 45B)类似;zOx 面基本关于空间等速线对称。下面结合三维 Lorenz 散点图的数学模型(图 3 - 46、图 3 - 47),解析本例三维 Lorenz 散点图的四个标准观察面,并总结其散点图特征。

1. 了解相邻 RR 间期规律性的 xOy 面与 yOz 观察面

由于 xOy 面是沿 z 轴观察,只能看到 x、y(即前两个相邻的 RR 间期)的规律性,yOz 面是沿 x 轴观察,只能看到 y、z 轴(即后两个相邻的 RR 间期)的规律性,所以这两个观察面看到的三维 Lorenz 散点图,相当于二维 Lorenz 散点图,都是了解相邻 RR 间期规律性的窗口,散点图的形态与二维 Lorenz 散点图完全一样,只是名称有所变动。结合 xOy 面、yOz 面的数学模型(图 3 - 47A、图 3 - 47B),可知本例 xOy 面、yOz 面(图 3 - 44C、图 3 - 44D)各部分的含义。类比二维 Lorenz 散点图的"三搏两期"名称，三维 Lorenz 散点图的"四搏三期"名称可由二维 Lorenz 散点图的名称补足四搏即可：xOy 面后补心搏（如 NVN→NVNN 或 NVNV）；yOz 面前补心搏（如 NVN→NNVN 或 VNVN）。本例 xOy 面中沿等速线分布的是 NNNN（窦性心律）与 NNNV（起）点集两种成分；短长周期区垂直分布的是绿色的 NVNN（终）与 NVNV（二联律）点集两种成分；长短周期区水平分布的是 NNVN（始）点集、斜率 0.5 分布的是 VNNN（止）与 VNNV（三联律）点集两种成分。在频发室性早搏的动态心电图病例中，分析 xOy 面时应用"后加心搏"补足四心搏时，总会面临补"N"或"V"的选择，意味着 xOy 面只看到三维 Lorenz 散点图中的一部分特征点集，视线背后有无隐藏的特征点集。就需要旋转才能确定。换句话说，二维 Lorenz 散点图看到的节律信息不如三维 Lorenz 散点图详细。yOz 面与 xOy 面类似，不再赘述。

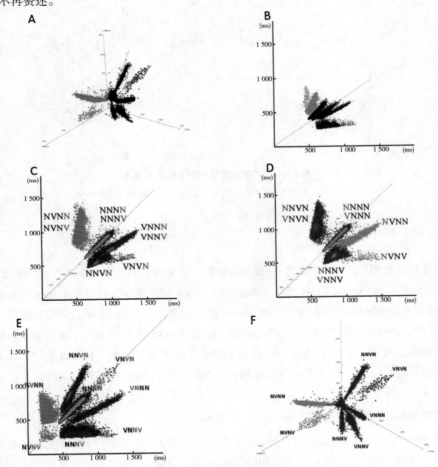

图 3-44　频发室性早搏合并二联律、三联律的三维 Lorenz 散点图（DMS 公司）

A、B：非标准观察面；C：xOy 面；D：yOz 面；E：zOx 面；F：xyz 面（右手坐标系）

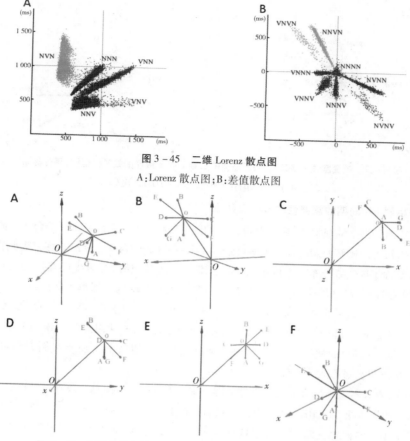

图 3 - 45　二维 Lorenz 散点图

A：Lorenz 散点图；B：差值散点图

图 3 - 46　频发室性早搏二联律、三联律的三维 Lorenz 散点图特征点模型

（O、A、B、C、D、E、F 分别代表 NNNN、NNNV、NNVN、NVNN、VNNN、VNVN、NVNV、VNNV 点）

A、B：非标准观察面；C：xOy 面；D：yOz 面；E：zOx 面；F：xyz 面（左手坐标系）

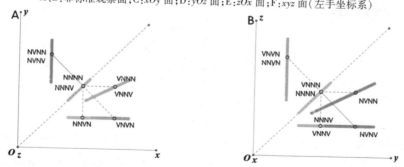

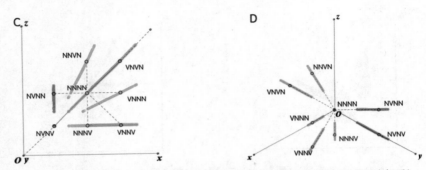

图 3 – 47　频发室性早搏二联律、三联律的三维 Lorenz 散点图数学模型（左手坐标系）

A：xOy 面；B：yOz 面；C：zOx 面；D：xyz 面

2. 了解相隔 RR 间期的规律性的 zOx 观察面

由于 zOx 面是沿 y 轴观察的，只能看到 z、x（相隔 RR 间期）的分布规律。结合 zOx 面的数学模型（图 3 – 47C），可以破解此观察面散点图（图 3 – 44E）各部分的含义。仔细观察发现此投影面的散点图总体上对称于等速线分布。本例中 NNNN 点集分布于等速线，等速线近端是绿色的 NVNV 点集，远端是黑色的 VNVN 点集（部分重叠在 NNNN 中）；短长周期区有斜率为 2 的 NNVN（始）点集、垂直分布的 NVNN（终）点集分布；长短周期区有斜率为 0.5 的 VNNN（止）点集、水平分布的 NNNV（起）点集分布。起与终、始与止对称于等速线分布，是由于两组点集的横（x）、竖（z）坐标互换，VNNV（三联律点集）的横（x）、竖（z）坐标互换后变为 NVVN 点集。由于本例无成对室性早搏，故本例 VNNV 点集无对称成分出现。

理论上讲，频发室性早搏合并成对室性早搏或室性连发的 zOx 面总会表现出对称的特性。因为相隔 RR 间期的规律相当于 RR 间期的无向（双向）连通图（图 3 – 48），NN、NV、VN、VV 四个 RR 间期双向连通成 16 个"四搏三期"点，其中自身连通的 NNNN、NVNV、VNVN、VVVV 四个特征点集分布于等速线的不同高度。NNVV 与 VVNN、NVVN 与 VNNV、NNNV 与 NVNN、NVVV 与 VVNV、VVVN 与 VNVV、NNVN 与 VNVV 六组双向连通的四搏三期点，均为横（x）、竖（z）坐标互换的特征点集，均对称分布于等速线的两侧。

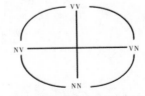

图 3 – 48　RR 间期的无向（双向）连通图

由于 NNVN（x, a, $2x-a$）、VNNN（$2x-a$, x, x）中，NN（x）周期是变量，联律间期（a）相对固定，所以 NNVN 的主轴斜率理论值为 $2\left[R_{\mathrm{NNVN}} = \dfrac{\mathrm{d}z'}{\mathrm{d}x'} = \dfrac{\mathrm{d}(2x-a)}{\mathrm{d}x} = 2 \right]$；VNNN 的主轴斜率理论值为 $0.5\left[R_{\mathrm{VNNN}} = \dfrac{\mathrm{d}z'}{\mathrm{d}x'} = \dfrac{\mathrm{d}x}{\mathrm{d}(2x-a)} = 0.5 \right]$。

3. 了解相邻 RR 间期差别规律的最佳窗口 xyz 观察面

xyz 投影面是沿空间等速线观察(又称等速线观察面)的,等速线是 xyz 面的法线,投影在坐标原点,连续等周期都分布在坐标原点(图 3 - 49),三个坐标只要有差别,就会跳出原点,而且差别越大,跳出越远。故 xyz 面是了解相邻 RR 间期差别规律的最佳窗口。从等速线方向观察 xyz 面,x、y、z 坐标轴两两相差 120°,把 xyz 投影面等分成六个区域(图 3 - 50A),分别为 $xO - y$、$xO - z$、$yO - z$、$yO - x$、$zO - y$、$zO - x$ 区,当我们在空间直角坐标系描记 P(0.26,0.45,0.64)点时,此点投影在 xyz 面的 $zO - x$ 区(图 3 - 49B),注意到 $zO - x$ 区的点有 $z > y > x$ 的规律,我们可以总结空间点在各区位的分布规律:正轴值最大,负轴值最小,无关轴居中(图 3 - 50B)。如果空间点投影在坐标轴上(区边界),则正侧值最大,负侧值最小,其余两值相等。比如,如果空间点投影在 x 轴正侧,则 $x > y = z$;如果空间点投影在 x 轴负侧,则 $x < y = z$,其余轴类似。空间点在 xyz 面的分布规律可以总结为:三值相等居当中,两值相当守边疆,六区三值各不等,大小排序看名称(即区位名称暗含空间点的坐标值特征)。

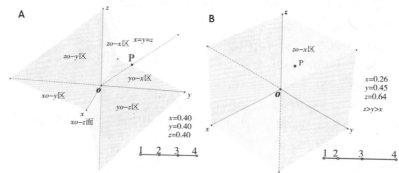

图 3 - 49　空间点在三维坐标系中的分布规律

A:非标准观察面,连续等周期点 $P(0.4,0.4,0.4)$ 分布于等速线;

B:xyz 投影面,点 $P(0.26,0.45,0.64)$ 分布在 $zO - x$ 区,坐标规律为 $z > y > x$

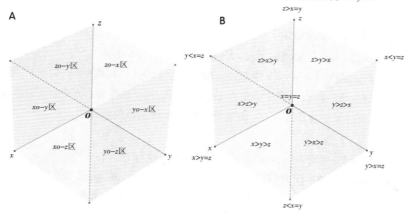

图 3 - 50　xyz 投影面

A:xyz 面的分区;B:坐标分布规律

结合 xyz 面的数学模型(图 3 – 47D),可以破解此观察面散点图(图 3 – 44F)各部分的含义(注意:DMS 公司的三维 Lorenz 散点图是右手坐标系,而数学模型使用的是左手坐标系,二者是镜像对称的关系)。可以看到,三维 Lorenz 散点图的 xyz 面与二维差值散点图非常相似,散点名称也是一样的,都表达的是相邻 RR 间期的差别规律,所以可以认为二维差值散点图是三维 Lorenz 散点图中的一个标准观察面,这也侧面证明了二维 Lorenz 散点图与二维差值散点图的优势互补关系。本例中 NNNN 点集中居原点,早搏的起点集(NNNV)、始点集(NNVN)、终点集(NVNN)、止点集(VNNN)分别分布于 z 轴负侧、$zO-y$ 区角分线(垂直于 x 轴)、$yO-x$ 区角分线(垂直于 z 轴)、x 轴正侧;二联律点集(NVNV、VNVN)分别分布于 y 轴正、负两侧;三联律点集(VNNV)分布于 $xO-z$ 区的角分线(垂直于 y 轴)。

从空间等速线看三维 Lorenz 散点图,各特征点集都向 NNNN 点集延伸,结合三维 Lorenz 散点图的坐标,可以计算出各特征点集之间的空间角度与投影角度。

比如,单发室性早搏事件:(各特征点集均减 NNNN 点的坐标,相当于坐标原点平移到了 NNNN 点,不影响各点集角度的计算)

$$NNNV(x,x,a) - NNNN(x,x,x) = d_1(0,0,a-x)$$
$$NNVN(x,a,2x-a) - NNNN(x,x,x) = d_2(0,a-x,x-a)$$
$$NVNN(a,2x-a,x) - NNNN(x,x,x) = d_3(a-x,x-a,0)$$
$$VNNN(2x-a,x,x) - NNNN(x,x,x) = d_4(x-a,0,0)$$

其中 d_1 是 z 轴上的点,d_4 是 x 轴上的点,d_1、d_4 的空间角度应该是 $90°$,但在 xyz 面上的投影角度是 $60°$。设 d_2、d_3 的空间角度为 α,则

$$\cos \alpha = \frac{d_2 \cdot d_3}{|d_2| \times |d_3|} = \frac{(x-a)^2}{\sqrt{2}(x-a) \times \sqrt{2}(x-a)} = 0.5,\alpha = 120°$$

d_2、d_3 满足 $x' + y' + z' = 0$ 平面方程,故 d_2、d_3 是 xyz 面上的点,d_2、d_3 的投影角度就是其空间角度 $120°$;$d_1 + d_2 + d_3 + d_4 = 0$,表明单发室性早搏事件满足向量守恒。

二联律事件:

$$NVNV(a,2x-a,a) - NNNN(x,x,x) = d_5(a-x,x-a,a-x)$$
$$VNVN(2x-a,a,2x-a) - NNNN(x,x,x) = d_6(x-a,a-x,x-a)$$

从坐标上看,d_5、d_6 满足 $x = -y = z$ 的直线方程,过坎(1,-1,1)、离(-1,1,-1)两点,即"八卦立方体"的坎离体对角线。所以二联律点集在 xyz 面的投影与 y 轴重叠,分居正负两侧,代表长短长周期与短长短周期的反复交替。$d_5 + d_6 = 0$,表明二联律事件满足向量守恒。

三联律事件:

$$VNNV(2x-a,x,a) - NNNN(x,x,x) = d_7(x-a,0,a-x)$$

d_7 满足 $x' + y' + z' = 0$ 的平面方程,故 d_7 也是 xyz 面上的点,d_7、d_2、d_3 三点共面;d_7 投影在 $xO-z$ 区的角分线,垂直于 y 轴($y' = 0$);d_2 投影在 $zO-y$ 区的角分线,垂直于 x 轴($x' = 0$);d_3 投影在 $yO-x$ 区的角分线,垂直于 z 轴($z' = 0$),d_7、d_2、d_3 在 xyz 面两两相差 $120°$。$d_7 + d_2 + d_3 = 0$,表明三联律事件满足向量守恒。

三、解析策略小结

三维 Lorenz 散点图虽然是立体的,但屏幕显示的立体散点图不过是不同平面上的二维投影,观察角度的变化决定着立体图形的投影形态。非标准观察面的三维 Lorenz 散点图可以帮助我们理解立体图形的空间形态,但由于形态多变,无法精确描述。三维 Lorenz 散点图的解析主要以四个标准观察面为主,其中 xOy 面、yOz 面就是二维 Lorenz 散点图,反映的是相邻 RR 间期的规律性;xyz 面类似二维差值散点图,反映相邻 RR 间期的差别程度;zOx 面反映相隔 RR 间期的规律性,多数节律表现出了对称的特征,是三维 Lorenz 散点图最美的视角。

xOy 面、yOz 面的解析策略是在二维 Lorenz 散点图的基础上认识三维 Lorenz 散点图,先按二维 Lorenz 散点图标注各特征点集,xOy 面后加心搏补足四搏,yOz 面前加心搏补足四搏。

xyz 面类似差值散点图,以空间等速线为中心,心律失常事件满足向量守恒定律,此观察面上各特征点集的重叠最少,规律性较强,有二维差值散点图的所有优势,不同频率的连续等周期虽然在此面重叠,但稍做旋转就能分别显示,体现了三维 Lorenz 散点图较二维差值散点图的优势。

zOx 面多以空间等速线为对称轴,从此面分析不同性质的心动周期的排列组合情况,就是查看散点图的对称成分与不对称成分的对比组合及位置走向,简洁明了,规律性极强。

总之,三维 Lorenz 散点图较详细地表达了动态心电图的节律信息,多角度观察便于了解心律失常的电生理机制,有利于树立心律失常的整体观。三维 Lorenz 散点图整合了二维 Lorenz 散点图与二维差值散点图的所有优势,还提供了 zOx 面,为研究相隔 RR 间期的规律性提供了方便。三维 Lorenz 散点图是散点图技术的前沿技术,是快速分析动态心电图的又一高效工具,其潜在价值需要进行进一步的研究。

1∶2房室传导的心电散点图特征
及其鉴别诊断

景永明[1],向晋涛

【摘要】目的:探讨1∶2房室传导的心电散点图特征及其鉴别诊断;方法:运用逆向回放法截取1∶2房室传导的典型心电图片段,以梯形图解法提取典型心电图片段的心动周期特征,联合运用排列组合法及向量平移法,在《几何画板》中构建1∶2房室传导的心电散点图数学模型,对照模型与真图,总结1∶2房室传导的心电散点图特征。结果:1∶2房室传导的时间散点图分3~4层,主导节律层为11、22层(x),部分时段其中位线上、下有伴行的12层(a)、21层($x-a$),其起伏程度约为11、22层的0.5倍,有时11、22层之上可见2.1层($2x-a$);Lorenz散点图的总体特征是阴阳伴行,对称于等速线:111、222重叠分布于等速线,其0.5倍心率均等线处有伴行的121、212点集对称分布于等速线两侧,221、112点集伴行分布于长短周期区,111、222点集正下方;211、122伴行分布于短长周期区,111、222点集正前方。差值散点图的特征:阴阳伴行,对称于$y=-x$线:起点(1112、2221)与止点(1222、2111)对称,始点(1121、2212)与终点(2122、1211)对称,其余点集基本分布于对称轴上;与插入性交界性早搏的鉴别要点主要是前者无阴阳伴行,总体不对称,止点集(VNNN)左前延伸等。结论:1∶2房室传导的心电散点图总体上类似插入性交界性早搏及其二联律、三联律的心电散点图,如果心电散点图总体有对称趋势,止点集(1222、1222)水平走向,强烈提示1∶2房室传导,心电瀑布图可以找到双径路传导的证据,联合运用心电散点图与心电瀑布图可以确诊1∶2房室传导。

【关键词】1∶2房室传导;时间散点图;Lorenz散点图;差值散点图;插入性早搏;鉴别;动态心电图

　　房室双径路是指房室交界区存在传导速度与不应期不同的两条传导路径,快径路的传导速度快且不应期长,而慢快径路的传导速度慢但不应期短。在内环境变化的情况下,要么沿快径路下传,要么沿慢径路下传,体表心电图可见PR间期跳跃式的延长(一般认为PR间期延长量超过2倍或接近2倍)[2];罕见情况下,室上性激动同时沿快、慢两条径路下传心室,造成心房率不变的情况下,平均心室率倍增,此即1∶2房室传导,也称心室双重反应,俗称房室一拖二现象。此种少见心律失常非常容易误诊为插入性交界性早搏二联律、三联律,在动态心电图中,由于采样率低,P波不易辨别。P、T融合波,U波以及伪差等因素的干扰,也常误诊为阵发性房性心动过速、折返性室上速等

1　作者单位:450014 河南郑州,郑州大学第二附属医院心电图科;E-mail:jing-yongming@163.com;作者简介:景永明,副主任医师,主要从事心电图、动态心电图的研究。

2　何方田.临床心电图详解与诊断[M].浙江:浙江大学出版社,2010:239-248.

快速性心律失常;然而房室1∶2传导的心电散点图的特征明显,为快速识别此类心律失常提供了捷径,本文结合实际病例及数学模型,总结其心电散点图特征及鉴别诊断要点。

一、1∶2房室传导的散点图特征及其解析策略

典型病例分析:陈某,男,76岁,心悸气短数天,其动态心电图典型片段如下(图3-51)。

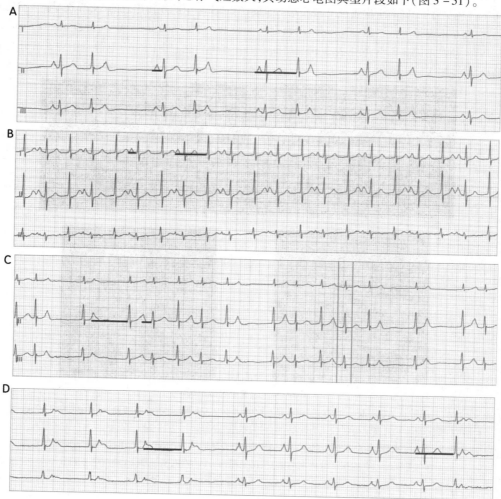

图3-51　动态心电图片段

A:间断性1∶2房室传导极似交界性早搏二联律;B:连续性1∶2房室传导极似插入性交界性早搏二联律;

C:间歇性1∶2房室传导极似短暂房性心动过速、交界性并行心律等;D:慢径路蝉联与快径路蝉联交替

仔细分析图3-51中的动态心电图片段,发现A图中的PR=180 ms,"交界性早搏"略有畸形,但其T波明显增高,测量发现其中重叠有窦性P波,此窦性P波未能下传心室(处于此"早搏"的有

效不应期,简称 ERP)。联律间期如此固定的交界性早搏自然与其前面的窦性 P 波距离固定(约
800 ms),但如此长的 PR 间期有没有传导关系,一幅图难以确定。B 图中的 PP 间期基本匀齐,PR =
160 ms,间位性"交界性早搏"出现在 PP 间期的中点之后,形态略有畸形,联律间期也相对固定,自
然也与其前面的窦性 P 波距离相对固定(约 620 ms)。C 图中的 P 波规律性出现,基本都重叠在T 波
当中,可见 PR = 200 ms,"交界性早搏"规律性出现,极似交界性并行心律,虽与窦性 P 波的距离"遥
远",但频率相等,距离固定(约 760 ms)。D 图可见连续长 PR 间期(720 ms)连续短 PR 间期
(140 ms)相交替,中间有 1 次窦性 P 波脱落。至此,有理由相信此规律出现的"交界性早搏"不是并
行心律,而是由窦性 P 波沿慢径路下传所致,此前的长 PR 间期(620 ms、760 ms、800 ms、720 ms)都
不是巧合,而是不同频率下,慢径路的传导时间。而且本例动态心电图的心电散点图并没有并行心
律的特征[1](图 3 - 52、图 3 - 53)。

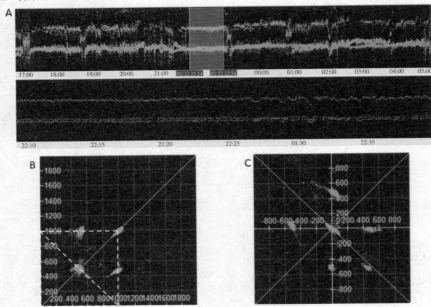

图 3 - 52　二维心电散点图

A:时间散点图(局部),全程时间散点图(上)基本分上、下两层,两层之间似乎有倍数关系,
1 h 时间散点图(下),显示下层分离为两层;B:时间散点图所选时段(21:54—22:54)1 h Lorenz 散点图,
基本呈 2×2 空间点阵,各点阵基本在正方形的顶点、中心及上边、右边中点;C:同时段 1 h 差值散点图,
分布于坐标原点的连续等周期向第Ⅱ、Ⅳ象限角分线延伸,坐标轴正、负四个方向及
第Ⅳ象限角分线稍下方有等距离特征点集

1　李桂侠,景永明,向晋涛.插入性室性早搏 Lorenz - RR 散点图特征及形成原理分析[J].中国心
脏起搏与心电生理杂志,2015,29(02):162 - 164.

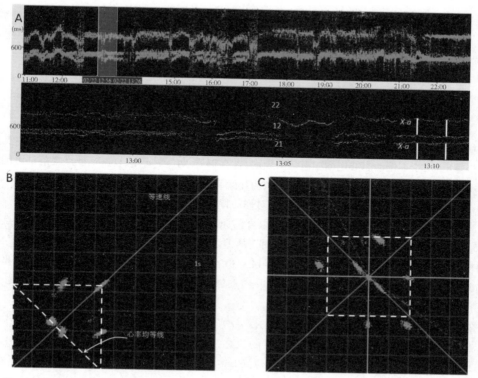

图 3 - 53　A:时间散点图(局部),全程时间散点图(上)基本分上、下两层,部分时段下层分裂为两层,半小时时间散点图(下),显示底层高度等于顶层与中间层的高度差;B:时间散点图所选时段(12:56—13:26)半小时 Lorenz 散点图,相当于上图的中心点集沿心率均等线分裂,上边中点集右移,右边中点集下移;C:同时段半小时差值散点图,分布于坐标原点的连续等周期向第 Ⅱ、Ⅳ 象限角分线延伸,x 轴负侧点集上移,y 轴正侧点集右移

　　为了叙述方便,记快径路下传时间为 PR_1,所形成的 QRS 波群为1,慢径路下传时间为 PR_2,所形成的 QRS 波群为2(图 3 -54A),设 $PP=x$,$PR_2-PR_1=\triangle PR=a$,则:$12=a$,$21=x-a$,$11=22=x$,按照排列组合的原理,1:2房室传导的动态心电图中可能出现 $2^2=4$ 种长短不等的心动周期(表3 -4),但逆向技术显示本例动态心电图中还可见到部分 P 波无后继 QRS 波群(图 3 -54B、图 3 -54C),如果用点(".")表示 P 波脱落形成的长周期,则 1.1 表示两次快径路下传之间有一次 P 波脱落,由梯形图解可知 $1.1=2.2=2x$、$1.2=2x+a$、$2.1=2x-a$,仔细分析本例动态心电图,发现全程最长的 RR 间期为2.1周期$(2x-a)$,未见理论上可能出现的1.1、2.2周期$(2x)$及1.2周期$(2x+a)$,提示在1:2房室传导的病例中并不存在病理性房室传导阻滞,2.1周期的出现也是由于在特定的频率下慢径路下传中干扰了后续的 P 波下传(快、慢径路同时下传受阻)。表3 -4 中的五种心动周期特征,决定着时间散点图的分层规律:特征层有三层,由低到高分别是 $x-a$ 层(21 层)、a 层(12 层)、x 层(11、22 层),部分时段可见最高的 $2x-a$ 层(2.1 层)。从它们之间的数量关系看,三层在起伏的过程中,12 层与 22 层的间距始终等于 21 层的高度(图 3 -52A),有时 12 层与 21 层重叠

（图 3 −53A）分布于 x 层的中位线上,体现心室率倍增;2.1 层($2x - a$)相当于最低层(21 层,$x - a$)上移 x 个单位,全程时间散点图时断时续,夜间多见。

表 3 −4　1:2房室传导中理论上可能出现的心动周期及其代数特征(点表示长周期中夹有脱落的 P 波)

2^2	1	2
1	11(x)	21($x - a$)2.1($2x - a$)
2	12(a)	22(x)

　　Lorenz 散点图是三搏两期点[1],按照排列组合的原理,可以得到 $2^3 = 8$ 种不同位置的散点集落(表 3 −5)。由于本例动态心电图中有2.1 周期,含有21 周期($x - a$)的 Lorenz 散点集落都可能移位到2.1($2x - a$)位置(即原特征点集左移 x 个单位或上移 x 个单位)。分析表 3 −5 可知,$2^3 + 4 = 12$ 个特征点集是 6 对关于 $y = x$ 线(等速线)对称的特征点集(横、纵坐标互换)(表 3 −6)。

　　差值散点图是四搏三期点[2],按照排列组合的原理,可以得到 $2^4 = 16$ 种不同位置的散点集落(表 3 −7),同样,由于含有2.1 周期,含21 周期的差值散点集落都会移位到2.1 的相应位置,可以多出现 14 个带点的差值散点集落,总共 $16 + 14 = 30$ 个。所有差值散点图特征点集的横、纵坐标均是相邻 RR 间期的差值,以 21×21 栏的"四胞胎"点集为例,它们的坐标计算过程如式① ~④,其余特征点的坐标计算类似。

$$2121 = (12 - 21, 21 - 12) = [a - (x - a), (x - a) - a] = (2a - x, x - 2a) \quad\quad\text{①}$$

$$2.121 = (12 - 2.1, 21 - 12) = [a - (2x - a), (x - a) - a] = (2a - 2x, x - 2a) \quad\quad\text{②}$$

$$212.1 = (12 - 21, 2.1 - 12) = [a - (x - a), (2x - a) - a] = (2a - x, 2x - 2a) \quad\quad\text{③}$$

$$2.12.1 = (12 - 2.1, 2.1 - 12) = [a - (2x - a), (2x - a) - a] = (2a - 2x, 2x - 2a) \quad\quad\text{④}$$

　　利用表 3 −5、表 3 −7 中给定的数据,在"几何画板"中制作 Lorenz 散点图及差值散点图的数学模型[3],图 3 −55:取等速线上任一点 N,记为 111(或 222),度量其横坐标,即为 x,计算 $0.5x$,作 ON 之中点 $M(0.5x, 0.5x)$,过 M 点做等速线的垂线 PQ(即心率均等线),P 为心率均等线上 45°线以下任一点,且 NP 固定为 b,Q 为心率均等线上 45°线上的对称点(关于第 Ⅰ 象限 45°对称);度量 P 点横坐标,$P_x = a$,则 $P_y = x - a$,所以 $P(a, x - a)$ 即为 121 点,其对称点 $Q(x - a, a)$ 即为 212 点,121 点、212 点对称分布于 $0.5x$ 心率均等线的两侧,体现1:2房室传导中平均心室率的倍增。由作图过程可知:

$$a = 0.5x + b\cos 45° \,(b \text{ 为常数}) \quad\quad\text{⑤}$$

　　上式表明 a 值并不固定,其变异系数是 x 的 0.5 倍(= 0.5)。已知 x、a、$x - a$,还可以计算出 $2x - a$,这样表 2 中 Lorenz 散点图及表 3 −7 中的差值散点图特征点都可以在平面直角坐标系中描出。拖动 N 点改变 x 值,相当于主导心律在变化,各点留下了线性轨迹,沿 PQ 线拖动 P 点,相当于

1　景永明,李世峰.心电散点图原理及应用[M].天津:天津科学技术出版社,2016:26 −30.
2　景永明,向晋涛.差值散点图形成的解析几何数学原理及应用[J].中国心脏起搏与心电生理杂志,2013,27(02):95 −100.
3　景永明,相晓军,荆凡君,等."几何画板"模拟 RR −Lorenz 图的方法及意义[J].中国心脏起搏与心电生理杂志,2011,25(06):556 −559.

$\triangle PQR$ 随内环境的变化而变化,各点的线性轨迹再次移位(图 3 – 55)。1∶2 房室传导的 Lorenz 散点图模型显示:111 点集与 222 点集重叠分布于等速线,121 集与 212 点集主轴斜率为 1 对称分布于等速线两边,可以无限接近,但并不越过等速线侵入对方邻域;112 点集与 221 点集伴行,分布于 111 点集与 222 点集正下方,主轴斜率为 $0.5\left[k_{112}=\dfrac{\mathrm{d}a}{\mathrm{d}x}=0.5,k_{221}=\dfrac{\mathrm{d}(x-a)}{\mathrm{d}x}=0.5\right]$,211 点集与 122 点集伴行,分布于 111 点集与 222 点集正左方,主轴斜率为 $2\left[k_{122}=\dfrac{\mathrm{d}x}{\mathrm{d}a}=2,k_{211}=\dfrac{\mathrm{d}x}{\mathrm{d}(x-a)}=2\right]$,总体上看,211 点集与 221 点集关于等速线对称,122 点集与 112 点集、12.1 点集与 2.12 点集、22.1 点集与 2.11 点集均关于等速线对称,主轴斜率见表 3 – 6,计算过程类似。

表 3 – 5　1∶2 房室传导中 Lorenz 散点图的名称及其 1∶2 房室传导中 Lorenz 散点图的名称和坐标

2^3	11	12	21	22
1	$111(x,x)$	$121(a,x-a)$ $12.1(a,2x-a)$	$211(x-a,x)$ $2.11(2x-a,x)$	$221(x,x-a)$ $22.1(x,2x-a)$
2	$112(x,a)$	$122(a,x)$	$212(x-a,a)$ $2.12(2x-a,a)$	$222(x,x)$

表 3 – 6　1∶2 房室传导的 Lorenz 散点图中对称点序名称及其主轴斜率

对称点序	短长周期区		长短周期区	
	特征点集	主轴斜率	特征点集	主轴斜率
1	$111(x,x)$	1	$222(x,x)$	1
2	$211(x-a,x)$	2	$221(x,x-a)$	0.5
3	$122(a,x)$	2	$112(x,a)$	0.5
4	$212(x-a,a)$	1	$121(a,x-a)$	1
5	$12.1(a,2x-a)$	3	$2.12(2x-a,a)$	0.33
6	$2.11(2x-a,x)$	0.67	$22.1(x,2x-a)$	0.67

表 3 – 7　1∶2 房室传导中差值散点图的名称及其坐标

2^4	11	12	21	22
11	$1111(0,0)$	$1211(x-2a,a)$ $12.11(2x-2a,a-x)$	$2111(a,0)$ $2.111(a-x,0)$	$2211(-a,a)$ $22.11(x-a,a-x)$
12	$1112(0,a-x)$	$1212(x-2a,2a-x)$ $12.12(2x-2a,2a-2x)$	$2112(a,a-x)$ $2.112(a-x,a-x)$	$2212(-a,2a-x)$ $22.12(x-a,2a-2x)$
21	$1121(a-x,-2a)$ $112.1(a-x,2x-2a)$	$1221(x-a,-a)$ $122.1(x-a,x-a)$	$2121,2.121$ $212.1,2.12.1$	$2221(0,-a)$ $222.1(0,x-a)$
22	$1122(a-x,x-a)$	$1222(x-a,0)$	$2122(2a-x,x-a)$ $2.122(2a-2x,x-a)$	$2222(0,0)$

注:数据表制作方法(以 21×21 栏为例)。

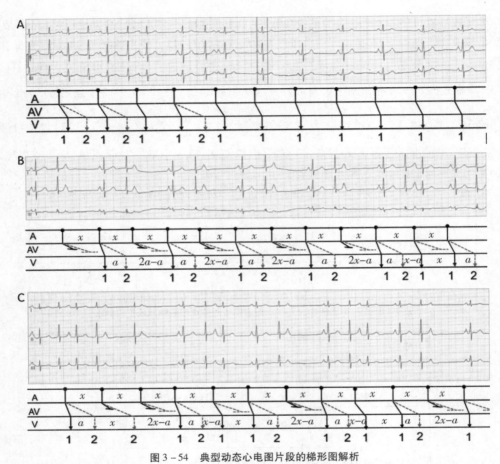

图 3-54　典型动态心电图片段的梯形图解析

A:连续 1:2 房室传导转为连续 1:1 传导;B:1:2 下传与 2:1 下传受阻相交替;C:间断性 1:2 下传

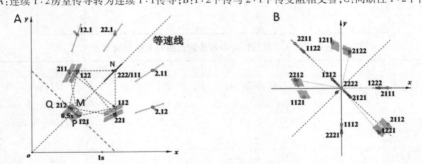

图 3-55　1:2 房室传导的 Lorenz 散点图(A)与差值散点图(B)数学模型

表3-8 1:2房室传导的 Lorenz 散点图特征点集与八卦及其象征意义的对照表

散点	111	221	121	122	211	121	221	222
卦名	乾	兑	离	震	巽	坎	艮	坤
卦象	☰	☱	☲	☳	☴	☵	☶	☷
象征	天	泽	火	雷	风	水	山	地

数学模型显示1:2房室传导的 Lorenz 散点图最大的特征是关于等速线对称。由于1:2房室传导的散点名称与《周易》八卦的名称有一一对应的关系(表3-8),结合八卦的象征意义,我们可以把1:2房室传导的 Lorenz 散点图模型总结为一首小诗,便于理解记忆:

天地交合等速线,风起雷动山泽畔。

雨落半空烈火焰,烟霞明灭或可见。

首句意为111(天)点集与222(地)点集重叠分布在等速线,提示快、慢径路蝉联下传时,均表现为主导心律的心动周期。

次句意为211(风)点集与122(雷)点集伴行分布于等速线之上,"天地交合"的正前方,221(山)点集,112(泽)点集伴行分布于等速线之下,"天地交合"的正下方。

三句意为212(雨,水)点集与121(火)点集相遇在"天地交合"的0.5倍心率均等线,它们对称分布于等速线的两边,可以无限接近,但互不侵入对方领域,所谓水火不容。

末句意为:天上电闪雷鸣,暴雨倾盆,地下地动山摇,火山喷发,水火在空中相遇,雾气蒸腾,火光四射、烟霞满天。这种震撼人心的自然景观,正好是1:2房室传导的 Lorenz 散点图 8(2^3)个特征点集隐含的卦象,而12.1、22.1、2.11、2.12 这 4 个带点的特征点集正好是"天边的烟霞",是不带点的同名点集上移或右移 x 个单位形成的(图3-56)。

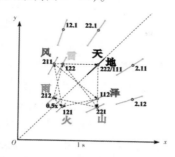

图3-56 Lorenz 散点图的数学模型与八卦的对应关系

1:2房室传导的差值散点图最大的特征是关于 $y = -x$ 对称,类比插入性早搏的差值散点图,也总结为一首小诗:

阴阳相伴走四方,聚散离合总守恒。

起始终止皆对称,二三联律要分清。

首句意为16(4×4)个特征点集(8对)两两伴行,阴阳相配(1、2位置等价,名称互换)分布于坐标轴四面八方(图3-57、表3-9)。

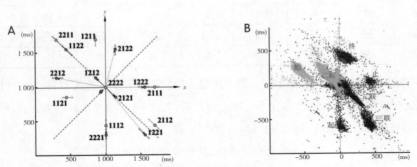

图3-57 1:2房室传志的差值散点图模型(A)与插入性室性早搏(B)

次句意为各特征点集的走向遵循向量守恒定律[1]。

三句意为所有特征点集以$y=-x$为对称轴,起与止对称,始与终对称,其余点集基本在对称轴上。

末句意为二联律(1212,2121)阴阳相配分布于$y=-x$线的近坐标原点处,三联律(1221,2112)阴阳相对,对称分布于第Ⅳ象限角分线两边,远离坐标原点,快慢径路蝉联交替(1122、2211)分布于第Ⅱ象限角分线,远离坐点,虽然均分布于$y=-x$线,但远近不同,含义有别。

表3-9 1:2房室传导的16个特征点集与插入性早搏二联律、三联律的类比分布表

类比	起	始	终	止	二联	三联	天地	交替
阴阳	1112	1121	2122	1222	1212	1221	1111	1122
相伴	2221	2212	1211	2111	2121	2112	2222	2211
分布	y轴负侧	x轴负侧	y轴正侧	x轴正侧	$y=-x$线	第Ⅳ象限角分线	坐标原点	第Ⅱ象限角分线

观察本例患者的24 h心电散点图(图3-58A、图3-58B),发现与数学模型十分相似,对照模型可以标注各点集的名称如图所示。仔细对照真图与数学模型,发现真图并不是绝对的对称,本例121与212点集的主轴斜率约为1,基本对称分布于等速线两边。112、221点集伴行分布于等速线下方,等速线上方的对称成分122、211点集并不完整,表明即使是全程24 h,也难以保证122点集与112点集、211点集与221点集数量相等,即不能保证绝对对称。图3-52、图3-53中的分时段Lorenz散点图更是不对称,如果只是通过逆向技术搞清了各点集的含义,就不能总结出1:2房室传导的Lorenz散点图有关于等速线对称的特征。本例中12.1与2.12点集稀疏,轮廓有对称趋势;22.1、2.11点集更是稀少,但对照模型可知这些稀少的散点并不全是伪差。

1 景永明.连发室早的心电散点图特征[J].临床心电学杂志,2018,27(06):441-448.

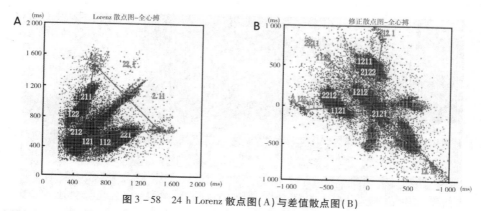

图 3-58　24 h Lorenz 散点图（A）与差值散点图（B）

同样，对比差值散点图的真图与模型，可以标注各点集的名称如图所示。总体上看，基本关于 $y=-x$ 对称，阴阳伴行的点集（起、始、终、止）完全融在一起，如果没有模型对照，单用逆向技术很难搞清它们是阴阳伴行；三联律点集 2112 明显多于 1221 点集，但各占其特征点位置，只是本例两种节律成分的比例不同。

本例 Lorenz 散点图中 12.1、2.12 稀疏，连接其相邻的 Lorenz 散点（212→12.1→2.12→121→212），得一闭合向量环（图 3-57），平移到差值散点图，得四个差值散点：212.1（y 轴正侧偏右）、12.12（第Ⅲ象限角分线）、2.121（y 轴负侧偏下）、1212（第Ⅱ象限角分线）。这四个点集的合向量为零，遵循向量守恒定律，通过向量平移法就可以由 Lorenz 散点图破解差值散点图的含义。22.1、2.11 更稀少，同样可以用向量平移法了解差值散点图中的相关点，不再赘述。

二、1∶2房室传导的鉴别诊断

1∶2房室传导的直接证据 PR_1、PR_2 都相对固定，慢径路蝉联时，RR 间期跟随 PP 间期的变化而变化，且长 PR_2 间期相对固定。

片段体表心电图很难找到 PR_2 相对固定的证据，难以完全排除交界性早搏。在动态心电图中，心电散点图显示了"间位性早搏"的证据，心电瀑布图[1] 容易发现双径路传导的证据（图 3-59、图 3-60）。仔细分析慢径路蝉联的动态心电图片段，可以找到长 PR 间期相对固定的证据，从而为 1∶2房室传导的确诊提供了可能。

1　景永明,王智华,潘运萍,等.心电瀑布图的原理及应用[J].中国心脏起搏与心电生理杂志, 2018,32(03):291-296.

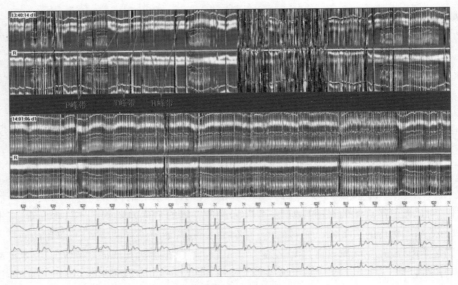

图 3 - 59　房室双径路的心电瀑布图(13:40—14:01)

慢径路蝉联时,P 波重叠在 ST 段上,居中对齐的 R 峰带之下有起伏的 P 峰带,再下是对齐的 T 峰带。
高位起伏的 R 峰带,代表主导心率的 RR 间期变化趋势;其下的 P 峰带略有起伏(再下的 T 峰带起伏程度
与高位 R 峰带同),代表慢径路传导时间随心率变化而略有变化,但 P 峰带始终没有重叠到 R 峰带中,此
点可与交界性自主心律伴干扰性房室脱节相鉴别。其余时段为连续性或间断性 1:2 房室传导,R 峰
带在中间分离为两层,体现心室率的倍增

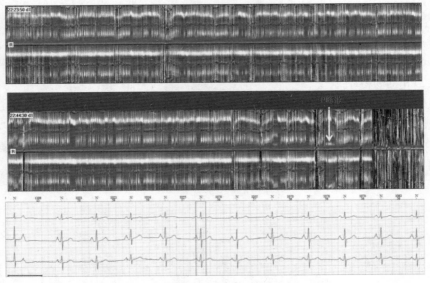

图 3 - 60　房室双径路的心电瀑布图(22:23—22:44)

可见间断性或连续性 1:2 房室传导,(R 峰带分裂为两层),箭头所指处为短时快径路连续下传(有低位 P 峰带)

数学模型显示:1、2 心搏位置等价,成对出现,Lorenz 散点图对称于等速线,差值散点图对称于 $y=-x$ 线;212、121 出现在 111、222 的 0.5 倍心率均等线上,体现心室率的倍增;1222、2111 点集水平分布于 x 轴正侧。

房室 1∶2 传导的心电散点图类似交界早搏二联律、三联律,二者的鉴别要点总结为表 3−10。

表 3−10 1∶2 房室传导与插入性早搏的散点图鉴别要点

类比点集		1∶2 房室传导	插入性交界性早搏
NNV	221	斜率约为 0.5	水平走向
	112		
NVN′	212	主轴基本平行于等速线,一般不越过等速线	主轴多垂直于等速线,可以越过等速线
	121		
VN′N	122	121 点集正上方,与 222 点集同一高度	VN′V 点集正上方,略低于 NNN 点集
	211		
VN′V	121	与 212 点集对称分布于等速线对侧,多不越过等速线	与 NVN′ 点集对称分布于等速线对侧,可越过等速线伸入对侧
	212		
NNN	111	重叠分布于等速线	NNN 分布于等速线远端
VVV	222		VVV 分布于等速线近端
VNNN	1222	分布于 x 轴正侧,水平走向	分布于 x 轴正侧,向左上倾斜
	2111		

插入性交界早搏由于与其前的窦性 P 波没传导关系,还可以引起早搏后干扰性 PR 间期延长,从而造成了上述散点图上的区别[1]。

三、讨论

随着腔内电生理检查以及食管电生理检查的广泛开展,人们对房室双径路传导伴折返性快速性心律失常的诊治积累了丰富的经验,然而这种非折返性快速性心律失常,即 1∶2 房室传导却相对少见。由于节律紊乱而相对复杂,体表心电图确诊难,误诊率高,其心电散点图更是难得一见。

本文在破解 1∶2 房室传导的心电散点图特征时联合使用了逆向回放法、梯形图解法、排列组合法、向量平移法、模型对照法等,这几种方法是我们解析复杂心电散点图的秘密武器,掌握了心电散点图的整体特征。在今后的工作中,一旦遇到类似的心电散点图,就可以实现快速识别,所以说本例心电散点图的解析经验也值得总结。

逆向回放法:观察图形特征,探明电学原理。本例分析中通过逆向回放心电散点图各部分的典型片段,得到了长 PR 间期相对固定的电生理特征,查看心电瀑布图,进一步找到房室双径路传导的证据。

---

1 景永明,潘运萍,孙朝阳,等.插入性早搏的心电散点图特征及形成原理分析[J].实用心电学杂志,2017,26(03):167−174.

梯形图解法:特征分类,代数思想。本例动态心电图节律紊乱,心电散点图相对复杂,然而通过典型心电图片段的梯形图解,提取到的心动周期特征却相对简洁,只有 x、a、$x-a$、$2x-a$ 四种,这样时间散点图、Lorenz 散点图、差值散点图的特征点集坐标都迎刃而解。进一步分析,还可以得到快、慢传导路径发生 1∶2 房室传的条件是 $a>ERP$,即两条传导路径的传导时间差大于心室的有效不应期:$\triangle PR>ERP$;连续 1∶2 房室传导的条件是 $x-a>ERP$,即 $PP>2ERP$,也就是心房率要足够慢,要求主导心律的心动周期大于 2 倍的心室有效不应期。发生 1∶2 房室传导的病例中出现的 P 波下传受阻均为干扰因素,具体哪条径路下传,取决于快慢径路传导过程中所形成的有效不应期的变化组合情况,总体上表现为一种混沌的状态。

排列组合法:整体观念,理性思维。本例从心动周期的代数特征入手,按照排列组合的方法得到 Lorenz 散点图与差值散点图的整体特征点坐标,为制作模型,进而为总结散点图特征做了必要的铺垫。

向量平移法:循序渐进,触类旁通。从相邻 Lorenz 散点集的连线平移得到相关的差值散点图特征点集,一方面理清两种散点图的内在联系,另一方面有助于理解构图原理相对复杂的差值散点图 [1];模型的制作过程中也充分利用了向量平移法,加快了作图过程。

模型对照法:依据电学特征,重现成图过程。对照模型与真图,我们总结出了 1∶2 房室传导的心电散点图的特征及其与插入性早搏的鉴别要点。

总之,1∶2 房室传导的心电散点图总体上类似插入性交界性早搏及其二联律、三联律的心电散点图。如果心电散点图总体有对称趋势,止点集(1222、2111)水平走向,强烈提示 1∶2 房室传导,心电瀑布图可以找到双径路传导的证据,联合运用心电散点图与心电瀑布图可以确诊 1∶2 房室传导。

---

1 景永明,向晋涛,黄焰. Lorenz – RR 散点图与差值散点图的内在联系[J]. 实用心电学杂志,2015,24(06):403 – 407.

附　录

散点图水平测试题

附录　散点图水平测试题

仔细分析下列各题的散点图特征,诊断最可能的心律失常。

第一题:

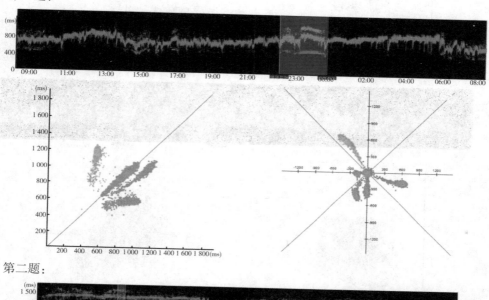

第二题:

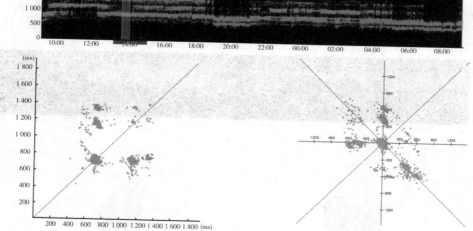

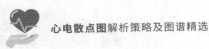

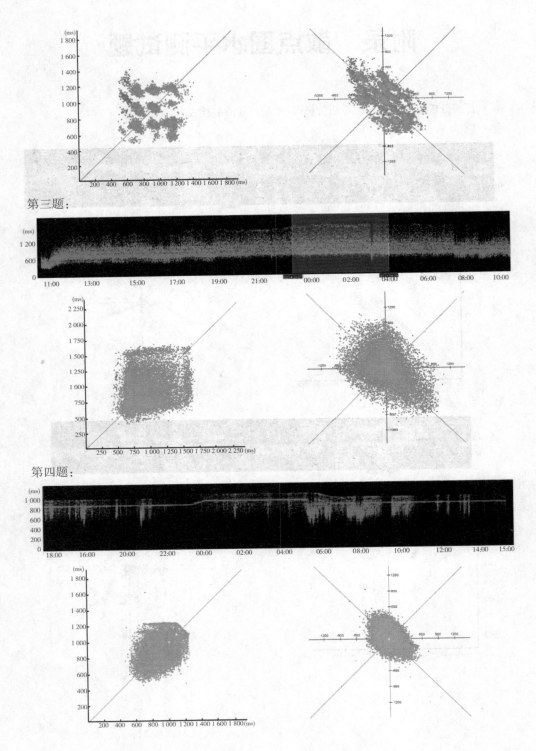

第三题：

第四题：

第五题：

第六题：

第七题：

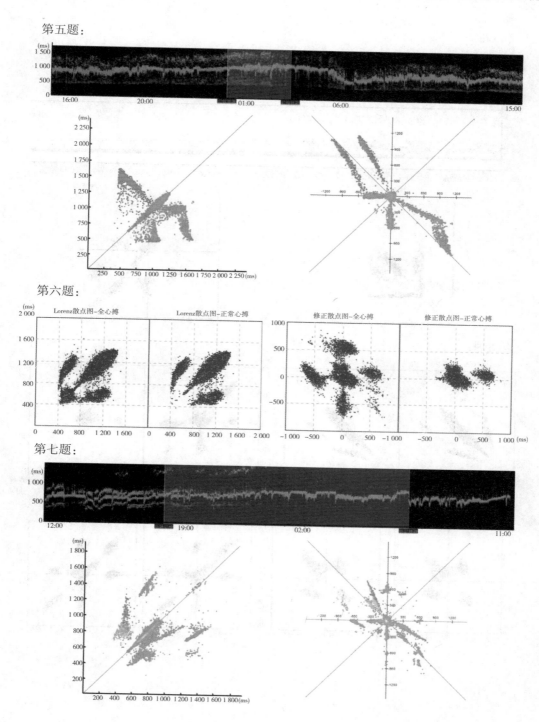

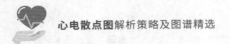

第八题：

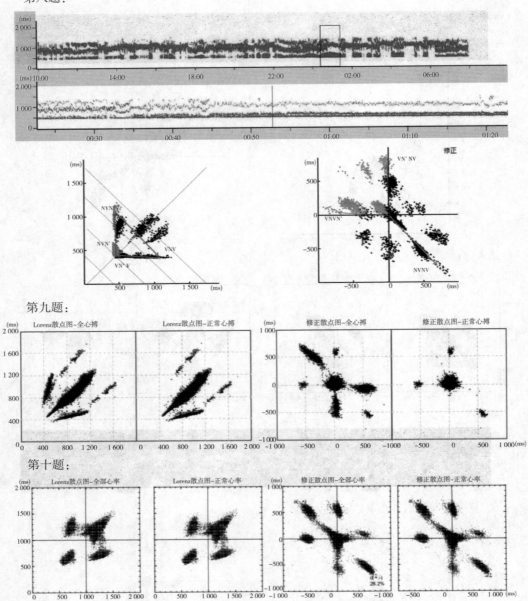

第九题：

第十题：

第十一题：

第十二题：

第十三题：

第十四题：

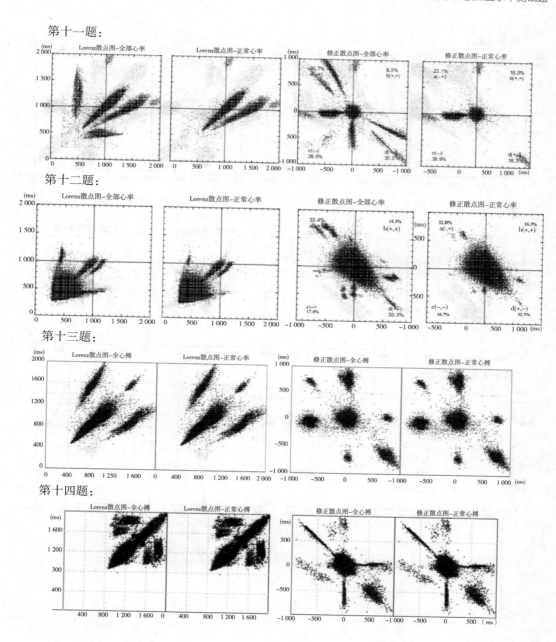

第十五题：

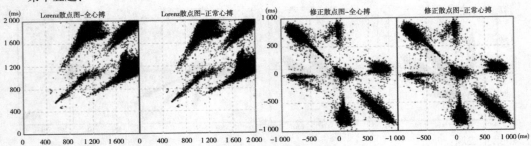

第十六题：

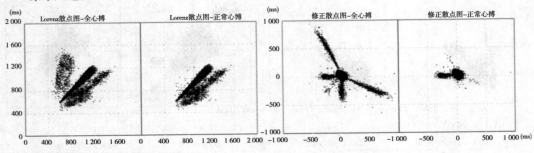

第十七题：

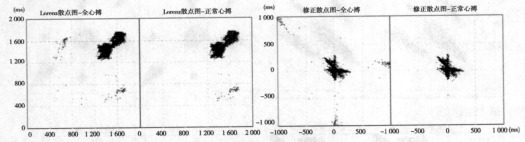

第十八题：

第十九题：

第二十题：

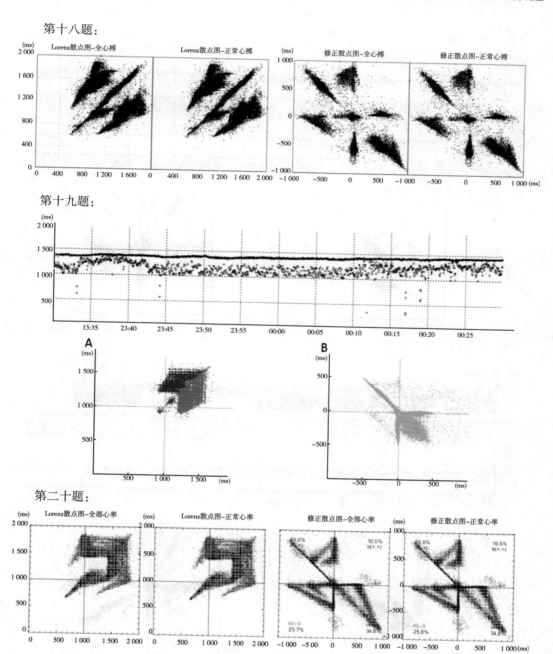

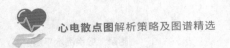

第二十一题：

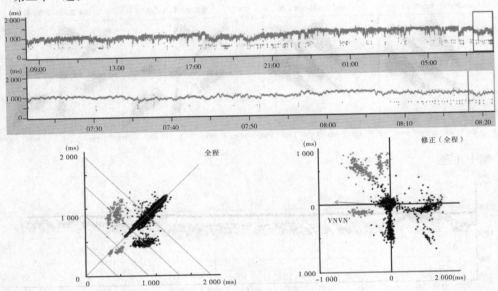

第二十二题：

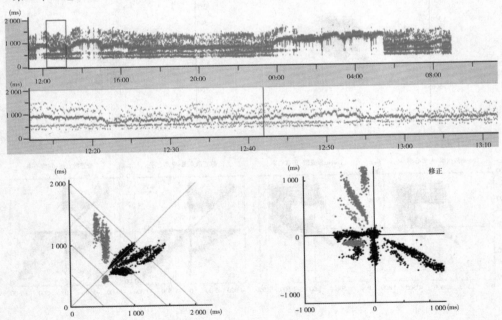

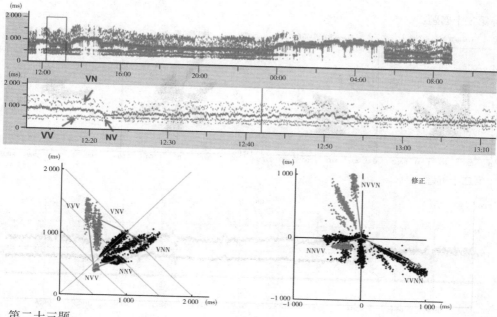

第二十三题：

下图为 6 位患者的 24 h Lorenz 散点图，请问哪个心搏总数最多？

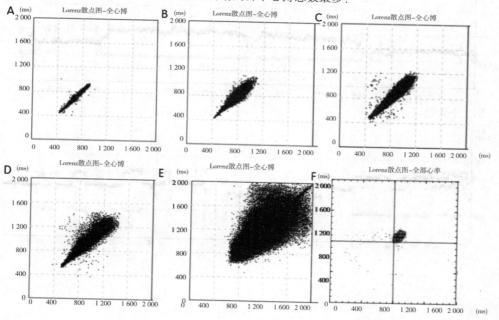

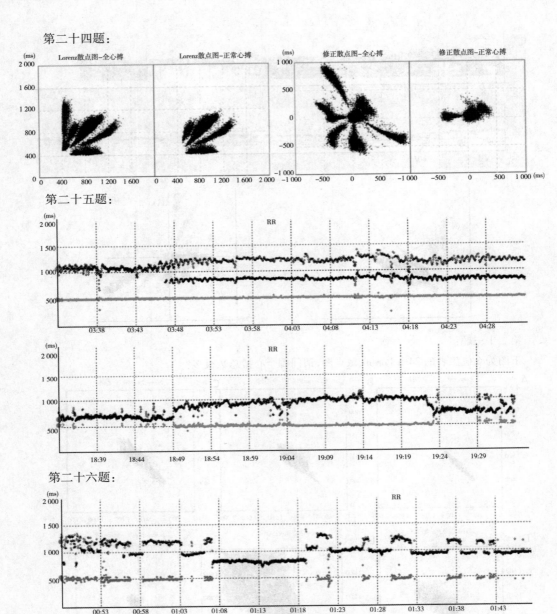

第二十四题：

第二十五题：

第二十六题：

第二十七题：

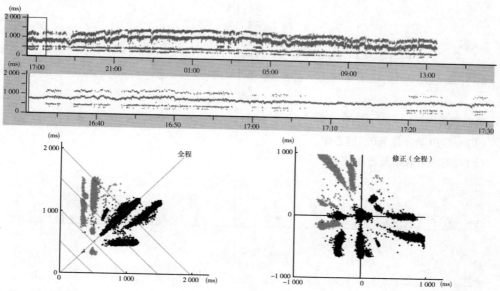

第一题答案：

频发房性早搏，有时呈三联律。

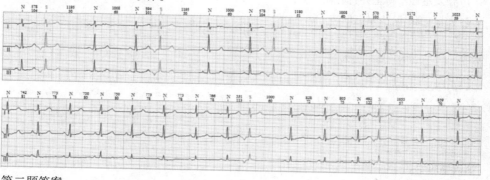

第二题答案：

心房扑动合并频发室性早搏；完全性右束支传导阻滞。

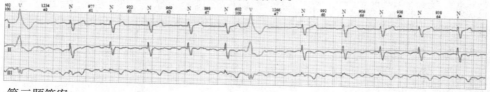

第三题答案：

（1）心房颤动合并室性早搏。

（2）交界性逸搏及逸搏心律，提示合并病理性二度房室传导阻滞。

（3）ST－T异常。

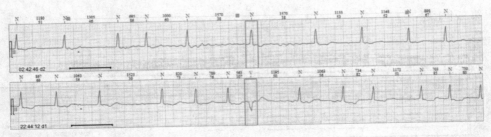

第四题答案：

(1) 心房颤动合并 WI 起搏心律。

(2) 可见滞后频率及夜间频率。

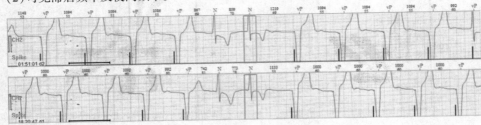

第五题答案：

(1) 频发室性早搏呈并行心律。

(2) 大量二联律,少量三联律。

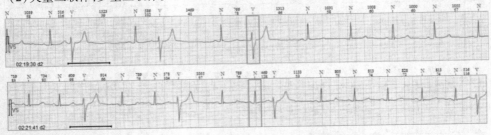

第六题答案：

频发插入性室性早搏。

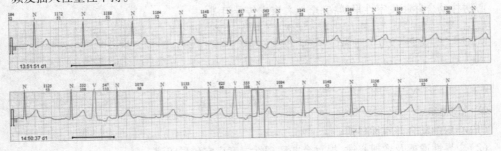

第七题答案：

频发房性早搏，部分房性早搏未下传心室，有时呈二联律、三联律频发室性早搏。

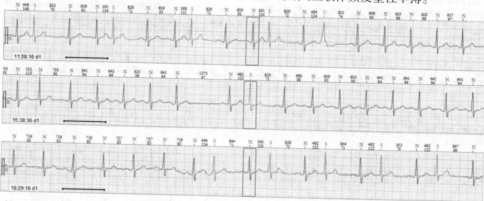

第八题答案：

频发室性早搏，有时呈二联律、三联律；可见大量插入性室性早搏及插入性室性早搏二联律。

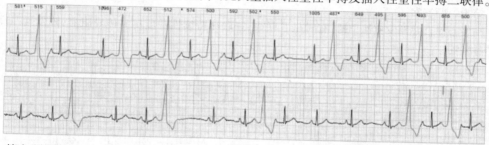

第九题答案：

窦性心律合并频发房性早搏（等周期代偿），部分房性早搏未下传心室。

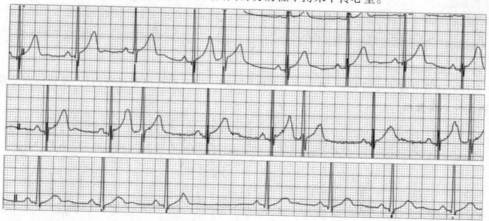

第十题答案：
窦性心律合并文氏型二度房室传导阻滞及一度房室传导阻滞,交界性逸搏及逸搏心律。

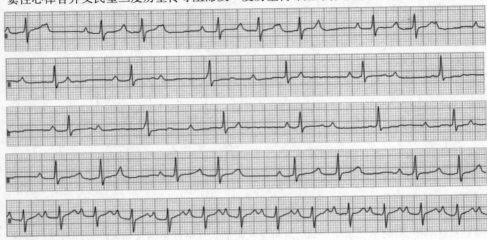

第十一题答案：
窦性心律合并频发室性早搏,有时呈二联律、三联律持续性一度房室传导阻滞,阵发性二度房室传导阻滞。

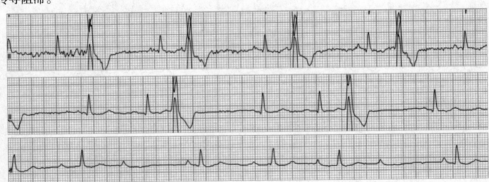

第十二题答案：
窦性心律合并频发室性早搏,有时呈二联律、三联律,部分房性早搏伴室内传,短暂房性心动过速,阵发性心房颤动。

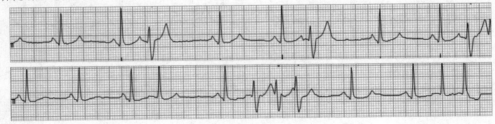

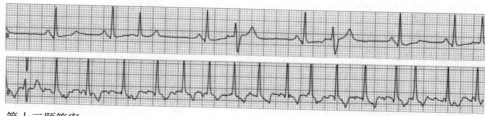

第十三题答案：

窦性心律合并二度Ⅰ型、Ⅱ型窦房传导阻滞。

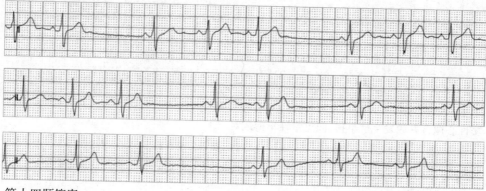

第十四题答案：

窦性心律合并二度、高度房室传导阻滞、交界性逸搏及逸搏心律,可见大量逸搏夺获二联律、三联律;心率变异性降低。

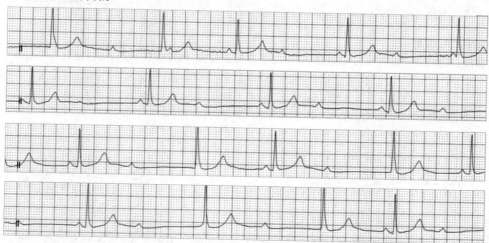

第十五题答案:

窦性心律合并二度、高度房室传导阻滞、交界性逸搏及逸搏心律,可见大量逸搏夺获二联律、三联律;心率变异性降低。

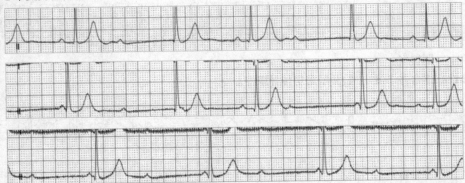

第十六题答案:

窦性心律合并频发室性早搏,偶见室性早搏成对。

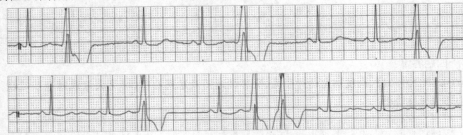

第十七题答案:

窦性心律合并高度房室传导阻滞,几乎完全性房室分离;频发室性早搏,短暂室性心动过速。

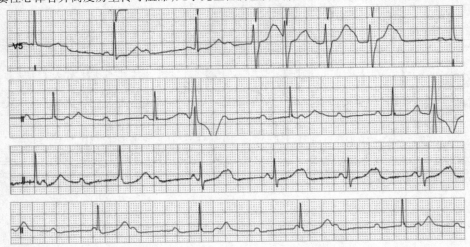

第十八题答案:

窦性心律合并二度、高度房室传导阻滞,交界性逸搏及逸搏心律,心率变异性降低。

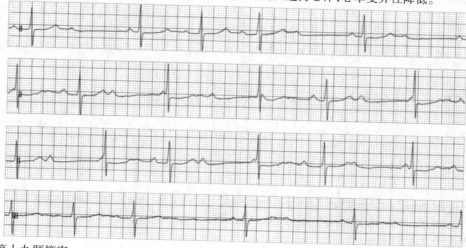

第十九题答案:

窦性心律合并高度房室传导阻滞,交界性逸搏及逸搏心律,可见大量逸搏夺获二联律。

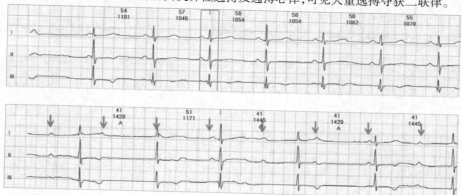

第二十题答案:

窦性心律合并文氏型房传导室阻滞及一度房室传导阻滞,交界性逸搏及逸搏心律。

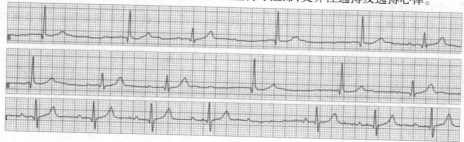

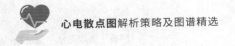

第二十一题答案:

窦性心律合并频发房性早搏,有时呈二联律;成对房性早搏,短暂房性心动过速。

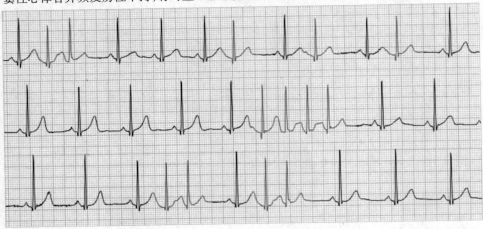

第二十二题答案:

窦性心律合并频发室性早搏,有时呈二联律、三联律;成对室性早搏。

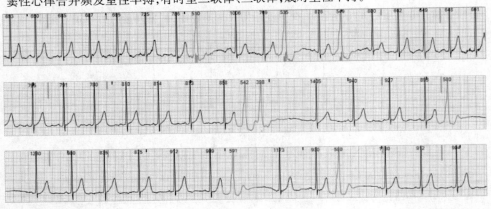

第二十三题答案:

A。

第二十四题答案:

窦性心律合并频发室性早搏,可见大量插入性室性早搏伴干扰性 PR 间期延长,单发室性早搏三联律,少量二联律。

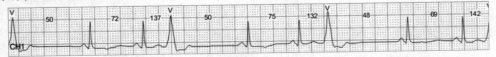

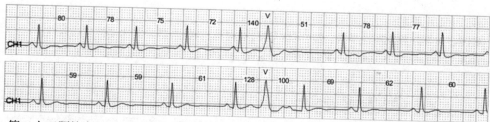

第二十五题答案：

窦性心律合并频发室性早搏，有时呈二联律。

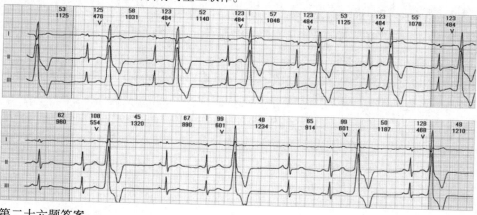

第二十六题答案：

窦性心律合并频发房性早搏，有时呈二联律。

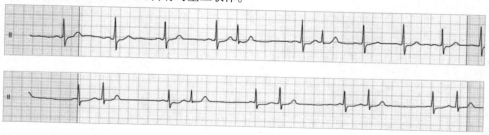

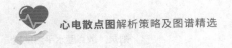
第二十七题答案：

窦性心律合并频发室性早搏，成对室性早搏，有时呈三联律，部分室性早搏呈插入性。

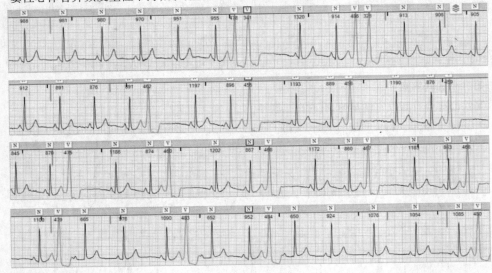